Jan Ilhan Kizilhan
Historische und aktuelle Aspekte der transkulturellen Traumabehandlung

Jan Ilhan Kizilhan

Historische und aktuelle Aspekte der transkulturellen Traumabehandlung

Therapeutische Konzepte, Langzeitfolgen und Erfahrungen am Beispiel von kriegstraumatisierten Eziden nach dem Genozid

BELTZ JUVENTA

Der Autor

Prof. Dr. Dr. Jan Ilhan Kizilhan ist international anerkannter Experte der Transkulturellen Psychiatrie, kultursensiblen Psychotherapie, Traumatologie, Migration und Minderheitenreligionen. Er studierte Psychologie, Soziologie und Iranistik in Bochum, Köln, Göttingen, Konstanz und Washington und ist Professor für Gesundheitswissenschaften, Psychologie und Migration. Er ist Leiter des Instituts für Transkulturelle Gesundheitsforschung an der Dualen Hochschule Baden-Württemberg in Stuttgart und Heilbronn. Kizilhan ist zudem Dekan des Instituts für Psychotherapie und Psychotraumatologie an der Universität Duhok/Irak und Leiter der transkulturellen psychosomatischen Abteilung in der Klinik MediClin in Donaueschingen. Er ist Autor zahlreicher Bücher und internationaler Publikationen.

Gender-Hinweis:
Wenn in diesem Handbuch Personengruppen benannt sind, wird im Folgenden die männliche Schreibweise verwendet. Es sind aber weibliche und männliche Personen gleichermaßen gemeint. Dies geschieht aus Gründen des besseren Leseflusses und ist nicht als diskriminierend zu verstehen.

MIX
Papier | Fördert gute Waldnutzung
FSC® C089473

Dieses Buch ist erhältlich als:
ISBN 978-3-7799-8905-9 Print
ISBN 978-3-7799-8906-6 E-Book (PDF)
ISBN 978-3-7799-8907-3 E-Book (ePub)

1. Auflage 2025

Herstellung: JF
Satz: xerif, le-tex
Druck und Bindung: Beltz Grafische Betriebe, Bad Langensalza
Beltz Grafische Betriebe ist ein Unternehmen mit finanziellem Klimabeitrag (ID 15985-2104-1001)
Printed in Germany

Weitere Informationen zu unseren Autor:innen und Titeln finden Sie unter: www.beltz.de

Inhalt

1. Vorwort

Als der israelisch-amerikanische Medizinsoziologe Aaron Antonovsky in den 1960er Jahren in Tel Aviv forschte, konnte man, so hat er berichtet, bei einem nächtlichen Gang durch die Straßen hinter vielen Fenstern die Albtraumschreie der Holocaust-Überlebenden hören.

Er befragte damals eine Gruppe von Frauen in den Wechseljahren nach ihrem Gesundheitszustand. Wenig überraschend zeigte sich, dass die Frauen, die in ihrer Kindheit oder Jugend in Konzentrationslagern gequält worden waren, im Durchschnitt weniger gesund waren als die anderen. Er hätte es bei dieser Feststellung belassen können. Aber in einer plötzlichen Erkenntnis, einem abduktiven Blitz, wurde ihm klar, dass das eigentliche Wunder darin bestand, dass die traumatisierten Frauen angesichts ihres Schicksals nicht viel kränker, dass einige von ihnen sogar relativ gesund waren. Seitdem forschte er, entgegen der herrschenden medizinischen Lehre, die nur nach Gründen für Krankheit, nach Pathogenese fragte, ergänzend nach den Gründen für Gesundheit, nach Salutogenese.

Als Kern aufrechterhaltener oder wiedergewonnener Gesundheit entdeckte er schließlich das Kohärenzgefühl. Dieses beruht auf dem Bewusstsein, dass die Herausforderungen des Lebens handhabbar, verstehbar und sinnhaft sind. Das Gefühl von Kohärenz und Würde versuchen traumatisierende Täter systematisch zu zerstören, das ist ihnen mindestens so wichtig wie die körperliche Schädigung oder Ermordung der von ihnen zu Opfern degradierten Menschen, insbesondere der mittels sexualisierter Gewalt grausam misshandelten Frauen. Und Antonovsky entdeckte, was seitdem eher vernachlässigt wurde, dass es auch eine kollektive Ebene des Kohärenzgefühls gibt. Hannah Arendt hat darüber geschrieben, dass die Konzentrationslager nicht nur Fabriken zur Produktion von Leichen waren, sondern dass den Gefangenen vor ihrer Tötung unbedingt die Täterperspektive, nämlich die Sinn- und Wertlosigkeit ihres Lebens, als Einzelne und als zu vernichtende Gruppe, aufgezwungen werden sollte, was keineswegs immer gelang, wie vor allem Viktor Frankl persönlich, therapeutisch und wissenschaftlich gezeigt hat.

Die Folgen dieses Seelenmordes bei Überlebenden und die Chancen einer Heilung durch eine transkulturelle Traumabehandlung hat Jan-Ilhan Kizilhan in seiner nunmehr neunjährigen Forschung über den Völkermord an den Eziden beispielhaft gezeigt. Vor allem seine Forschung über die Gruppenebene von Traumatisierung und ihre Weitergabe über die Generationen zeigt, wie wichtig die Wiederherstellung einer „konsistenten Identitätskonzeption" ist, die Integration der abgespaltenen traumatischen Erfahrungen in eine lebensgeschichtliche Synthese. Kizilhan selbst leistet in diesem Buch, als Wissenschaftler und als Psychotherapeut, eine integrierende Erzählung und Theoriebildung, in der Traumatisches aussprechbar und als einer Heilung zugänglich erkannt werden kann.

Prof. Dr. Hans-Peter Waldhoff

Soziologe, Sozialpsychologe und Politikwissenschaftler, Universität Göttingen

2. Einleitung

Wiederholt sich die Geschichte? Seit mehr als 800 Jahren erleben die Eziden wellenförmig, wenn wir dem ezidischen Narrativ folgen, bisher 74 Genozide, die sie als „Ferman“ bezeichnen. Auch die orientalische Christenheit – das reiche ethnische und nationale Erbe der Armenier, Assyrer, Pontus-Griechen, Maroniten, Kopten, aber auch die Kakai, Shabak, Mandäer und andere Minderheiten im Mittleren Osten haben zahlreihe Massaker und Genozide erlebt. Sie werden zahlenmäßig immer weniger, und wenn die Bedrohung, wie durch den IS („Islamischer Staat“) und anderen islamisierten Terrorgruppen, aber auch staatliche Verfolgung und Diskriminierung anhalten, dann wird es diese Gruppen, die ein Teil der menschlichen kollektiven Kultur, Sprache, Religion und allgemein des kollektiven Gedächtnisses sind, nicht mehr geben.

Mehrere Wellen der Verfolgung haben die Eziden zu einem Schatten dessen gemacht, was sie einmal waren. Das Vorgehen des IS ist nicht neu, sondern mit den stets gleichen Aussagen, dass die Eziden Ungläubige sind, wurden zahlreiche Fatwas erlassen, die ihre Ermordung und Versklavung sowie die Vereinnahmung ihrer Eigentümer „legitimierten“. Das, was der IS den Eziden antat, war die Fortsetzung der alten Fatwas des osmanischen und persischen Reiches seit Jahrhunderten und zielt darauf, die Eziden wie auch die anderen Minderheitenreligionen zu vernichten.

Daher werden wir versuchen, den Einfluss des sogenannten Fermans, also der Massaker an den Eziden aus gesellschaftlicher, kultureller, religiöser und psychologischer Sicht zu analysieren und der Frage nachzugehen, ob die Eziden den neuen und unerwarteten Genozid überstehen, daraus wachsen und eine neue starke ezidische Gesellschaft aufbauen können oder sich in den nächsten vier bis sechs Generationen langsam als Gruppe auflösen.

Ferman im osmanischen Militärsprachgebrauch bedeutete „Beschluss“ oder „Befehl“. Jedes Mal, wenn ein Ferman gegen die Eziden beschlossen wurde, folgte ein militärischer Angriff. Er brachte für die Eziden Mord, Ausbeutung, Versklavung und Vertreibung. Seither ist der Begriff „Ferman“ für die Eziden gleichbedeutend wie Shoa für die Juden, Ageth für die Armenier, Seyfo für die Aramäer und Assyrer, die durch diese Begriffe den Genozid an ihren Völkern zu beschreiben versuchen.

Der Völkermord an den Eziden, im weiteren Ferman genannt, ist in der Forschungsliteratur mehr als 800 Jahre alt, allerdings in der Öffentlichkeit kaum bekannt. Wenn wir die ezidische Geschichte aus narrativer Sicht der Eziden analysieren, so ist zumindest seit der Zwangsislamisierung in den heutigen kurdischen

Gebieten im Irak, in Syrien und dem Iran seit 637 von verschiedenen Massakern, Zwangskonvertierung und Vertreibung auszugehen.

Die Eziden versuchen seit dieser Zeit im Irak, in der Türkei und in Syrien zu überleben. Seit dem Ende des 15. Jahrhunderts gibt es keine Eziden mehr im heutigen Iran. Sie sind zwangsislamisiert oder getötet worden. Dies bedeutet, dass die Eziden schon immer Opfer zahlreicher Gewalttaten durch das Osmanische und das Persische Reich waren.

So leben heute in der Türkei nicht mehr als etwa 1500 Eziden. Etwa 30.000 sind seit den 1970er-Jahren aus der Türkei nach Deutschland emigriert. Bereits während des Zusammenbruchs des osmanischen Reiches im Ersten Weltkrieg flohen viele Eziden gemeinsam mit Armeniern in das heutige Armenien und lebten anschließend in den Kaukasusgebieten der ehemaligen Sowjetunion.

Gegenwärtig haben Eziden in Syrien wie Christen durch den anhaltenden Bürgerkrieg zahlreiche Opfer zu beklagen und versuchen, das Land zu verlassen. Den Eziden in Syrien droht das gleiche Schicksal. Sie wird es bald nicht mehr geben. Im Nordirak und Kurdistan leben noch ca. 500.000 bis 600.000 Eziden, in dem sich auch viele ihrer religiösen Heiligtümer befinden. In Deutschland leben ca. 240.000 Eziden und weitere 150.000 in anderen europäischen Ländern, der USA, Kanada und Australien.

Es muss davon ausgegangen werden, dass mehr als ein Drittel der Vorfahren der heutigen muslimischen Kurden einen ezidischen Ursprung haben. Auf Grund der Zwangsislamisierung und der bis heute vorhandene Diskriminierung und Vertreibung sind viele Eziden Muslime geworden. So waren sie auch nach der Saddam-Ära 2003, insbesondere seit 2007, immer wieder Angriffen zahlreicher radikaler und terroristischer islamistischer Gruppen ausgesetzt, bei der Hunderte Eziden ermordet wurden. Bis heute erleben sie immer wieder Ausgrenzungen und Repressalien durch die muslimische Mehrheit.

Als im August 2014 Truppen des selbst ernannten „Islamischen Staats“ Gebiete im Irak und Kurdistaneroberten, wandten sie sich mit ungeheurer Brutalität gegen die alteingesessenen religiösen Minderheiten im Land, insbesondere gegen die Eziden. Männer wurden in großer Zahl ermordet, Abertausende Frauen und Kinder verschleppt und gezielt auch sexueller Gewalt ausgesetzt. Die religiöse Minderheit sollte ausgelöscht und der Wille der Opfer gebrochen werden. Tausende wurden zwangskonvertiert, und den Frauen wurde von den Terroristen vor dem Hintergrund patriarchaler Traditionen zudem vermittelt, nun angeblich „entehrt“ zu sein und „ohnehin nicht mehr zurück“ zu können.

Mehr als 10.000 junge Mädchen wurden verschleppt, vergewaltigt und von Menschenhändlern auf arabischen so genannten Märkten verkauft, versklavt oder gar getötet. Auch wenn der IS aktuell keine großen Regionen Syriens und des Irak mehr kontrolliert, ist er weiterhin durch Terroranschläge aktiv, und es werden immer noch mehr als 2600 Eziden vermisst.

Die Angriffe des IS auf Angehörige der Minderheit der Eziden im Irak kommen nach Einschätzung der Vereinten Nationen einem Völkermord gleich. In einem Bericht listet das UN-Hochkommissariat für Menschenrechte eine Reihe von Verbrechen des IS auf, darunter Mord, Folter, Vergewaltigung, sexuelle Sklaverei und den Einsatz von Kindersoldaten. Alle diese Taten verstoßen gegen die Menschenrechte, heißt es in dem UN-Bericht. Das gezielte Vorgehen gegen die Eziden belege das Vorhaben des IS, „die Eziden als Gruppe zu zerstören". Dies lege den Verdacht auf Völkermord nahe (FAZ, 19.03.2015).

Inzwischen haben zahlreiche Länder den Genozid an den Eziden als solchen anerkannt und entsprechend benannt. Das deutsche Parlament hat am 19. Januar 2023 einstimmig das Vorgehen des IS gegen die Eziden als Genozid anerkannt, weil es davon ausgeht, dass der IS das Ziel verfolgt hat, die Eziden ganz oder zum Teil durch Tötung, physische oder psychische Verletzung, die Auferlegung schädlicher Lebensbedingungen, Versklavung und systematische Vergewaltigung sowie die Verschleppung von Kindern zu vernichten.

Am folgenden Fallbeispiel soll das systematische Vorgehen des IS dargestellt werden, das eine Reihe von Kriterien der UN für einen Genozid erfüllt und somit belegt.

Beispiel

Sahira wurde am 15. August 2015 mit der gesamten Familie und den Bewohnern ihres Dorfes von IS-Terroristen umzingelt und verhaftet. Zunächst wurden ihnen allen Wertsachen wie Gold, Schmuck, Bargeld, Handys und Fahrzeugschlüssel abgenommen. In der nächsten Phase wurden die Eziden gezwungen, ihren Glauben aufzugeben und sich zum Islam zu bekennen. Sie wurden beleidigt, gedemütigt und geschlagen. Nachdem die Männer nicht zum Islam konvertieren wollten, wurden sie allesamt erschossen, darunter auch 21 männliche Personen aus der Großfamilie von Sahira. Ihre unverheirateten Schwestern wurden zusammen mit anderen unverheirateten Mädchen von den anderen getrennt und weggebracht. Dann wurden die Jungen zwischen dem 8. und 14. Lebensjahr mit Bussen und anderen Fahrzeugen weggebracht. Nachdem ältere Männer und Frauen als eine weitere Gruppe fort waren, wurde sie mit ihren drei Kindern im Alter von 2, 5 und 6 Jahren mit anderen verheirateten Frauen und deren Kleinkindern über Solakh nach Tel Afar gebracht.

Die Eziden wurden und werden systematisch verfolgt und ermordet. Aus ihrer Sicht ist das Vorgehen des IS seit August 2014 gegen die Eziden im Irak und Syrien ein Genozid, ein Ferman, dass sich nun zum 74. Mal in ihrer Geschichte wiederholt.

Doch bevor wir uns mit dem Thema Genozid und dessen Folgen beschäftigen, soll hier ein kurzer Überblick über die Geschichte der Eziden gegeben werden.

3. Kulturelles und religiöses Hintergrundwissen zu den Traumatisierten

3.1 Die Geschichte der Eziden

Die Eziden, in der Literatur auch als Yeziden bezeichnet, sind eine religiöse Gruppe mit einer eigenständigen Tradition und Geschichte, die als Bauern und Viehzüchter verstreut in der Türkei, in Syrien, im Irak und in der ehemaligen Sowjetunion leben. Mit der Islamisierungswelle in den kurdischen Gebieten durch den Kalifen Ömer im Jahre 637 wurden die Menschen mehrheitlich zum Islam bekehrt, darunter auch viele Eziden. Diejenigen Eziden, die sich diesem Einfluss entzogen, sehen sich selbst als Angehörige der ältesten Religion der Welt. Sie leben mehrheitlich im in Kurdistan und Irak; ihre Zahl wird weltweit auf 800.000 bis 1.000.000 geschätzt. Erst durch die Arbeitsmigration in den 1970er Jahren fanden Eziden ihren Weg aus dem Mittleren Osten nach Europa, vor allem nach Deutschland, wo heute etwa 220.000 von ihnen leben. Die Mehrheit der Eziden in Europa stammt bis Ende der 90 er Jahren aus der Türkei. Durch den Angriff des „Islamischen Staates" (IS) im August 2014 auf die ezidischen Gebiete um Sinjar nahe der Stadt Mosul im Nordirak wurden mehr als 7.000 Eziden getötet und über 300.000 sind in die kurdischen Regionen des Nordiraks geflohen. Der islamische Terror bezeichnet Eziden als „Ungläubige", tötet diejenigen, die nicht zum Islam konvertieren und versklavt und missbraucht junge ezidische Mädchen und Frauen.

Der Begriff „Yezidi", „Izîdî" oder „Ezdayi", „Êzîdî", wie die Angehörigen der ausschließlich kurdisch-kurmanci sprechenden Religionsgemeinschaft sagen, kommt aus dem Kurdischen und meint „der, der mich erschaffen hat", also der Schöpfer und Gott (Kizilhan 2017). Ezidentum ist der Glaube an eine Einheit und an einen Gott, also monotheistisch. Gott wird bei den Eziden „Xweda" (Khuda) genannt, was so viel wie „der, der sich selbst erschaffen hat" bedeutet (Grant 1915). Die sieben Erzengel, die auch im Judentum, Christentum und im Islam erwähnt werden, folgen Gott und werden in die täglichen Gebete der Eziden mit einbezogen. Ihr Oberhaupt ist Tausi Melek, der Engel Pfau, den Gott mit der Aufsicht über die Erde beauftragte und der im Besonderen die Eziden schützen soll. Einen gegen Gott wirkenden Engel verstünden Eziden als Verstoß gegen den reinen Monotheismus und betonen daher, dass sich Gott und alle Engel längst versöhnt hätten und gemeinsam zum Guten wirkten. Tausi Melek ist der Vertreter Gottes, zu seinen Ehren findet jedes Jahr im April an ersten Mittwoch, der als „Charshema Sor" (roter Mittwoch) oder „Eyda charshema sere nisane" (Mittwochsfeiertag zu Beginn des Monats April) bezeichnet wird, eine Feierlichkeit statt.

Jeder Ezide ist verpflichtet, als Zeichen der Dankbarkeit für die Erschaffung der Erde und zur Erinnerung an Gott und den ezidischen Glauben drei Tage im Jahr – nach dem östlichen (julianischen) Kalender in der ersten Woche bzw. nach dem westlichen (gregorianischen) in der dritten Woche – im Dezember zu fasten. Die Eziden haben eine eigene Kalenderrechnung, nach der der 13. Tag eines Monats der erste Tag eines Monats ist. So fallen die drei Tage Fastenzeit und die Feier in die dritte Woche des Dezembers, in der Regel eine Woche vor dem christlichen Weihnachten.

Des Weiteren soll jeder Ezide, sofern er die Möglichkeit hat, einmal im Leben den heiligen Tempel Lalish a Nurani im Nordirak besuchen, ähnlich wie es die Muslime mit der Stadt Mekka halten. Eziden verfügen über ein Glaubenssystem mit universalen Prinzipien zu Ethik und Moral, „richtig" und „falsch", Gerechtigkeit, Wahrheit, Loyalität, Barmherzigkeit und Liebe (Guest 1987).

3.2 Die religiöse Geschichte der Eziden

Die religiöse Geschichte der Eziden ist Teil der Geschichte des kurdischen Volkes. Ihre Verfolgung ist im Wesentlichen die Verfolgung der Kurden, wenngleich es auch Gewalttaten gegen Eziden aus religiösen Gründen durch Kurden und deren Führer wie z. B. durch den Fürsten Bedirkhan und Fürsten Mehmed Rawanduz gab (Kizilhan 2014). Die Kämpfe der Araber gegen die Kurden 637 und 1246 n. Chr., die Mongolenstürme und die Zwangsislamisierungen haben die Anzahl der Eziden über die Jahre dezimiert. Sie waren als „Teufelsanbeter" verschrien, wurden ferner als „muslimische Sekte", als „Abtrünnige" bezeichnet und galten nicht als „Schriftbesitzer". Durch den Druck der Zwangsislamisierung zogen sich die Eziden in die Berge zurück und hatten nur begrenzt Kontakt zu der mehrheitlich muslimischen kurdischen Bevölkerung. Die Priester gaben ihre Religion mündlich weiter. Es gibt nur wenige schriftliche ezidische Dokumente wie Sammlungen von Gebeten, Geschichten und Erzählungen zur Religion der Eziden , was sich erst in den letzten 50 Jahren geändert hat (Kreyenbroek und Rashow 2005). Die Geschichte der Eziden ist eine Oral History (Kizilhan, 2013), weshalb auch in der Öffentlichkeit wenig über sie bekannt ist.

In der deutschsprachigen Literatur haben sich seit dem 18. Jahrhundert einige wenige Orientalisten und Anthropologen mit ihnen beschäftigt. Im Handwörterbuch des Islam werden sie als ein „in kläglichen sittlichen Verhältnissen lebender Stamm" (Wensinck und Kramers 1941) beschrieben. Weiter heißt es dort: „Die Yezidi sind ein schöner, langgelockter Menschenschlag, mit dem Selbstgefühl des unabhängigen Bergbewohners, von meist gewaltigem Körperbau. Die unverschleierten Frauen sind von eigenartiger Regelmäßigkeit der Gesichtszüge. Früher waren die Yeziden gefürchtete Rebellen und Räuber, die sich gegen alle Übergriffe und Gewalttaten der anderen unerschrocken wehrten. Ihre Treue dem gegebenen Wort gegenüber und ihre Loyalität wurden auch von ihren Feinden anerkannt. Sie sind fleißige Land- und Gartenbebauer und Viehzüchter, die ihren Nachbarn an Tätigkeit und Geschicklichkeit überlegen sind. Besonders hervorzuheben ist die peinliche Sauberkeit ihrer Person und ihrer Häuser, die vorteilhaft vom Schmutz der übrigen Kurden absticht" (Wensinck und Kramers 1941:809).

Eziden gehen generell davon aus, dass ihre Ursprünge bis in das 14. Jahrhundert v. Chr. und auf die Mithras-Religion zurückreichen. Die historischen Quellen allerdings erwähnen bis zum 7. Jahrhundert n. Chr. nicht den Begriff „Yezidi". Erst um die Jahrtausendwende benutzen osmanische Geistliche und Historiker den Begriff „Yezide" (Al-Damagi, 1949). Im 10. Jahrhundert waren – so der arabische Historiker Al-Samani (ca. 1166) – die Eziden als eine Gruppe asketischer Individuen bekannt, die in den Halwan-Bergen (heute Nordirak/Region Kurdistan) lebten. In seinem Buch Al-Ansab (The Genealogies) erwähnt er des Weiteren, dass die Eziden loyal gegenüber Yazid Ibn Muawiya, dem zweiten Ommayiden-Kalifen, seien (Al-Samani 1912). Diese nicht zutreffende Behauptung hat sich bis heute bei einigen Gemeinschaften in den kurdischen Gebieten gehalten und wurde häufig als Argument und Rechtfertigung für Plünderung und die Versklavung von Eziden herangezogen. So glauben einige Schiiten und Aleviten noch immer, dass Eziden den Propheten Ali, der Nachfolger Muhammeds werden sollte, als Anhänger des Yazid Ibn Muawiya töteten.

Erst in den letzten fünfzig Jahren und durch das Leben in der Diaspora fanden vermehrt Kontakte zwischen den Eziden und Aleviten statt, die heute im Dialog miteinander stehen. Infolge des Zusammenbruchs des Osmanischen Reiches und des Völkermords an den Armeniern, aber auch an Eziden, flohen viele von ihnen mit den Armeniern in das heutige Armenien und lebten in der Folge in den Kaukasusgebieten der ehemaligen Sowjetunion. Nach Ende des Ersten Weltkrieges und mit der Gründung der Türkei 1923 wurde die Heimat der Eziden aufgeteilt. Seither sind sie in der Türkei, im Irak und in Syrien sowie in den Gebieten der ehemaligen Sowjetunion beheimatet.

3.3 Das hierarchische System (Kastensystem) der Eziden nach Sheikh Adi

Der letzte Reformator der Eziden, Sheikh Adi, war innerhalb der eigenen Gemeinschaft in den vergangenen Jahren immer wieder Gegenstand zahlreicher Diskussionen. So soll er selbst Muslim gewesen sein. Diese Behauptung lehnen viele Eziden ab, da eine Person nur durch Geburt Ezide werden kann. Eine Missionierung wie bei Christen oder Muslimen gibt es bei ihnen nicht. Zahlreiche Dokumente belegen allerdings, dass Sheikh Adi, Sohn Musafirs, 1050 oder 1075 im Dorf Bait al-Far (heute bekannt als Khirbet Qanfar) in der Gegend von Baalbek in Libanon geboren wurde. Er zählt zur Ahnenreihe der islamischen Familie Ibrahim, Sohn des Abdul Malik, Sohn von Mervan Ibn Al-Hakam (Ibn Alathir 1966). Sheikh Adi starb im Alter von neunzig Jahren. Für Eziden ist er die Inkarnation des Tausi Melek, des Engels Pfau. Das Tal Lalish in der Kurdistan Region Iraks gilt als Sheikh Adis Hauptquartier und wird seither von den Eziden als heilig angesehen; es wurde zu ihrem Wallfahrtsort (Kreyenbroeck und Rashow 2005). Eziden gingen damals davon aus, dass Tausi Melek Sheikh Adi seine geistige und spirituelle Macht übertrug und, so lautet die Überlieferung, ihn sandte, um die Eziden zu führen (Interview in Lalish, Kurdistan/Irak, August 1993 mit dem kurdischen Priester und Autor Pir Hidir). Nach seiner Ankunft legte er eine neue religiöse Doktrin fest: „Sad u Had" (Rechte und Pflichten) (Kizilhan 2017). Die ezidische Gemeinschaft, die zuvor lediglich die Priesterschicht als für die religiösen Lehren zuständig kannte, erfuhr mit dem Aufbau eines strikt hierarchischen Kastensystem einen grundlegenden Wandel mit neuen religiösen Führern, den Sheikhs.

Der Eintritt Sheikh Adis in die Gemeinschaft der Eziden im 12. Jahrhundert hat nicht nur religiöse Bedeutung. Durch die Errichtung des Kastensystems wurde die gesamte Gesellschaftsstruktur verändert und die Beziehungen der Gruppen zueinander neu definiert. Auf der einen Seite waren die Sheikhs (Lehrer), auf der anderen die Murids (Laien, Volk), eine Struktur, die auch bei den Sufis zu finden ist. Die bereits existierende Gruppe der Pirs (Priester) verlor ihre Aufgabe als Hauptunterweiser in der Religion der Eziden. Die Pirs waren jedoch stark in der ezidischen Gesellschaft verankert, so dass sie weiterhin eine wichtige religiöse Rolle spielen konnten, allerdings eine den Sheikhs untergeordnete.

Die Stämme der Eziden wurden unter den Sheikhs und Pirs aufgeteilt. Jeder Sheikh und jeder Pir, der für einen Stamm zuständig war, musste gleichzeitig eine Verbindung zum jeweils anderen Unterweiser haben (Kreyenbroek und Rashow 2005).

Eine Heirat zwischen Pirs und Sheikhs ist verboten. Innerhalb der Sheikh-Kaste dürfen nur die Nachfolger der jeweiligen Gruppen untereinander heiraten. In der Pir-Kaste ist es für Pirs tabu, Personen aus der Nachfolgerschaft Pir Hasan Mamans zu heiraten. Sonst dürfen die Pirs untereinander heiraten. Es ist strikt verboten, dass Murids Sheikhs oder Pirs heiraten.

Es ist nicht ganz ersichtlich, ob diese Heiratsverbote bereits vor der Einführung der Reformen durch Sheikh Adi vorhanden waren oder ob sie erst mit den Reformen eingeführt wurden.

Aus ethischer Sicht betrachtet, sorgen die Heiratsverbote der Kasten untereinander für klare Beziehungen (Al-Jadan 1960). Mitglied einer Gruppe kann man nur durch Geburt werden. Ein Gruppenwechsel ist nicht möglich. Solch eine klare Trennung und die Unmöglichkeit eines Wechsels in eine andere Kaste verhindern einen Machtkampf zwischen den Kasten. Jeder ist sich seines sozialen Status bewusst und hat keine Möglichkeit, diesen zu ändern. Eine Heirat mit Personen aus anderen Religionsgemeinschaften ist ebenfalls nicht möglich.

Wichtige Regeln, die das Leben der Eziden in der Gemeinschaft bestimmen:

- Jede Person hat einen ganz bestimmten Platz in der sozialen Hierarchie.
- Jedes Mitglied der Gemeinschaft ist gegenüber den Mitgliedern der eigenen Gruppe und gegenüber den religiösen Führern (Sheikh, Pir, Mir) zur Loyalität verpflichtet.
- Die Mir (Fürstenfamilie) ist unumstritten und verfügt über unumschränkte Macht. Ihre Beziehungen zu den anderen Kastengruppen sind klar geregelt.
- Die Rolle und Position eines Mitglieds der Gemeinschaft und die Grenzen der sozialen Mobilität sind festgelegt.
- Mitglied der Gemeinschaft der Eziden kann man allein durch Geburt werden.
- Ein Wechsel von der Gruppe der Sheikhs, Pirs oder Murids in eine andere Gruppe ist nicht möglich.
- Die Pflichten und Aufgaben innerhalb der Gruppe, wie beispielsweise die der Sheikhs, sind genau definiert.
- Jede Person muss einen Pir und einen Sheikh haben. Sollte es einmal kein Mitglied einer Sheikh- oder Pir-Familie in der Region geben, so kann man vorübergehend einen anderen Sheikh oder Pir für sich in Anspruch nehmen, bis man wieder die Möglichkeit hat, sich der Sheikh- oder Pir-Familie, die einem zugeordnet wurde, anzuschließen.
- Die Mitglieder der Gemeinschaft sollen miteinander und innerhalb der eigenen Gruppe solidarisch sein.

Innerhalb der geistlichen Kaste besitzen folgende Gruppen wichtige Positionen:

Mir (Prinz, Fürst)
Er ist das absolute Oberhaupt der Eziden. Sein traditioneller Sitz liegt in Baadre, dass einige Kilometer vom Heiligtum Lalish entfernt ist. Der Mir symbolisiert Sheikh Adi und Tausi Melek. Er ist der direkte Vertreter Sheikh Adis und wird als Heiliger angesehen.

Pismirs
Sie stammen aus der Familie der Mirs, der Fürstenfamilie. Im Kurdischen bedeutet das Wort so viel wie „mit der Fürstenfamilie verwandt sein". Sie stellen aber eine separate Gruppe dar. Die Pismirs sind Nachfahren des Sheikh O Bekir. Folgt man den traditionellen Erzählungen, so stammt die Gruppe der Pismirs von Menshur ben O Bekir ab. Angehörigen der Pismirs ist es erlaubt, Mitglieder aus der Fürstenfamilie (des Mirs) zu heiraten.

Baba Sheikh (Vater der Sheikhs)
Er ist das absolute geistige Oberhaupt aller Eziden, sowohl der Sheikhs als auch der Pirs. Baba Sheikhs können nur aus der Shemsani- und der Fakhradin-Familie rekrutiert werden. Die Führer der Eziden wählen den Baba Sheikh, der vom Mir

bestätigt werden muss. Der Baba Sheikh muss im Sommer und im Winter 42 Tage fasten. Er ist bekannt für sein profundes Wissen über die Religion und kann alle ezidischen heiligen Erzählungen auswendig. Er residiert in der Stadt Ain Sifne im Nordirak. Die Stadt ist ca. 60 km von Mousil entfernt.

Peshimam

Das Wort bedeutet so viel wie Hochgelehrter oder Gelehrter ersten Ranges. Vermutlich stammen die Peshimams von den Ahnen des Sheikh Hasan ab (Lescot 1938). Die Peshimam dürfen nur aus der Sheikh-Linie der Adanis hervorgehen. Diese ist einer der drei Hauptzweige der Sheikhs.

Sheikh

Das Wort selbst ist arabisch und bedeutet so viel wie „Gelehrter", „Führer" oder „Oberhaupt". Schon zu Zeiten Zarathustras gab es Hochpriester, die ähnliche Aufgaben wie die Sheikhs erfüllten. Aber mit der Etablierung des Kastensystems in der ezidischen Gesellschaft hat sich die Stellung der Sheikhs dahingehend verändert, dass man sie heute nur noch mit den Priestern der Ahl-i Haqq im heutigen Iran vergleichen kann, die sowohl Sheikhs als auch Pirs haben. Die Sheikhs sind die geistigen Führer der Gemeinschaft. Jeder Sheikh-Familie ist eine Anzahl von Murids zugeteilt, für die sie zuständig und verantwortlich ist. Die Sheikh-Familie hat die Aufgabe, den Murids in religiösen Fragen zu helfen und die religiösen Zeremonien mit ihnen abzuhalten. Dafür erhalten die Sheikhs von den Murids eine jährliche Summe an Geld. Die Summe wird nicht vom Sheikh bestimmt, sondern der Murid entscheidet selbst, wie viel er bezahlen will und kann. Der Sheikh reist mindestens einmal im Jahr zu den Murids, um sein „Fito", das so genannte Jahresgeld, einzusammeln. Früher wurden den Sheikhs statt Geld auch Lebensmittel oder Tiere gegeben.

Jede Sheikh-Linie repräsentiert einen der sieben Engel, die von Gott erschaffen worden sind. Sie sind die Nachfahren der ersten Sheikhs, die von Sheikh Adi bestimmt wurden. Die Gruppe der Sheikhs ist in drei Hauptgruppen und in verschiedene Untergruppen unterteilt. Die Shemsanis behaupten, von den vier Söhnen der Mir Ezdîna abzustammen. Die Adanis sehen sich als Nachfahren von Sheikh Hasan, und die Qatanis berufen sich direkt auf Sheikh Adi. Aufgrund ihrer historischen Abstammung herrscht unter diesen drei Hauptgruppen der Sheikhs eine Rivalität um die Macht.

Pirs

Sie sind die alten Priester, die bereits zu Zeiten Mithras und Zarathustras existierten und für die Erhaltung der Religion innerhalb der Bevölkerung zuständig waren. Sie sind eine wichtige Kaste innerhalb der Gemeinschaft der Eziden. Gemäß der Religion haben die Pirs die gleiche religiöse Stellung wie die Sheikhs, aber zum Teil sind die Sheikhs in der Gesellschaft höher angesehen als die Pirs.

Der Status der Pirs wurde eigentlich durch Sheikh Adi verändert, der den Status der Sheikhs hervorhob. Sheikh Adi, bekannt als Adi ben Musafir, ernannte sich selbst zum Sheikh und stärkte damit die Position der neu gegründeten Kaste innerhalb der Gemeinschaft der Eziden.

So wie jeder Ezidi einen Sheikh haben muss, ist es ebenso Pflicht, einen Pir zu haben. Es ist auffallend, dass die Sheikhs grundsätzlich arabische Namen haben, während die Pirs kurdische Namen tragen. Dies kann damit erklärt werden, dass die Pirs lange vor dem Erscheinen Sheikh Adis bei den Eziden als geistige Führer gewirkt haben. Die Pirs sind in vier Hauptgruppen unterteilt: Hesen Meman, Pir Afat, Pir Jerwan und Pir Haci Ali.

Die Familien der Pirs können untereinander heiraten. Mitglieder aus der Familie des Pir Hesen Meman dürfen allerdings nur eingeschränkt heiraten, weil diese Familie zur Zeit Sheikh Adis das Oberhaupt aller Pirs war. Mitglieder der Familie der Pir Hesen Meman dürfen nur Mitglieder der Pir-Jerwan-Familie heiraten, weil nur sie den gleichen Status haben.

Qewals (Erzähler von religiösen Gedichten und Erzählungen)

Vor nicht allzu langer Zeit heirateten die Qewals lediglich untereinander. Im Jahre 1950 erlaubten der Mir und Baba Sheikh, dass die Qewals Personen aus der Kaste der Murids heiraten dürfen, weil die Zahl der Qewals rapide gesunken war. Die Qewals leben in zwei Dörfern von Basik und Bahzani, die etwa 35 km von Mousil entfernt liegen.

Die Qewals lernen von ihrem Vater alle religiösen Gedichte, alle mündlich überlieferten Geschichten der Eziden und alle heiligen Erzählungen auswendig. Sie sind somit das religiöse Gedächtnis der Eziden, da außer in den beiden heiligen Büchern die Religion der Eziden nirgends niedergeschrieben ist. Seit Sheikh Adis Reform war es die Aufgabe der Qewals, die traditionellen Erzählungen, Gedichte und Geschichten zu lernen und weiterzugeben. Die älteren Qewals halten spezielle Sitzungen im Dorf Bahzani ab, bei denen sie die neuen Qewals unterrichten und sie lehren, wie sie das religiöse Wissen auswendig im Gedächtnis behalten.

Die Qewals tragen während ihrer Reisen in die Dörfer oder generell bei der Abhaltung von Zeremonien eine kleine Statue mit sich, die den Engel Pfau symbolisiert. Sie singen religiöse Hymnen und Lieder. Die Qewals verteilen heilige „Berat", das sind kleine runde Steine, die aus Lehm in Lalish gemacht wurden. Die Steine sollen die Eziden vor Krankheit und Übel bewahren. In vielen ezidischen Wohnungen in Europa sind diese Steine zu finden.

Kocek (Kochek)

Das Wort ist aus zwei kurdischen Wörtern zusammengesetzt: „Guh", was „Ohr" bedeutet, und „Cek" oder „Cak", was übersetzt „sehr gut" bedeutet. Beide Wörter zusammen bedeuten also „sehr gutes Ohr", im übertragenen Sinne besagt es, dass der Kocek Stimmen aus der unsichtbaren Welt vernimmt. Der Kocek führt viele religiöse Rituale durch. Wenn der Sheikh oder der Pir nicht anwesend sind, so kann er die traditionelle Waschung des Toten durchführen. Die wichtigste Aufgabe des Kocek ist es jedoch, über das Schicksal der verstorbenen Seele zu berichten. Er interpretiert ebenfalls Träume und Gebete in Zeiten von Zerstörung und Unheil. Der Kocek nimmt während der Riten und Zeremonien Verbindung zur unsichtbaren Welt auf. Um Kocek zu werden, muss man über spezielle spirituelle Fähigkeiten verfügen, die vom Oberhaupt der Eziden im heiligen Tempel in Lalisch überprüft werden.

Feqir

„Feqir" oder „Fakir" (arm), bedeutet bei den Eziden, dass jemand dem Reichtum und Wohlstand dieser Welt entsagt hat. Der Feqir hat es sich zur Lebensaufgabe gemacht, allein Gott zu dienen.

Die Position eines Feqir ist ebenfalls für jeden Eziden erreichbar, ganz gleich, ob er Geistlicher oder Murid ist. Wenn jemand Feqir werden möchte, so muss er die ezidischen Oberhäupter Mir und Baba Sheikh darum bitten. Wenn der Bittende nicht die Regeln seiner Religion verletzt und Charakter und Persönlichkeit hat, so kann er Feqir werden. Nachdem seine Kandidatur von der Führung der Eziden bewilligt worden ist, muss der Kandidat sieben Tage allein sein. Er darf während dieser Zeit mit niemandem sprechen und muss von morgens bis abends fasten. Er darf keinerlei menschlichen Kontakt haben außer zu dem, der ihm sein Essen bringt. Während dieses Alleinseins muss er die ganze Zeit meditieren und beten. Wenn die Zeit des Alleinseins zu Ende ist, besucht der Kandidat den heiligen Tempel in Lalish. Hierbei begleitet ihn der „Birayê Axretê", sein Bruder für das Leben nach dem Tode). Auf dem Hof am Haupteingang des heiligen Tempels bekommt er nach dem Vollzug verschiedener Riten und Rituale den Titel eines Feqir verliehen. Der neue Feqir steht zwischen einer Gruppe von Feqiren und Qewals und Bave Cavush, dem Verantwortlichen für die heiligen Tempel. Dann tritt der Bruder für das Leben nach dem Tode hervor und kleidet den Kandidaten mit einem schwarzen Unterhemd, das als „Kharqa" bekannt ist.

Die Feqire haben eine Reihe von Pflichten: Sie schneiden das Holzfeuer während der Feierlichkeiten zu Ehren Sheikh Adis und sind für die lokalen Tempel zuständig. Sie beten für die Eziden in Zeiten der Not und des Übels.

Micewir

„Micewir" ist ein kurdisches Wort und meint „Nachbar" oder auch „Wächter". Die Micewirs haben die Aufgabe, auf die lokalen Tempel oder heiligen Plätze zu achten und sie zu pflegen. Micewirs erfüllen in einem Dorf üblicherweise die Aufgaben eines Priesters, sie sind aber auch handwerklich tätig und helfen, wo sie können, der Bevölkerung. Personen aus der Kaste der Murids können ebenfalls Micewirs werden. In den Dörfern sind die Micewirs angesehene Persönlichkeiten der Dorfgemeinschaft und werden oft um Rat gebeten.

Kebani

„Kebani" ist kurdisch und bedeutet „Erhalterin". Die Kebanis sind ausschließlich Frauen, die in einer Ordens-Gemeinschaft in Lalish leben. Sie widmen ihr ganzes Leben der Religion und leben im Zölibat. Eine Frau, die dem Orden beitreten möchte, darf die Regeln der Religion nicht verletzt haben und muss von mindestens zwei lokalen Priestern bestätigt werden. Dann besucht sie den Mir und den Baba Sheikh und bittet um die Erlaubnis, in den Orden eintreten zu dürfen. Wenn die Frau in den Orden eingetreten ist, lebt sie als Kebani auf Lebenszeit im Heiligtum von Lalish. Der Kebani-Orden ist für Frauen aller Kasten geöffnet. Die Aufgabe der Kebanis ist es, für die Erhaltung des Tempels zu sorgen. Die Kebanis kochen für die, die im Tempel wohnen und für die Gäste während der Feierlichkeiten und Zeremonien. Sie beten ebenfalls in Zeiten der Not und der Krisen.

Murid

„Murid" bedeutet „Anhänger" oder „Schüler". Dieser Begriff wurde von den Sufis benutzt. Bei den Sufis wird es für die Bezeichnung des „Studenten", der dem Sheikh (Lehrer) folgt, verwendet. Bei den Eziden handelt es sich um die Bevölkerung. Murids können nur untereinander heiraten. Jede Murid-Familie hat einen Sheikh und einen Pir. Die Familie hat aber nicht die Möglichkeit, sich diesen auszusuchen. Diese Wahl wurde bereits zu Zeiten Sheikh Adis getroffen und ist unveränderlich. Auch wenn einem Murid sein Sheikh oder Pir aus verschiedenen Gründen nicht sympathisch ist, kann er sich nicht einen Sheikh oder Pir aus einer anderen Gruppe aussuchen.

Drei Positionen in der gesellschaftlichen Hierarchie allerdings können von jedem Eziden erreicht werden, wenn er gewisse Rituale vollzieht. Murids können demnach Koceks, Feqire und Micewirs werden. Diese drei Positionen sind in sozialer Hinsicht von geringer Bedeutung und beeinflussen die Struktur der religiösen Hierarchie der Eziden nicht.

3.4 Rituale und Feste im sozialen Leben der Eziden

Hier soll kurz auf Rituale und wichtige Feierlichkeiten eingegangen werden, die sich von islamischen Regeln grundsätzlich unterscheiden.

Cejna Serê Salê/Eyda serê Nisanê (Neujahrsfeier)

Das Neujahr wird bei den Eziden am ersten Mittwoch nach dem 13./14. April gefeiert, was in jahreszeitlicher Hinsicht eine Nähe zum „Newroz" (dem traditionellen Neujahrsfest der iranischen Völker) aufweist, das Ende März gefeiert wird.

In einigen Gebieten wird dieser Feiertag auch als „Eyda serê Nisanê“ (Feiertag zu Beginn des Monats April) genannt. Das Fest spielt sich folgendermaßen ab: Am Festtag muss in jedem Haus Fleisch sein, wobei das Vieh bereits am Vortag geschlachtet und das Fleisch in der Nacht zubereitet werden soll, um dann am Mittwochmorgen von den Priestern gesegnet zu werden. Auch der Toten wird gedacht: Im Laufe des Tages begeben sich die Frauen auf den Friedhof und legen Nahrungsmittel auf den Gräbern nieder. Das Fest selbst wird zu Ehren von Tausi Melek gefeiert. Nach den Erzählungen der Eziden begibt sich der Tausi Melek an diesem Tag auf die Erde und hält eine Ratsversammlung, in der das alte Jahr bedacht und bewertet und das kommende Jahr geplant wird.

Aus diesem Grund ist der wöchentliche religiöse Feiertag bei den Eziden auch der Mittwoch. Hochzeiten dürfen während des ganzen Monats April (der heilig ist) nicht gefeiert werden.

Belendan (Belindê)

Dieses Ritual wird in einigen Gegenden am 1. Dezember und in anderen am 25. Dezember des Jahres gefeiert. An diesem Tag backen die Eziden Brot und verteilen es an die Armen. Sollte man keinen Armen finden oder alle mehr oder weniger gleich wohlhabend sein, so wird das Brot symbolisch dem Nachbarn gegeben.

Die meisten Eziden glauben, dass Belindê eine „Feier für die Toten“ sei. Sie backen das Brot und gehen damit an die Gräber. Einige Personen geben auch an, dass dieser Tag „die Manifestation des Sheikh Adi auf Erden“ sei.

Cejna Jemaiyê (arab.: Ayd al-Jamiya) (Sheikh-Adi-Feierlichkeiten)

Zu Ehren Sheikh Adis wird im heiligen Tempel von Lalish vom 18. bis zum 21. Juli und vom 23. bis zum 30. September gefeiert. Wie bereits aus dem Namen hervorgeht, versammeln sich zu diesem Zeitpunkt dort alle Religionsführer der Eziden. Diese Feierlichkeit ist das wichtigste Ereignis des ganzen Jahres, und jeder Ezide ist verpflichtet, wenn er die Möglichkeit hat, mindestens einmal im Leben in Lalish diese Feierlichkeit zu begehen.

Die heiligen Tempel der Eziden und das Grab Sheikh Adis befinden sich in einem Tal, das zwischen Mousil und Duhok liegt. Das Tal liegt nahe dem 36. Breitengrad und etwa 930 m über dem Meeresspiegel. Es ist umgeben von mehreren Hügeln und um das Heilige Grab sind mit der Zeit eine Reihe von Stein- und Lehmhäusern gebaut worden.

Fasten

Zu Ehren von Gott fasten die Eziden nach dem ersten Freitag im Dezember. Sie beginnen am Dienstag und fasten drei Tage von Sonnenaufgang bis zum Sonnenuntergang.

Es gibt auch einige Priester und Murids, die Koceks, die im Sommer oder/und im Winter jeweils 40 Tage fasten. Das dreitägige Fasten im Dezember ist für jeden

Eziden religiöse Pflicht. In einigen Regionen, wie bei den Eziden in der Türkei, fastet man im Dezember nicht nur drei, sondern neun Tage. Jeweils drei Tage – immer dienstags bis donnerstags – wird für einen Engel gefastet. Die letzten drei Tage gehören dem Êzdayî, dem Schöpfer.

Xidir-Ilyas (Khidir Elyas) (Feier)
Zu Ehren Xidir Ilyas wird am ersten Donnerstag im Februar gefeiert. Dieser Feiertag wird von den meisten Gemeinschaften des Mittleren Ostens, etwa auch den Aleviten, gefeiert. Einige Leute fasten auch hier drei Tage.

Gerste-Brot-Feierlichkeiten
Die Feier des Gersten-Brots wird am 7. Januar begangen. Brot gilt bei den Eziden als heilig.

Melkazanfeier (Versammlung der Engel)
Die Feier wird vor dem Neujahrsfest der Eziden begangen.

Newroz
Das Newroz-Fest hat, wie bei den Kurden und anderen Völkern, auch bei den Eziden eine besondere Bedeutung. Dies hängt m. E. mit dem parallelen persischen bzw., iranischen Brauch zusammen, den ersten Mittwoch vor Newroz (21. März), den so genannten „festlichen Mittwoch", vor allem in den Dörfern und Landstädten zu feiern.

Nicht-periodische Feierlichkeiten
Die nicht-periodischen Feierlichkeiten und Zeremonien sind folgende: Heirat, Tod, das erste Schneiden der Haare eines Kindes, Beschneidung, Reisen, das Auswählen eines Bruders/einer Schwester für das Leben nach dem Tod und die Aufnahme von Personen in den Feqir-Status.

Das Ritual des Haareschneidens
Erst im siebten, neunten oder spätestens im elften Monat nach der Geburt eines Jungen ist es erlaubt, seine Haare zu schneiden (bei Mädchen werden die Haare nicht abgeschnitten). Der Sheikh des Kindes schneidet das Haar von beiden Seiten und nimmt drei Locken (Bisk); zwei werden den Eltern überreicht, eine behält der Sheikh. Mit der Haarbeschneidung wird das Kind offiziell Mitglied der Religion der Eziden. Nach ezidischem Glauben ist das erstmalige Schneiden der Haare eines männlichen Kindes, die nur von seinem Sheikh geschnitten werden dürfen, eine religiöse Identifikation mit dem Ezidentum.

3.5 Eziden in der Diaspora

Seit mehr als 60 Jahren leben Eziden in der Bundesrepublik als Migranten, die aus wirtschaftlichen und politischen Gründen ihr Land verließen, darunter etwa 30.000 Menschen aus der Türkei (Kizilhan, 2013). Die Zahl der Eziden, die in der heutigen Türkei beheimatet sind, wird auf nicht mehr als 1500 Personen geschätzt. Aufgrund ihrer geringen Zahl sind sie faktisch nicht mehr in der Lage, als Gruppe zu leben oder ihre Gemeinschaft zu revitalisieren, zumal die meisten von ihnen älter als 60 Jahre sind und die Nachfolgegeneration mehrheitlich in Europa lebt.

In den letzten Jahren flüchteten verstärkt Eziden aus Syrien, Irak und der ehemaligen Sowjetunion nach Deutschland. In Deutschland leben ca. 220.000 Eziden. Weitere 150.000 verteilen sich auf die anderen europäischen Länder, der USA, Kanada und Australien, Tendenz steigend.

Wie andere Migrantengruppen in Europa waren auch die Eziden zahlreichen sozialen, politischen und kulturellen Belastungen ausgesetzt, da ihnen die hiesigen Lebensvorstellungen, Werte und Normen fremd waren. Sie emigrierten aus ländlichen Gebieten, hatten eine geringe Schulbildung und waren es gewohnt, auch in Europa weiterhin auf die archaisch-feudale Vorstellung von Familie und Stammesstrukturen als wichtigen Halt zu vertrauen, um ihre Religion und Kultur zu bewahren. Die Familie ist so eng miteinander verbunden, dass es Fremden kaum möglich ist, in ihrer Gemeinschaft einen Platz einzunehmen. Dies und andere Gründe führten zu der späten Einsicht, dass sie als Eziden langfristig über mehrere Generationen in der Diaspora leben würden. Erst aufgrund dieser Einsicht begann ein erster vorsichtiger Schritt in Richtung Integration. Die dritte und vierte Generation der in Europa geborenen Eziden hat eine deutlich höhere Schuldbildung bei einer stetig steigenden Zahl von Akademikern. Diese sprechen die Sprache des Migrationslandes besser als ihre Muttersprache, haben Freunde, leben kognitiv und emotional in mindestens „zwei Welten" und verfügen über mehrere positiven Identitäten. Die neue Generation versucht einen Spagat zwischen kultureller Selbstbehauptung und der Bereitschaft, sich den neuen Herausforderungen gegenüber offen zu zeigen. Dies führt aber gleichzeitig zu einem Gesellschafts- und Generationenkonflikt mit zahlreichen Belastungen (Kizilhan, 2018).

In den letzten Jahren fliehen vermehrt Eziden aus Syrien und dem Irak, die aufgrund des IS-Terrors ihre alten Siedlungsgebiete verlassen mussten. Sie sehen für sich keine Zukunft mehr im Nahen und Mittleren Osten.

4. Genozid aus psychologischer Perspektive

Der Begriff „Genozid“ wurde 1944 von dem polnisch-jüdischen Juristen Raphael Lemkin, der im Exil in den Vereinigten Staaten lebte, aus seinen persönlichen Erfahrungen mit den nationalsozialistischen Verbrechen und seinen durch Studium erworbenen Kenntnissen des türkischen Massenmordes an den Armeniern im Ersten Weltkrieg erarbeitet. Lemkin geht von einem Genozid aus, wenn bestimmte Fälle von Massengewalt sich mit den bisherigen Instrumentarien des internationalen Strafrechts nicht erfassen lassen. Deshalb schuf er einen neuen Begriff: Genozid (deutsch: Völkermord). Darunter verstand er, wie er in seiner grundlegenden Studie „Axis Rule in Occupied Europe“ (1944) schrieb, „die Zerstörung einer Nation oder einer ethnischen Gruppe“. 1948 fand seine Definition Eingang in die UN-Völkerrechtskonvention.

Diese Definition stellte einen Kompromiss dar, fiel in den Verhandlungen doch beispielsweise der Hinweis auf politische Einstellung oder Klassenzugehörigkeit als Kriterium häufig diplomatischen Rücksichtnahmen zum Opfer. Zudem wurde die Definition von zahlreichen Wissenschaftlern kritisiert (Weitz 2003). Diese definitorischen Schwächen waren jedoch nicht dafür verantwortlich, dass die Genozidkonvention jahrzehntelang kaum strafrechtliche Wirkung entfaltete. Alle Staaten pochten auf ihre Souveränität in ihren „inneren Angelegenheiten“, und im Kalten Krieg prangerte man nur die Verbrechen des jeweiligen ideologischen Gegners an. Wie zuletzt Samantha Powers in ihrer mit dem Pulitzer-Preis ausgezeichneten Studie betonte, wurde noch der Völkermord in Ruanda, bei dem in nur dreizehn Wochen zirka 800,000 Tutsi hingeschlachtet wurden, von der internationalen Gemeinschaft und ihren Vertretern geflissentlich ignoriert. Fast zwanghaft vermied man in den Regierungssitzen von Washington bis Paris von einem Völkermord zu sprechen und sich somit selbst moralisch zum Eingreifen zu verpflichten. So dauerte es auch ein halbes Jahrhundert bis der Plan, einen Ständigen Internationalen Gerichtshof einzurichten, der auch Völkermorde ahnden sollte, Wirklichkeit wurde. Tribunale für einzelne Genozide, wie sie mittlerweile etwa für die Verbrechen im ehemaligen Jugoslawien oder in Ruanda eingerichtet worden sind, zeigen dennoch, dass die völkerrechtliche Ahndung seit 1948 nicht völlig vergebens war.

Das Verhalten der europäischen und der amerikanischen Regierungen angesichts des Mordens in Ruanda beweist jedoch paradoxerweise gerade auch, welche moralische Kraft der Vorwurf des Genozids mittlerweile besitzt, denn hätte seinerzeit etwa Clinton, Kohl oder ein anderer Politiker das Vorliegen eines Völkermordes konstatiert, hätte er eine Intervention wohl nicht mehr vermeiden können. Die Bedeutung des Genozidvorwurfs und sein Einfluss ruhen nicht primär auf dem Recht, sondern auf dem moralischen Kapital, das sich mittlerweile mit ihm verbindet. Wer sich darauf beruft, besitzt ein starkes moralisches Argument, gehört Genozid doch zu den wenigen global verständlichen historischen Chiffren. Seine moralische Wirkungsmacht ist dabei eng verbunden mit dem Holocaust dem Mord an den europäischen Juden, seiner Verarbeitung und Erinnerung, sind es doch die Bilder von Auschwitz und Treblinka, mit denen Völkermord im globalen Vorstellungshaushalt der Menschen verbunden ist, von vielen werden die Begriffe als Synonyme benutzt. Deshalb wirkten die Bilder aus dem ehemaligen Jugoslawien, in denen abgemagerte Menschen hinter Stacheldraht gezeigt wurden, derart aufwühlend, während sowohl das langsamere „Auslöschen" der Bevölkerung Ost-Timors wie die beschleunigte, scheinbar atavistische Raserei der von der Regierung aufgestachelten Mörderbanden Ruandas diese Aufmerksamkeit nicht erzwingen konnten.

Mit der wachsenden Bekanntheit des Begriffspaares Genozid / Holocaust wurde jedoch die Vorstellung des damit verbundenen Verbrechens immer vager. Die Gleichsetzung von Holocaust und Genozid blieb nicht unwidersprochen. Vor allem die Andeutung eines inhaltlichen Zusammenhanges zwischen anderen vorher oder nachher verübten Massenmorden und dem Holocaust stieß auf Kritik von ganz unterschiedlicher Seite. Als besonders beunruhigend wurde der Hinweis auf genozidale Tendenzen im Kolonialismus empfunden, wie sie global von Australien bis Amerika diskutiert werden. Kolonialistische Gewaltakte würden nämlich nicht nur die theoretische Anzahl möglicher Völkermorde drastisch erhöhen, sondern auch die immer noch weitverbreitete Annahme in Frage stellen, die koloniale Europäisierung der Erde sei ein Projekt des Fortschritts gewesen. Vor allem in ehemaligen Kolonial-Siedlergesellschaften selbst ist das Anerkennen massenhafter Tötungen der Ursprungsbevölkerung als Verbrechen aufgrund der angeblich progressiven nationalen Identität sehr schwierig. Der Westen, größtenteils ehemalige Kolonialmächte, hält sich zudem für moralisch überlegen und verdrängt seine teils extrem brutale imperialistische Vergangenheit. Deshalb fiel es dem australischen Premier Howard so schwer, den Völkermord an den Aborigines anzuerkennen, Präsident Clinton konnte sich in Afrika für die Verbrechen der Sklaverei entschuldigen, in den USA ist das Thema ebenso wie die Gewalt gegen die indigene Urbevölkerung problematisch. Auch der deutsche Bundespräsident Roman Herzog verweigerte bei seinem Besuch in Namibia im Jahre 1998 die geforderte Entschuldigung für den Völkermord an den Herero und Nama. Schließlich wurde aber der Genozid an den Herero und Nama 2021 von der Bundesrepublik anerkannt. Der Genozid an den Eziden wurde ebenfalls vom deutschen Bundestag im Januar 2023 einstimmig als solcher anerkannt.

Vehemente Kritik an der Ausweitung des Begriffspaares Genozid kam auch von den Opfern des Holocaust und ihren Nachkommen. Für viele stellt die Tatsache, Opfer des ersten – manche sagen, des einzigen – Genozids gewesen zu sein, einen wichtigen Bestandteil der Verarbeitung der traumatischen Erfahrungen zwischen 1933 und 1945 dar. Jedoch war auch dieser Versuch der Einordnung für die Überlebenden des Holocaust niemals ausreichend, um nur annährend die Ungeheuerlichkeit des erfahrenen Verbrechens in irgendeiner Weise erfassen zu können. Stärke und Schwäche des Genozidbegriffes liegen also eng beieinander. Wer mit dem Genozid als Konzept operiert, betont die Möglichkeit des Vergleiches. Vertreter der Singularitätsthese lehnen einen derartigen Genozidbegriff ab, jedoch stellt das Bestehen auf der „Unvergleichbarkeit des Holocaust" diesen nicht nur „außerhalb der Geschichte" (Weitz 2003), sondern macht die vergleichende historische Genozidforschung auch obsolet. Sie kann schließlich den Holocaust als den in vielerlei Hinsicht paradigmatischen Genozid nicht aus ihrer Untersuchung ausklammern oder ihm von vornherein einzigartige Merkmale zubilligen, ohne sich selbst in Frage zu stellen. Vielmehr setzt die vergleichende historische Genozidforschung, auf die Einsicht, dass bei der Ursachenforschung historische, strukturelle, kulturelle und politische Aspekte des Völkermordes zu berücksichtigen sind. Umstritten ist aber schon die Liste der als Genozide anzusehenden Massenmorde. Frank Chalk und Kurt Jonassohn, die 1990 mit ihrem Sammelband „The History and Sociology of Genocide" das seit Lemkin einflussreichste Buch zur historischen Erforschung von Völkermord vorlegten, spannten einen breiten Bogen von der Antike bis zur Gegenwart (Chalk und Kurt 1990). Die neuere Forschung konzentriert sich stärker auf das zwanzigste Jahrhundert, wird Genozid doch zunehmend als modernes Verbrechen konzipiert. Was in Zygmunt Baumans Studie über „Modernity and the Holocaust" (1989/1998) vor allem auf die Ermordung des europäischen Judentums konzentriert war, findet sich auch auf andere Fälle ausgedehnt. Dahinter steckt die Einsicht, dass Rasse und Nation oder Rasse und Raum den Völkermord bedingende Faktoren darstellen (Jensen 2003). Eine gewisse idealtypische Bündelung historischer Ereignisse ist dabei nicht zu vermeiden, könnte doch die Verlaufsform der Genozide allein seit dem Ende des Zweiten Weltkrieges unterschiedlicher kaum sein: Spielte sich beispielsweise der staatlicherseits angeordnete Völkermord in Ruanda innerhalb von nur dreizehn Wochen ab, wurde die katholische Bevölkerung der ehemaligen portugiesischen Kolonie Ost-Timor unter indonesischer Besatzung in einem weit langsameren genozidalen Prozess systematisch dezimiert. Was Ruanda und Kambodscha, Ost-Timor und Bosnien, den Holocaust und Armenien neben der massenmörderischen Intention verbindet, ist die staatliche Urheberschaft und die aktive Beteiligung staatlicher Organe. Dem eigentlichen Mord vorgeschaltet war immer ein Prozess der Definition, der Inklusion und Exklusion: Es wurde bestimmt, wer zur Gruppe der potenziellen Opfer gehörte, zugleich wurden diese enthumanisiert, um so eine mögliche Identifikation zwischen Täter und Opfer zu verhindern. Sie wurden außerhalb der Sphäre der moralischen Verantwortung gestellt (Schabas 2003), aus der Gruppe derer verbannt, welche die Gruppenmitglieder zu schützen verpflichtet sind. Rassismus bereitet dafür den Boden, reicht allein aber in der Regel nicht aus, bestimmte, auf eine Nation oder ein bestimmtes Territorium gerichtete Homogenitätsvorstellungen müssen hinzukommen. Der nationalsozialistische Genozid an den Juden oder jener an den Armeniern in der Türkei hilft trotz möglicher wissenschaftlicher und methodischer Kritik zu verstehen, wie etwa aus der Ausgrenzung einer bestimmten Gruppe von Menschen aus der politischen Mobilisierung eine Dynamik entsteht, Räume zunutze gemacht werden, in der aus verschiedenen Entscheidungszentren Impulse zum Völkermord kommen. Den Mördern des IS wird auch nicht immer befohlen, eine andere Gruppe zu exekutieren oder zu verbrennen. Sie haben aber die Legitimation durch ihren Anführer, die Eziden in Geiselhaft zu nehmen, zu töten oder zu versklaven. Die Motivation für die wachsende Brutalität liegt möglicherweise darin, dem Anführer und mithin seiner Ideologie gefallen zu wollen.

Nach einer Trennung von Feind und Freund, untermauert von Ideen und scheinhistorischen Argumenten scheint es auch aufgrund „dezentraler" Entscheidungen in Ruanda zum Massenmord gekommen zu sein. Im Falle des IS und der Eziden scheint es anders zu sein. Bereits vor der Übernahme der ezidischen Gebiete in Kurdistan Region des heutigen Iraks gab es Pläne für eine systematische Kontrolle, für Hinrichtungen, Verhaftungen und Verteilung der Frauen und Kinder in den verschiedenen Gebieten des Irak und Syriens.

4.1 Gesellschaft und Terror

Der Tod von Männern, Frauen und Kindern im Verlauf von Kriegen und gewaltsamen Auseinandersetzungen hat die Menschheitsgeschichte immer wieder tief geprägt. Die bloße Tatsache, dass Gewalt als Methode in einer Gesellschaft gebilligt und angewendet wird, verändert das Wesen und den Charakter einer Gemeinschaft vom Individuum bis hin zur Gesamtgesellschaft (Seidler 2012). Gewalt ist somit, auch wenn wir unsere Gesellschaft als sehr zivilisiert und fortschrittlich ansehen, ein Bestandteil der Kultur geworden. In einigen Kulturen wird Gewalt eher offen ausgetragen; andere wiederum haben die Möglichkeit entwickelt, ihre kollektive Aggression zu kontrollieren bzw. auf einem anderen Schauplatz auszutragen. Gewalt, historisch und aktuell betrachtet, hat einen nachhaltigen Einfluss darauf, wie eine Gesellschaft sich entwickelt und mit ihren Konflikten umgeht (Bar-Tal 2000).

Die längerfristige Akkumulation solcher Erfahrungen hat eine wesentliche Wirkung auf die Gesellschaft, denn die Folgen ständiger physischer Gewaltakte durchdringen jeden Teil des gesellschaftlichen Gefüges (Stahelski 2004; Kizilhan und Neumann 2020). Wenn die physische Gewalt lange andauert, und das tut sie in einem schwer kontrollierbaren Konflikt, dann kann dieser dauerhafte Einfluss auf die Gesellschaft gleichsam zu einer Kultur der Gewalt (Bar-Tal 2000) führen. Sie hinterlässt ihre Spuren, indem sie die Weltsicht und damit das Verhalten der Mitglieder der Gesellschaft prägt (Lia und Skjolberg 2004; Eckart 2010). In solchen Situationen können sich auch die Normen und Werte einer Gesellschaft verändern bzw. „alte“ patriarchalische Werte und Lebensvorstellungen in neuere eingebunden werden (Kizilhan 2018a).

Insgesamt ist aber wenig über die subtilen und langanhaltenden Auswirkungen von Gewalt durch Kriegshandlungen oder genereller Gewaltanwendung aufgrund politischer und religiöser Verhältnisse auf Gruppen bekannt (Seidler und Eckart 2005). Dies gilt insbesondere für das alltägliche Leben in von Gewalt oder Krieg bedrohten Regionen hinsichtlich möglicher Veränderungen der Wertevorstellungen bzw. der Verstärkung patriarchalischer-islamischer Lebensvorstellungen.

4.2 Die Gegenwärtigkeit der Vergangenheit

So sehr die Gesellschaften im Nahen und Mittleren Osten auch von der modernen Technik und der Globalisierung überrannt werden, so sitzen doch die Vergangenheit sowie die kollektiven Erfahrungen der Vorfahren und der historischen Ereignisse tief im Bewusstsein der heutigen Gesellschaft (Kizilhan 2018a). Komplexe gesellschaftliche Strukturen, auch religiöse, die über Jahrhunderte entwickelt worden sind, prägen deren Gegenwart und werden als Ressource für ihr gegenwärtiges Handeln und Verhalten genutzt. Die Vergangenheit ist immer Bestandteil der Gegenwart. Moderne und demokratische Gesellschaften haben es durch verschiedene Institutionen wie Medien, Rechts- und Politiksysteme ermöglicht, die Gewalt in der Gesellschaft so aufzuteilen, dass weder eine einzelne Person noch eine Gruppe das Verhalten und Denken der Menschen einseitig bestimmen können, wie es etwa unter der Naziherrschaft in Deutschland der Fall war, als die totale Lenkung des menschlichen Denkens und Verhaltens Zerstörung und Leid über die Welt brachte.

Besonders grausam und nicht verstehbar ist die Abtötung der Humanität in solchen Systemen, wie dies heute der IS in Syrien und im Irak praktiziert (Seidler und Eckhart 2005).

Hier werden religiös-islamische Inhalte von der Terrororganisation IS als „Argumente“ ihrer abscheulichen Taten herangezogen. Wenn wir uns daher mit der religiös motivierten Tötung von Menschen beschäftigen, ist es unausweichlich, die Historie von Gesellschaftssystemen zu untersuchen und der Frage nachzugehen, wie sich die Begriffe von Glauben und Religion in diesen Gesellschaften installiert und verselbstständigt haben, wie sie sich tief in das Bewusstsein der Menschen eingegraben haben und wie dadurch fast unreflektiert Verhalten und Handeln von Menschen gesteuert wird (Waardenburg 1985). Dafür ist es notwendig, die gesellschaftliche und religiöse Entwicklung im Nahen und Mittleren Osten im Zusammenhang mit den sich verändernden Lebensvorstellungen und Regeln, vor allem des Islams, zu betrachten.

4.3 Warum diese Gewalt?

Leider ist es so, dass in der Menschheitsgeschichte der Tod von Männern, Frauen und Kindern im Gefolge von Kriegen und gewaltsamen Auseinandersetzungen nicht neu ist. Die bloße Tatsache, dass Gewalt als politische Maßnahme in einer Gesellschaft gebilligt und angewendet wird, verändert das Wesen und den Charakter dieser Gemeinschaft, vom Individuum bis hin zur Gesamtgesellschaft. Gewalt, historisch und aktuell betrachtet, hat einen nachhaltigen Einfluss darauf, wie eine Gesellschaft sich entwickelt, mit ihren Konflikten umgeht und wie vermutlich die Nachkommen der Akteure sich verhalten werden. Wenn die physische Gewalt lange andauert wie im Nahen Osten, dann hat dies einen so dauerhaften Einfluss auf die Gesellschaft, dass sich eine Kultur der Gewalt herausbildet. Sie hat ihre Spuren in den nationalistischen Ideologien der heutigen Staaten im Nahen Osten und in ihrer paternalistisch geprägten Religion hinterlassen, einhergehend mit der Ausübung von Gewalt in allen Lebensbereichen. Dies prägt das Verhalten der Mitglieder der Gesellschaft und macht die Menschen misstrauisch. Jede Gruppe war wohl einmal Opfer, aber auch Täter. Daher ist es nicht verwunderlich, dass der islamisierte Terrorismus durch dieses Misstrauen nicht zu unterschätzenden Halt und Sympathie in der islamischen Bevölkerung hat, da es keine vertrauenswürdigen Akteure gibt. Jede Gruppe nutzt ihre „Chance“, um dieses Misstrauen und die latente Instabilität für sich zu nutzen. So waren schon seit dem Zusammenbruch des Osmanischen Reiches und der folgenden Staatenbildung nach dem Ersten Weltkrieg die Staaten im Innern fragil. In jüngerer Zeit blickte der Westen aber auf den Irak Saddams, das Syrien der Assads, das Libyen Gaddafis und das Ägypten Mubaraks und glaubte, eine gewisse berechenbare Stabilität zu sehen. Dies traf nicht zu, denn Menschenrechtsverletzungen, Massaker und die Unterdrückung religiöser und ethnischer Gruppen hatten Misstrauen und tiefe gesellschaftliche Spaltungen zur Folge. Der sogenannte „Arabische Frühling“ konnte daher nicht erfolgreich sein. Die Diktatoren hatten eine unmündige, zerstrittene und zum Teil patriarchalisch-religiöse Bevölkerung aus Tätern und Opfern hinterlassen, die nicht in der Lage ist, demokratische Strukturen zu entwickeln und sich zu versöhnen.

Nehmen wir zum Beispiel den Irak. Heute behandelt und unterdrückt die schiitische Regierung in Bagdad die Sunniten, wie zuvor Saddam die Schiiten unterdrückt hat. Auch die religiösen Minderheiten – wie die Christen, Mandäer, Kakai, Schabak und Eziden – sind weit von Freiheit und demokratischer Gleichbehandlung entfernt. Ein großer Teil der Sunniten, ihrer Stämme und ehemals hochrangige Offiziere des Saddam-Regimes unterstützen den IS und dessen Terror, um sich so an der schiitischen Regierung in Bagdad zu rächen.

Das hat Folgen. Der Iran will verhindern, dass an seiner Westgrenze, die immer eine kriegerische Grenze war, erneut feindliche Sunniten die Macht übernehmen. Teheran unterstützt daher die Schiiten in Bagdad und setzt auf eine Instabilität des Irak, damit dort weiter die Schiiten herrschen und die Kurden keinen eigenen Staat ausrufen.

Die sunnitische Türkei will zwar ebenfalls keinen kurdischen Staat, aber auch keinen erstarkten Iran. So hat auch die Türkei, getrieben von einer Politik des „Neo-Osmanismus“, Interesse an einer Instabilität in Syrien und teilweise im Irak. Denn Ankara will ebenfalls das Streben der Kurden nach einem Staat behindern und den Einfluss Irans durch einen Sturz Assads eindämmen. Auch deshalb bekämpft die Türkei den IS nicht ernsthaft.

Saudi-Arabien und andere Golfstaaten schüren in Syrien und im Irak Instabilität, indem sie extremistische islamistische Gruppen unterstützen. Saudi-Arabien führt, flankiert durch die Türkei, den Krieg der Sunniten gegen die Schiiten an. Das Königreich will Assads Sturz, um Iran zu schwächen; es lenkt damit auch von der Unterdrückung der eigenen Bevölkerung ab, die sich in Einschränkung der Meinungsfreiheit und strengen Strafen äußert.

So führen Saudi-Arabien und der Iran einen Religionskrieg zwischen Sunniten und Schiiten fort, der so alt ist wie der Islam selbst und der in der Geschichte des Nahen Ostens zu zahlreichen Grausamkeiten geführt hat. Dieser Kampf ist noch lange nicht zu Ende. Heute führen die beiden Schutzmächte der Sunniten und der Schiiten Stellvertreterkriege gegeneinander, etwa im Irak, in Syrien, im Jemen, selbst in Pakistan. Eine Folge davon ist, dass im Bürgerkrieg in Syrien Hundertausende Menschen getötet wurden und Millionen aus dem Land fliehen mussten.

Dies bedeutet in der Folge, dass viele Akteure ein Interesse an der Instabilität des Nahen Ostens haben: An erster Stelle die Terrororganisationen, die in diesem Umfeld besser gedeihen können, aber auch Staaten wie Saudi-Arabien, die Türkei und der Iran, für die Instabilität besser ist als die Stabilität einer Ordnung, die nicht in ihrem Interesse ist. Dieser Politik haben sich leider viele westliche Staaten, u. a. die USA, Frankreich, Deutschland und Russland angeschlossen. Der westlichen Welt muss jedoch klar sein, dass jene, die auf Instabilität setzen, damit auch den IS-Terror dulden. Und der bedroht nicht mehr nur den Nahen Osten.

4.4 Islam und Gewalt

Die Lage im Nahen Osten ist politisch, aber auch gesellschaftlich-religiös kompliziert. So war der Islam fast von Anbeginn machtpolitisch und religiös wirksam. Eine klare Trennung zwischen beiden Aspekten ist bis heute schwierig. Der Islam expandierte innerhalb weniger Jahre auf der gesamten arabischen Halbinsel. Nur hundert Jahre später reichte der Herrschaftsbereich der islamischen Staatsgewalt von Spanien bis zum Indus, vom Kaukasus bis zur Sahara und zum Indischen Ozean. Die religiöse Gemeinschaft erlangte also zugleich auch die weltliche Herrschaft. Dieser Umstand und die aktive Ausübung von Gewalt zur Ausbreitung des Islams haben die Lebensverhältnisse bis heute nachhaltig beeinflusst. Die Regeln des Islams sind für die gesamte menschliche Lebensführung verbindlich und beanspruchen, dass ihre Gebote und Verbote die Bereiche Religion und Recht umfassen. Im Islam wird der Oberbegriff für Religion und Recht gleichgesetzt mit Scharia, was so viel wie „der gebahnte Weg" heißt. Durch die Scharia versucht man eine Regulierung des gesamten gesellschaftlichen Lebens durchzusetzen.

Während der Geltungsbereich des islamischen Rechts heute weitgehend territorial und individiumsunabhängig ist, wird der Islam in vielen Ländern des Nahen und Mittleren Ostens insbesondere vom IS als Instrument zur Durchsetzung eigener Interessen eingesetzt, was innerhalb der verschiedenen Gemeinschaften zu Angst und Verunsicherung führt.

4.5 Herkunft der Täter

Die islamische Gesellschaft scheint tief geprägt Unsicherheit zu sein. Dies hat verschiedene Gründe: Zum einen spielt die Religion eine wichtige Rolle, die strikte Regeln und Anweisungen vorschreibt. Sie sieht den Menschen als schwach, die Einhaltung religiöser Regeln muss mithin kontrolliert werden; d. h. die Gefahr, etwas Regelwidriges zu tun, ist immer vorhanden, was durchaus zu Unsicherheiten bei den Menschen führen kann. Es gab natürlich auch faktische Gefahren durch verschiedene Mächte und Aggressoren. Dies wiederum hatte großen Einfluss auf das Leben der Menschen, die nicht in der Lage waren, eine stabile und sichere Gesellschaft mit ausreichender Versorgung zu entwickeln.

Unterschwellig wurde diese Zivilisation von einer tiefen Existenzangst beherrscht, der sich auch die gläubigsten Muslime nicht entziehen konnten. Diese Angst äußerte sich paradoxerweise in einer merkwürdigen Todessehnsucht. Die Feiern nach einer gewonnenen Schlacht, in der hunderte von Menschen getötet worden waren, das Köpfen der Feinde und das Mitschleppen zahlreicher Köpfe oder Körperteile wie Ohren und Nasen sind nur einige Beispiele dieser krankhaften Morbidität. Der Tod war ebenso wenig ausgegrenzt wie der Friedhof, der stets in unmittelbarer Nähe des Dorfes lag.

Die Praxis sowohl körperlicher Bestrafungen als auch der Tötung von Menschen wurde vor allem infolge der zahlreichen Kriege und des täglichen Kampfes zwischen verschiedenen Gruppen mit allenfalls geringer Empörung hingenommen. Gleichzeitig erachteten religiöse islamische Gruppen die Anwendung von Gewalt gegen Ungläubige für rechtens (Der Koran, Sure 2 die Kuh, Vers 190–193; 9:29).

Man darf auch nicht vergessen, dass öffentliche Hinrichtungen auf die Massen eine seltsame Faszination ausübten und immer noch ausüben. Abgeschnittene Ohren und Augenlider, abgehackte Hände, durchbohrte Zungen, ausgestochene Augen waren dabei die schlimmsten Strafen. Folter, Verbrennungen, Köpfen,

Erhängen und andere Formen des Tötens waren selbstverständliche Bestandteile des praktischen Lebens. Diese Praktiken verstärkten m. E. die Lebensverachtung noch zusätzlich. Sie verstärkten aber auch die Aggressivität, zumal jeder stets einen Gegenstand, der zu einer Waffe umfunktioniert werden konnte, zu seiner Verteidigung bei sich trug. Der Wunsch nach Sicherheit führte dazu, dass diese letztlich in den zwischenmenschlichen Beziehungen gesucht wurde, d. h. die Menschen versuchten, sich durch ihre Familie und andere Solidargemeinschaften gegen physische und psychische Unsicherheit zu schützen. Auf Grund dieser Schutzbedürfnisse gibt es heute noch im Nahen Osten starke Stammesstrukturen, da der Staat nicht in der Lage ist, seine Bürger zu schützen, vor allem wenn sie einer bestimmten ethnischen oder religiösen Gruppe angehören, die die Entwicklung der Gesellschaften erheblich beeinflusst.

4.5.1 Die Täter aus Syrien und dem Irak

Krieg, strukturelle Gewalt, Diktatur, Besetzung oder Ausbeutung und deren Auswirkungen haben im Nahen Osten zur Konservierung tradierter patriarchalischer und zum Teil archaischer Normen und Werte geführt, die die nachfolgende Generation unreflektiert in ihren Alltag aufgenommen hat. Das hat Folgen in der globalisierten Welt. Der Vater, symbolisch stehend für einen mündigen Staat, kann seinen Kindern, seinen Bürgern, keinen ausreichenden Schutz und keine Perspektive geben, weil er selbst schwach, möglicherweise korrupt und in einer Doppelmoral von Idealismus und Realität keine wirklich Vorbildfunktion bietet. So entsteht bei den Kindern ein Gefühl der Enttäuschung, das sich in Formen materieller und existenzieller Ängste ausdrückt. Solche Erfahrungen prägen Kinder und Heranwachsende und machen sie besonders sensibel für vermeintliche Ungerechtigkeiten – eine Tatsache, die man in Ansätzen bei dem so genannten Arabischen Frühling beobachten konnte. Kinder und Jugendliche rebellieren gegen ihre Eltern und akzeptieren die Machthierarchie nicht mehr. Dies führt dazu, dass die Kinder ihren Vater als schwach erleben und sich radikalen Gruppen zuwenden, die wiederum als „Ersatzvater“ als stark erlebt werden. Viele dieser Jugendlichen orientieren sich zunehmend an dem „heldenhaften Kämpfer, der bis in den Tod für den Glauben und gegen den Feind kämpft“ und ihnen Wert und Identität über den Tod hinaus verspricht. Die Jugendlichen, die sich den Terrorgruppen anschließen, finden eine neue ideologische Orientierung, durch die der schwache Vater ersetzt wird, aber gleichzeitig Tradition und Werte dieses Vaters gegenüber dem Feind schützt und bewahrt. Ihre Tradition ist die patriarchalische, arabisch-islamische Vorstellung, die Vision des Wahabismus des 18. Jahrhunderts oder die des Hasan i Sabah, der im 11. Jahrhundert durch Drogen und fanatischen Glauben Selbstmordattentäter ausbildete, um Angst und Schrecken zu verbreiten. Der Bürger traut dem Staat und seinen Eliten nicht. Nicht der Vater, sondern der junge Terrorist, der bereit ist, im Krieg zu sterben, ist das neue Vorbild. Diese Spaltung zwischen dem Staat und seinen Bürgern, vor allem innerhalb der jungen Generation, kann auch als ein Ergebnis eines weniger erfolgreichen Transformationsprozess der arabischen Welt gesehen werden. Dies hat zu einem Bruch in der Gesellschaft geführt und erzeugt Desorientierung, Irritationen und gar Frustrationen sowie Entfremdungsgefühle. Vor allem viele Jugendliche orientieren sich an kulturellen Bewegungen und suchen nach neuen Formen der Identität und des sinnstiftenden Selbstverständnisses ihrer Lebensverhältnisse, da sie auf der Suche nach Identität und Selbstwert frustriert, reizbar und aggressiv sind.

4.6 Die Entmenschlichung des Menschen

Unstrittig ist, dass Frustration, die als Einschränkung von Bedürfnissen und Zielen verstanden werden kann, Aggression fördert. Aber nicht jede Einschränkung führt zu Aggression; aggressives Verhalten ist von mehreren Faktoren abhängig. Bewiesen ist heute auch, dass ein geringes Selbstwertgefühl, das Versagen in der eigenen Gruppe und ein negatives Selbstbild Aggressionen begünstigen. Ebenso kann das Gefühl, in seiner Ehre verletzt bzw. als Gruppe gedemütigt und nicht in der Lage zu sein, dagegen etwas zu unternehmen, zu einem negativen Selbstbild führen – auch in der Gemeinschaft -, was das Selbstwertgefühl nachhaltig schädigen kann.

Geringer Selbstwert, der Diskurs in der arabischen Welt über globale Demütigung und Nichtanerkennung sowie die internen Kämpfe um den „richtigen Glauben“ haben scheinbar zu einer unbewussten kollektiven Kränkung geführt, die u. a. durch eine „Kultur der Gewalt“ die nicht erhaltene Anerkennung zu erzwingen versucht. Dabei müssen Terroristen nicht unbedingt selbst Kränkungen erlebt haben. Wesentlich ist, dass sie von einer realen oder geglaubten Demütigung und Kränkung ausgehen und diese als fundamentalen Angriff auf die soziale und kollektive Identität erleben. Die kollektive Identität ist immer ein Teil der Ich-Identität, die wiederum Emotionen hervorruft, wenn der Gruppe oder deren Mitgliedern etwas widerfährt. „Erfolge“ der Gruppe, auch im Sinne von Selbstmordattentaten oder der Enthauptung von „Ungläubigen“, führen zu einer Selbstaufwertung, Niederlagen und Demütigungen zur Abwertung der sozialen und kollektiven Identität; unabhängig von individuellen Erfahrungen.

Aggressionen können sich auch nach innen richten, zu innerpsychischen Konflikten und damit zu Krankheiten, Depressionen oder im Extremfall zu Selbsttötungsabsichten führen. Wut und Angst sind Gefühle, die sich hinter aggressivem Verhalten verbergen. Es sind normale Gefühle, die jeder Mensch hat und derer sich niemand zu schämen braucht. Unterdrückte Gefühle wirken im Unbewussten weiter und tauchen versteckt wieder auf – und unterdrückte Energie sucht sich Ersatzziele. Herrschsucht, Vorurteile und Grausamkeit gegenüber Schwächeren können auch in kollektiven Gesellschaften als unterdrückte aggressive Gefühle, als fehlgeleite Aggressionen verstanden werden. Die Restriktionen und Verbote in kollektiven Kulturen und vor allem im Islam können durchaus so interpretiert werden.

Aggressionen in Form von unsozialem, destruktivem Verhalten sind Ausdruck geringer Selbstachtung und tiefer Verunsicherung, von Angst und Frustration. Aggressionen können aber auch als Ausdruck von Kraft und Mut von Gesellschaften unterstützt oder verlangt werden, was in archaischen Gesellschaften anzutreffen ist. Bei „Verteidigung der Religion gegen den Feind" werden Aggressivität und Gewalt begrüßt, auch wenn das nicht immer öffentlich geschieht.

Was Gewalt aus angenommener Normverletzung oder zum Schutz dieser Werte und Normen betrifft, so wird sie zum Teil von der Gesellschaft und ihrer Kultur mitgetragen. Trotz des Wissens, dass das Töten des Menschen moralisch falsch ist, hat die seit Jahrhunderten festsitzende, stark emotional besetzte archaische Überzeugung keinen Platz für Humanität. Sie verleugnet und delegitimiert jede Art von Humanität oder rechtfertigt die Tötung von Menschen.

An dieser Stelle ist es vielleicht im Sinne eines Exkurses angebracht, am Beispiel eines Kindes und eines 17-jährigen Mädchens im Irak diese Inhumanität zu beschreiben.

Beispiel

Plötzlich umzingelten die IS-Kämpfer das Dorf Hardan in der Nähe der Stadt Sinjar nicht weit von Mosul. Es wurde geschossen und einige Männer fielen zu Boden. Der vierjährige Jamil spürte die Hand der Mutter nicht mehr, die ihn bis dahin festhielt. Er sah dann, wie die Mutter von schwarzgekleideten und langbärtigen Männern in einem Pickup verschleppt wurde. Ihre Blicke trafen sich nicht und sie fuhren einfach davon.

Jamil folgte einer großen Gruppe von Frauen und Kindern, die von den dunkel gekleideten Männern in einen Bus gesteckt wurden. Er wurde mit anderen Frauen und Kindern in Richtung eines Busses gedrängt und stieg dort ein, immer noch desorientiert, mit der Hoffnung seine Mutter zu finden. In dem Bus saßen bereits Frauen und Kinder, die weinten und Gott um Hilfe anflehten. Jamil blickte in den Bus, konnte aber seine Mutter nicht finden. Ein dunkelbärtiger IS-Kämpfer trat in den Bus, schrie und drohte allen. Er schrieb die Namen der Frauen auf und fragte, ob sie verheiratet seien und Kinder haben.

Im gleichen Bus befand sich Sira, gerade 17 Jahre alt geworden. Sie ging in die 11. Klasse und wollte nach dem Schulabschluss nach einem Jahr an der Universität studieren. Doch im Augenblick hatte sie andere Sorgen. Sie wusste, dass der IS unverheiratete Frauen mitnimmt, vergewaltigt und verkauft. Sie wollte fliehen, hatte aber keine Möglichkeit. Sie war wie erstarrt, den Blick nach vorne gerichtet, bis sie auf den Blick des vierjährigen Jamil traf. Er schaute sie auch an. Sira stand plötzlich wie ferngesteuert auf, ging zu Jamil und fragte, wo seine Mutter sei. Er sagte, dass er es nicht wisse. Jetzt wurde ihm richtig bewusst, dass die Mutter weg ist und er sie nicht mehr so schnell sehen werde. Er begann das erste Mal zu weinen. Sira nahm Jamil auf dem Arm und setzte sich wieder auf ihren Platz. Der IS-Kämpfer stand nun auch vor Sira und Jamil, fragte aggressiv und abwertend Sira nach ihrem Namen und ob sie verheiratet sei. Sie sagte, dass sie verheiratet sei, ihr Mann aber vom IS erschossen wurde und sie nun mit ihrem Sohn hier im Bus sitze. Der IS-Kämpfer schaute auf Jamil und fragte mehrmals „Ist dieser Bastard wirklich dein Sohn?" Sie sei doch viel zu hübsch, um verheiratet zu sein. In einer fast reflexhaften Bewegung schaute Jamil nach oben, blickte in die Augen von Sira und sagte aus einem unbewussten Antrieb des Überlebenswillens und Schutzbedürfnisses, „ja, das ist meine Mutter". Sie umarmten sich, als könnte keine Kraft der Welt sie mehr trennen.

Sie wurden mit weiteren 3000 Eziden zunächst nach Tel Afar nahe der Stadt Mosul in eine Schule gebracht, wo sie zwei Wochen alle zusammengepfercht mit etwas Brot und schmutzigen Wasser zu überleben versuchten. Jamil hatte Bauchschmerzen und Durchfall. Schließlich wurden sie nach Mosul in ein großes Haus gebracht, wo weitere 50 bis 60 Ezidinnen untergebracht waren.

Dort bekamen sie besseres Essen und das Wasser war auch sauber. Am Abend kamen immer wieder arabisch sprechende Männer und nahmen einige Mädchen mit. Ein Mann, der als „Tunesier" angesprochen wurde, fand Gefallen an Sira und wollte sie mitnehmen. Sie nahm Jamil auf ihren Schoß, umarmte ihn fest und sagte, dass sie verheiratet sei und einen Sohn habe. Doch das interessierte den Tunesier nicht. Sie sei schließlich mit einem Eziden verheiratet gewesen und das zähle nicht. Sie müsse Muslim werden und das geht am besten durch eine Heirat mit ihm. Sira wusste, das „Heirat" Vergewaltigung bedeutet. Der Tunesier nahm Sira und Jamil mit sechs weiteren jungen Frauen mit. Sira konnte noch sehen, dass er Geld an den IS-Kämpfer übergab. Sie wurden in der Nacht voller Angst und Schrecken nach Ar-Rakka nach Syrien gebracht.

Der Tunesier schloss am nächsten Tag Jamil in einen Raum und drohte ihn umzubringen, wenn Sira sich ihm verweigere. Sie weigerte sich, kämpfte, schrie und weinte und irgendwann sie brach zusammen. Danach wurde sie wie eine Unperson unwürdig aus dem Raum geschickt. Sie ging zu Jamil, und sie umarmten sich bis in den Morgen. Der Tunesier fand sie nach einigen Wochen nicht mehr hübsch und beide wurden an einen Emir des IS verkauft. Sie lebten mehr als 3 Monate mit den anderen jungen Frauen in einem Haus, müssten tagsüber den Haushalt machen, und jede Nacht holte sich der Emir eine junge Frau nach der anderen und vergewaltigte sie. Die Schreie der Frauen und ihr Weinen waren die ganze Nacht zu hören. Sira legte ihre Hände auf die Ohren von Jamil, legte seinen Kopf auf ihre Brust, umarmte ihn und sang ein kurdisches Schlaflied, damit er keine Angst bekommt. Schließlich wurde auch Sira geholt und erlebte das Gleiche wie die anderen Frauen, grausam und unmenschlich. Sie wollte sich das Leben nehmen und mit dieser für sie als Schande erlebten Vergewaltigung nicht mehr leben. Doch Jamil kam ihr in den Gedanken, und sie wollte ihn nicht im Stich lassen. Auch Jamil spürte nach jeder Vergewaltigung, dass etwas mit Sira nicht stimmte und umarmte sie noch mehr als zuvor, er ließ auch in der Nacht ihre Hand nicht los. Sira und Jamil wurden insgesamt sechs Mal verkauft und mussten immer wieder das Gleiche erleben. Gefühle von Ohnmacht, Hilflosigkeit und Verzweiflung machten sich bei beiden breit. Nach acht Monaten wurden sie erneut verkauft. Doch dieser Käufer war nicht an Sira und Jamil interessiert. Er wollte sie an ihre Verwandten weiter verkaufen. Der Käufer fragte nach Telefonnummern ihrer Verwandten im Irak, und schnell entstand der erste Kontakt über einen Vermittler in der türkischen Stadt Gaziantep. In der Stadt wurden Jamil und Sira von einem Onkel abgeholt und fuhren in die Kurdistan Region des Iraks.

4.6.1 So müssen alle Ungläubige sterben

Gewalt, die darin besteht, Menschen zu töten, bedarf dennoch einer Erklärung sowohl für diejenigen, die sie ausüben, als auch für die Opfer. Da das Leben als heilig betrachtet wird und eben diese Heiligkeit durch die Anwendung physischer Gewalt verletzt wird, brauchen die Beteiligten eine Rechtfertigung dieser unmoralischen und unmenschlichen Handlungen. Die Ausführenden müssen hören, warum sie gewaltsame Handlungen ausführen sollen, und die Opfer müssen hören, warum sie die Verluste erleiden müssen. Häufig holen die Opfer zu Vergeltungsschlägen aus und werden somit selbst Ausführende, die physische Gewalt gegen ihre Gegner anwenden. In diesem Falle betrachten sich beide Seiten als Opfer, die auch gewaltsame Akte ausführen. Deshalb brauchen in den meisten Fällen beide Konfliktparteien Erklärungen, Rechtfertigungen und Prinzipien zur Legitimierung der physischen Gewalt, die sie einerseits ausüben und deren Opfer sie andererseits sind.

Die IS-Terroristen legitimieren ihre Taten durch die islamische Religion und rechtfertigen es u. a. mit der eigenen Demütigung durch ihren Staat oder anderer imperialistischer Staaten.

Beispiel

So berichtete mir eine 26-jährige Frau, die ich in Kurdistan untersuchte, dass sie eigentlich drei Kinder hat. Die 2-jährige Tochter sei vom IS getötet worden. Sie begann zu weinen. Der 7-jährige Sohn saß hinter der Mutter und zitterte an Händen und Füßen, war aber sonst still. Plötzlich kam die 5-jährige Tochter mit einem Smartphone in der Hand, zeigte ein bildhübsches Mädchen von 2 Jahren und sagte, dass dies ihre Schwester Lozin sei. Die Mutter erzählte wie fast alle anderen Frauen von dem Angriff des IS, ihrer Entführung, Versklavung und Vergewaltigung.

Der IS-Terrorist bezieht sich auf ein seit Jahrhunderten bekanntes Erklärungsschema, nämlich, dass Ungläubige konvertieren müssen oder getötet werden können. Er ordnet die Gruppe der Eziden als extrem negative Gruppe ein und verneint damit auch ihr Menschsein. Aus Sicht dieser Terrorgruppe sind alle Ungläubigen wie Eziden, Christen, Juden, Kakai etc. böse, böswillig, unmoralisch und unmenschlich. Das ist die einfachste, effektivste und umfassendste Art zu erklären, weshalb Menschen umgebracht wurden und weshalb sie auch weiterhin umgebracht werden sollen.

Diesen Tätern wird scheinbar jegliche Form von Individualität genommen. Sie werden zu Unpersonen und töten sich und andere für einen unfassbaren, undiskutierbaren und unfehlbaren Glauben. Wenn eine Person dazu gebracht wird, sein eigenes „Ich“ zum Wohle der Terrorgruppe zu opfern, gewinnen sein Denken und Handeln gleichsam automatischen Charakter. In jeder Situation wird ein vorher eintrainiertes Verhaltens- und Handlungsschema aktiviert, das nur eine Art des Denkens und Lebens akzeptiert und die Anderen vernichten muss. Selbstmord und Ermordung von Menschen wird zu einer Fixierung der „Selbstverständlichkeit. Das Böse der eigenen Handlungen wird dysfunktional zum Guten verdreht. In einer weiteren psychischen Ebene, gleich eines Wahns, glauben sie sogar, die Opfer wie die Eziden oder Christen durch den Tod vom „Elend des Ungläubigen“ zu befreien. Der Täter, der selbst getötet werden könnte, wird zu einem 'Märtyrer´, also unsterblich; das Paradies ist den Mördern „sicher“. Letztendlich verlassen diese Kämpfer jede ‚Form der uns bekannten Realität. Die „Ungläubigen“ zu töten und selbst zu sterben sind Ziele, die jeglichen Dialog mit und Zugang zu diesen Personen unmöglich machen, weil das Sterben als Befreiung verstanden wird und ihnen das Paradies sicher ist. Gefühle von Empathie, Trauer und der Schmerz der anderen, die nicht zu ihnen gehören, werden so sehr verdrängt, dass sie sogar Kinder töten oder Hunderte von Menschen lebendig begraben bzw. enthaupten können.

Solche apokalyptischen Einstellungen führen, wie wir bei dem IS-Terrorismus im Irak oder in Syrien sehen, zu einer Entmenschlichung des Menschen. Die anderen werden zu Nichtmenschen und müssen aus dieser Logik heraus getötet werden.

Diese Ideologie, durchgehend und systematisch angewendet, zeigt auch Wirkung bei Kindern, die gefangen genommen und zu Kindersoldaten ausgebildet werden. Der IS nimmt ezidische, christliche, schiitische und andere Kinder aus den verschiedenen ethnischen und religiösen Gruppen gefangen, es folgt eine intensive Religions- und Waffenausbildung, bis sie gefügig und fanatisch genug sind, um an der Front als Kanonenfutter benutzt zu werden.

Beispiel

In einem anderen Fall ruft eine 28 Jahre alte Ezidin ein Video auf, das die Terrorkrieger des Islamischen Staates gemacht haben. Es zeigt, wie IS-Kämpfer Kinder zu Soldaten ausbilden. Sie zeigt auf ein Kind in der ersten Reihe und sagt mir, dass das ihr Sohn sei. Er sei zehn Jahre alt und in Tal Afar von den Milizen des IS entführt wurden. Ihr Sohn trägt ein Stirnband mit arabischer Schrift, man hört, wie er ‚Allah ist der einzige Gott und Mohammed sein Prophet‘ schreit. Zwei Töchter und ihr Sohn seien immer noch in den Händen des IS. Sie wisse nicht, wo sie sich im Moment befänden. Über ihren Ehemann, der mit mehreren Männern in der Nähe von Sinjar hingerichtet worden ist, redet sie nur beiläufig. Sie ist aufgeregt, verzweifelt, kommt immer wieder auf ihren Sohn zu sprechen.

Auszug aus einem eigenen Kurzinterview am 25.01.2016 in der Nähe der Stadt Dohuk mit einem 10-jährigen ezidischen Jungen:

Was hast du bei DAISH (arabischer Begriff für den IS) gemacht?
Ich musste jeden Tag den Koran lesen und sagen, dass ich ein Muslim bin.
Glaubst du jetzt daran?
Nein, aber ich musste es sagen. Sie haben mich geschlagen…
Was hast du noch gemacht?
Sie haben mir gezeigt, wie ich Menschen töten kann.
Wie?
Mit der Waffe, mit dem Messer, mit Bomben.
Was hast du noch erlebt?
Wir wurden geschlagen und sollten andere Kinder schlagen. Ich musste immer mit ansehen, wie die DAISH Leute geköpft oder erschossen hat. Wir waren viele Kinder, die immer dabei sein sollten.
Solltest du irgendwann in den Kampf?
Ja. Ich sollte mit anderen Kindern erst die Straßen kontrollieren und die Feinde des Islams finden.
Irgendwann sollten wir an die Front und den Feind töten oder uns mit Bomben töten, damit viele sterben …
Wer waren die Feinde?
Die Ungläubigen.
Wer sind die Ungläubigen?
Christen, Juden und Eziden?
Welchen Glauben haben deine Eltern?
Eziden.
Du solltest also auch Eziden töten?
Ja.

Die ezidischen Kinder und Jugendlichen, die in IS-Gefangenschaft kamen, sollten durch Unterricht und Disziplin zu Muslimen werden und danach an allen Fronten für den IS kämpfen.

Kinder wurden geschlagen, bedroht und ihre Ausbilder drohten ihnen ständig mit Enthauptungen, die sie selbst häufig anschauen, mussten. Dabei entwickelten die Kinder eine Reihe von psychischen Belastungen wie Ängste und Schlafstörungen, aber auch körperliche Beschwerden.

Auch Kleinkinder, die nicht als „Soldaten" eingesetzt wurden, aber viele belastende Ereignisse beobachteten, entwickelten Ängste, die vermutlich sie noch sehr lange begleiten werden:

Beispiel

Ein Dreijähriger, der im Rahmen des Sonderkontingents des Landes Baden-Württemberg für Schutzbedürftige Frauen und Kinder aus der Kurdistan Region des Iraks mit seiner Mutter seit Januar 2016 in Deutschland lebt, zeigt u. a. folgende Verhaltensweisen:

Der Dreijährige beißt, kneift Personen, die in seine Nähe kommen. Er zerstört sein Spielzeug, stampft darauf, schreit und weint in der in der Nacht. Seine Mutter hat keine Kraft mehr, seine Aggressionen abzuwehren. Oft starrt sie mit leeren Blicken an die Wand. Sobald der Junge das Wort „Gebet" hört, wirft er sich nach Art der Muslime zum Beten hin und fängt an, Koran-Sprüche zu murmeln.

---

5. Folgen transgenerationaler Verfolgungen für die Eziden

Die Eziden hatten bis zum Ende des 20. Jahrhunderts nur einen begrenzten Zugang zur Schriftsprache und damit zu einer eigenen Geschichte. Die Vermittlung gesellschaftlicher und religiöser Traditionen und Glaubensvorstellungen beruhte vorwiegend auf mündlicher Überlieferung. Der Zugang zu Ereignissen in der Zeit ihrer Vorfahren und ihr gesellschaftlich-religiöses Verständnis speist sich aus einem kulturellen, politischen und gesellschaftlichen Gedächtnis, welches bis heute geprägt ist von Verfolgung, Flucht, Unterdrückung und Massakern. Die Kultur, deren Spuren sich bis ins 14. Jahrhundert vor Christus zurückverfolgen lassen (in der Literatur sind die Eziden als Gemeinschaft allerdings erst seit dem 12. Jahrhundert nach Christus bekannt), hat versucht, sich zum Schutz ihrer Religion und der Gemeinschaft bis zum Ende des 19. Jahrhunderts komplett in den kurdischen Bergen zu isolieren. Durch mündliche Überlieferung wurde die Geschichte von einer Generation zur nächsten weitergeben, auch die verheerenden Geschichten über Verfolgung, Ausgrenzung und Massaker.

Eines der letzten Massaker verübte das Osmanische Reich 1918, das von Mardin aus in das heutige Sinjargebiet einmarschierte und ein Massaker an den Eziden verübte, ihr Hab und Gut in Besitz nahm und hunderte junge Ezidinnen nach Istanbul verschleppte und dort als Sklaven verkaufte. Die Eziden hofften, dass Derartiges sich nicht wiederholen würde. Dennoch geschah es am 03. August 2014, wieder in ihrem Siedlungsgebiet bei Sinjar.

Die Eziden wurden in diesen Augusttagen, durch den Angriff des IS von der Vergangenheit eingeholt. All das, was ihre Eltern und Großeltern über die Fermans, die historischen Genozide berichtet hatten, wurde Realität. Nach dem ersten Schock und der Hoffnung, mit der Familie verschont zu bleiben, wurde den Eziden schnell klar, dass es sich um ein systematisches Vorgehen des IS handelte mit dem Ziel, die Eziden zu töten oder zu versklaven. Bereits am 14. August 2007 war die erste Welle des islamistischen Terrors eine Art Vorwarnung, die aber in ihrer Dimension weder von den Eziden noch von den Kurden verstanden wurde. Vielleicht wollte man nicht glauben, dass noch im 21. Jahrhundert solche Formen genozidaler Gewalt im Nahen und Mittleren Osten möglich sind. So wurden 2007 durch zwei Bombenattentate in den ezidischen Gebieten im Nordirak über 500 Menschen durch die Al-Qaida getötet und Tausende verletzt. Erst nach dem 3. August 2014 haben die Eziden ihr Gebiet um Sinjar verlassen und leben seither unter schwierigen Bedingungen in Kurdistan in Flüchtlingscamps.

Weder die irakische Regierung noch die kurdischen Peshmerga waren im August 2014 in der Lage, dieses Morden zu beenden, und bis heute schaut die Weltöffentlichkeit trotz anhaltender Bedrohung, Tausenden von Eziden in Internierungslagern im Irak und Syrien und der Versklavung von mehr als 10.000 Menschen lediglich zu. Mehr als 1000 ezidische Kinder wurden zu Kindersoldaten ausgebildet und sollten sich mit ihrer Gemeinschaft in die Luft sprengen.

Neben dem Trauma der Vorfahren und dem eigenen war das Gefühl, von den kurdischen Peshmerga im Stich gelassen zu werden, ein weiteres Trauma, das das Vertrauen zu den kurdischen muslimischen Schwestern und Brüdern langfristig zerstört hat. Die Peshmerga haben den Eziden in Sinjar keinerlei Hilfe gewährt. Ich bin mir nicht sicher, ob die Eziden jemals wieder Vertrauen zu den kurdischen Landsleuten finden werden. Es ist ein weiteres Trauma, das sich wiederholt. Einst waren muslimische kurdische Fürsten im Namen des Islam an zahlreichen Massakern an den Eziden beteiligt, was heute noch Gegenstand des ezdischen Genozidsdiskurses ist.

Die Überlebenden erinnern sich. Sie erinnern sich an die Aufteilung ihrer Gemeinschaft in die Länder Irak, Türkei und Syrien und ihren seit 800 Jahren währenden Überlebenskampf. Sie erinnern sich an die Erzählungen und Geschichten ihrer Vorfahren, die ihnen von den zahlreichen Massakern durch das Osmanische und Persische Reich berichteten. Zahlreiche Fatwas „erlaubten" Tod, Plünderung, Verschleppung und Zwangsislamisierung der Eziden, da sie nicht als Religion anerkannt wurden. Nach vorsichtigen Schätzungen muss man davon ausgehen, dass in den letzten 800 Jahren mehr als 1,8 Millionen Eziden zwangsislamisiert und 1,2 Millionen ermordet wurden.

Obwohl die heutige Türkei einst das Zentrum der Eziden war, leben dort gegenwärtig nicht mehr als 1500 von ihnen.

Gewalt gegen die Eziden im Irak

- Ezidische Mädchen wurden entführt und durch „islamische Ehelichungen" vergewaltigt und zwangsislamisiert.
- Ezidische Mädchen und Frauen wurden verkauft und versklavt.
- Hunderte von Männern wurden hingerichtet, enthauptet oder lebendig verbrannt.
- Ezidische Studentinnen und Studenten wurden in Musil angegriffen und getötet.
- Mehrere Male sind muslimische Einheiten in die ezidischen Dörfer einmarschiert und haben zahlreiche Eziden getötet.
- Seit dem Angriff des IS am 3. August wurden mehr als 10.000 Eziden getötet.
- 7.000 Familien wurden als Geiseln in ihren Dörfern gehalten und im Falle einer Nichtkonvertierung zum Islam ermordet.
- Mehr als 500 Eziden wurden bei Sinjar lebendig begraben.

- Zu Beginn des IS Einmarsches sind mehr als 20.000 Eziden sind nach Syrien und circa 30.000 in die Türkei geflohen. Etwa 300.000 Eziden sind in die kurdische Region geflüchtet und etwa 150.000 befinden sich noch in den Bergen, ohne Schutz und ausreichende Lebensmittel.
- Mehr als 300 Kinder sind an Hunger und den Strapazen der Flucht gestorben.

Die Eziden werden systematisch verfolgt und ermordet. Es ist ein Genozid, der die Opfer und ihre Gemeinschaft weltweit Welt traumatisiert. Sie sind ohnmächtig und hilflos den Terroristen ausgeliefert.

IS-Kämpfer töten und morden, bis sie den Mittleren Osten ins Mittelalter zurückversetzt und das gesamte Gebiet destabilisiert haben. Mit ihrem Vorgehen und dem Ausrufen des Kalifats stellen sie alle bisherigen islamistischen Terrororganisationen in den Schatten.

So wurden fast alle Frauen, die vom IS gewaltsam nach Syrien gebracht wurden, mehrfach verkauft und vergewaltigt. Sogar 8-jährige Mädchen wurden den von IS-Terroristen vergewaltigt, gefoltert und gezwungen Muslime zu werden. Die Eziden haben mitangesehen, wie ihre Eltern, ihre Männer und sogar ihre Kinder, ihre gesamten Familien, gefoltert und ermordet wurden. Das sind Dinge, die man sich in diesem Ausmaß nicht einmal vorstellen kann. Es ist allerdings eine Realität, in der diese Menschen heute noch teilweise leben. Die Suizidraten unter den Frauen sind hoch, die patriarchalische Gesellschaft des Irak behandelt die Frauen in den Flüchtlingscamps oft als Menschen zweiter Klasse.

Diese Traumata, verbunden mit den transgenerationalen historischen Traumata ihrer Vorfahren, beeinflussen ihren Zustand und ihre Erinnerung an das eigene Leben und die kollektiven Erinnerungen ihrer Gemeinschaft. Daher werden wir uns hier näher mit der Funktion des Gedächtnisses im Zusammenhang mit dem Erinnern an grausame und traumatische Ereignisse beschäftigen.

Kultur kann auch als gemeinschaftliche Erinnerung definiert werden, deren Zweck gemeinschaftliches Leben und Handeln ist. Wenn Erinnerungen, individuelle wie kollektive, verdrängt, tabuisiert oder verändert werden, ändert sich damit zwangsläufig die Kultur einer Gemeinschaft. Auch wenn autobiografische Erinnerungen als eine rein persönliche Angelegenheit gesehen werden können, so sind sie immer auch Teil der Gesellschaft und haben somit Einfluss auf die gesellschaftliche Entwicklung einer Gruppe, die durch die Beziehungsgestaltung und Erfahrungen der Gruppenmitglieder kollektive Gestalt annimmt.

Weder der persönliche noch der gesellschaftliche Erinnerungskontext sind feste Größen, sondern beide wandeln sich ständig und mit ihnen die individuelle Erinnerung, die wiederum in einer permanenten Wechselbeziehung mit ihnen steht und so auf sie zurückwirkt.

Weil zum Erinnern neben dem sozialen Rahmen auch das Sprechen über Erinnerungen und der Umgang mit ihnen gehört, habe ich gemeinsam mit einer

Gruppe von Interviewern verschiedene Gruppen aus unterschiedlicher Perspektive zu ihren Erinnerungen befragt. Die Ausgrenzung auf Grund ihrer religiösen Zugehörigkeit und eventuelle traumatische Erfahrungen sind Anknüpfungspunkte für die Untersuchten und ermöglichen es, eine subjektive Rekonstruktion dieser Zeit zu erfassen. Die Zäsuren der jüngeren Zeitgeschichte zeigen sich in den Gestaltungen der Erinnerungen; in verschiedenen durch individuelle Positionen und Entwicklungen bedingte Brechungen und Wertungen.

Im Zusammenhang von Gewalt, Trauma und Erinnerung konnte von Kizilhan und Othman (2012) bei den Eziden festgestellt werden, dass diese nicht nur unter dem Verlust ihrer Erinnerungen leiden, da vieles nicht verschriftlicht wurde, sondern auch darunter, dass sie andererseits bestimmte Geschehnisse nicht vergessen können bzw. ihnen die Erinnerungen daran nicht verloren gehen. Obwohl es keine Prävalenzstudien zur Traumatisierung von Eziden gibt, ist in vielen Fallstudien zu beobachten, dass einige Betroffene unter schweren traumatischen Erlebnissen leiden und zusätzlich ein pathologisch gesteigertes Erinnerungsvermögen entwickelt haben, d. h. eine Überfülle von bestimmten Erinnerungen an das Leiden, die sie nicht loswerden.

Die Eziden verfügen selbst kaum über schriftliche Dokumente der letzten 800 Jahre. Erst in den letzten 70 Jahren versuchen einige ezidische Wissenschaftler, die Geschichte der Eziden zu verschriftlichen. Daher haben die Eziden bisher versucht, ihre Geschichte mündlich von einer Generation an die nächste weiterzugeben.

5.1 Die Geschichte aus mündlichen Überlieferungen

In der Wissenschaft wird die Geschichte von Völkern, die ihre Geschichte von einer Generation an die nächste Generation mündlich überliefern, also keine Bücher schreiben, als Oral History bezeichnet. Im Englischen umfasst dieser Begriff jedoch auch die während eines Gespräches oder Interviews von einer Person erinnerte und von ihr mündlich wiedergegebene Vergangenheit. Die Oral History ist also grundsätzlich ein retrospektives Erhebungsverfahren. Es geht nicht – wie etwa in empirischen Umfragen – um Ansichten oder Bedeutungen von vergangenen und erinnerten Ereignissen bzw. Vorkommnissen in der Gegenwart, sondern um Ansichten und Bedeutungen in der Vergangenheit. Das Problem besteht darin, dass die jeweils aktuelle Erinnerung an ein Ereignis in der Vergangenheit von allen Erlebnissen in der dazwischen liegenden Zeit (vom Zeitpunkt des Erinnerten bis zum Zeitpunkt der Erinnerung) geprägt ist. Die Oral History dient den Historikern zunächst zur wissenschaftlichen Erfassung der Vergangenheit als ehemals aktuelle Gegenwart, als Möglichkeit, die andere Erhebungsverfahren bzw. Quellenmaterialien nicht bieten können. Stets aber bleibt die interviewte Person im Mittelpunkt und sie allein hat das Recht, sich so und nicht anders oder gar nicht zu erinnern. Ein Oral-History-Interview darf deshalb niemals ein Verhör, ein „Ausfragen“ werden oder etwa auf Korrektur der Aussagen des Interviewten hinauslaufen. Jedoch kann sie durchaus verschiedene Ziele verfolgen:

- die Erfassung von Vorkommnissen vor allem aus dem individuellen Bereich,
- die Kontrolle anderer Quellen (auch schriftliche Quellen können „falsch“ oder lückenhaft sein),
- die Erfassung von Vorkommnissen in ihrer Bedeutung für die interviewte Person,
- die Erfassung eines Lebenslaufes oder zumindest eines charakteristischen Teiles desselben in seinem systemischen Zusammenhang,
- den einfachen Menschen, die keinen Zugang zu den Medien haben, die Möglichkeit zu geben, sich zur Geschichte zu äußern.

Es geht nicht um das Erfragen von Fakten aus einem abrufbaren Gedächtnis. Der Interviewer kann aber das Ziel verfolgen, eine Person überhaupt erst zur Erinnerungsarbeit zu animieren, wobei er dem Modell folgt, dass Gedächtnisinhalte nicht etwas Abrufbares sind, sondern dass Erinnerung durch Erinnerungsarbeit zustande kommt.

Wenn man die Erinnerungsarbeit favorisieren und Lebensläufe bzw. Teile davon als systemische Einheiten erfassen will, muss man sehr offene, durch wenige Zwischenfragen und durch Spontanität charakterisierte Interviews führen. Einerseits weist die Oral History Forschungsschwerpunkte auf, welche die Fragestellungen der Oral History-Interviews bilden, z. B. die Frage nach der Rolle der Religion in einer Gemeinschaft oder der Rolle der Frauen in einer Epoche. Andererseits ist die Oral History selbst ein Forschungsschwerpunkt. Dann allerdings geht es nicht mehr um die Vergangenheit, sondern um die Erinnerung als Fragestellung, also letztlich um die Frage der Gedächtnisleistung im interdisziplinären Kontext der Medizin, der Psychologie, der Soziologie und der Kulturwissenschaft im Allgemeinen.

Oral History-Interviews können natürlich auch mit Gruppen geführt werden. Auch hier gibt es wieder Vor- und Nachteile. Einerseits bekommt man verschiedene Erinnerungen und Standpunkte diskursiv und fast gleichzeitig vermittelt, andererseits treten die bekannten gruppendynamischen Effekte auf: Einzelne Personen betrachten sich als so genannte Fürsprecher und nehmen sich heraus, für die ganze Gruppe zu sprechen. Verschiedene Teilgruppen können diese Meinung offiziell übernehmen, aber insgeheim eher ablehnen bzw. die Dinge anders sehen. Werden z. B. in einem patriarchalisch strukturierten Dorf die Dorfbewohner gemeinsam mit dem Großgrundbesitzer oder dem religiösen Führer zum Leben im Dorf befragt, dann wird der Großgrundbesitzer, der auf Grund seines Status und seiner Rolle die Dorfbewohner eher ausbeutet und von dem sie abhängig sind, sich selbst und sein Verhalten kaum in Frage stellen. Es kann bei bestimmten sensiblen Themen wie Heirat, Beziehungen etc. auch zu Konflikten unter den

Interviewten kommen. Dies alles zeigt die Komplexität der Oral History in der historischen Forschung.

Oral History in der Forschung

Betrachtet man heute Ansätze, die sich in irgendeiner Weise auf mündliche Geschichte stützen, so gewinnt man den Eindruck, dass jede historisch orientierte Forschung an Oral History interessiert ist und etwas dazu zu sagen hat, dass aber die Methode wenig dazu genutzt wird, das jeweilige Forschungsgebiet zu bereichern. Einige Forscher beklagen, das Forschungsfeld laufe auseinander und verliere seine Konturen, andere wiederum setzen dagegen, es hätte niemals Konturen gegeben, da Oral History kein eigenständiges Forschungsfeld sei, sondern eine Methode, die in historischem, soziologischem oder auch pädagogischem Kontext zu ganz verschiedenen Zwecken verwendet werden könne. Dieser Auffassung schließe ich mich an, da Oral History gegenwärtig von der Befragung wirtschaftlicher, politischer, militärischer oder akademischer Eliten zu punktuellen Ereignissen der politischen Geschichte über Langzeitstudien zur Entwicklung einer Region, in denen der Alltag der Bevölkerung im Mittelpunkt des Interesses steht, bis hin zu pädagogischen Projekten, in denen der Forschungsvorgang die Grundlage für die Veränderung der eigenen Realität bieten soll, eingesetzt wird. Gemeinsam haben all diese Ansätze nur eines: Sie beziehen ihr Material aus der mündlichen Überlieferung und beinhalten qualitative Interviews. In meiner Darstellung wird jeder der Aspekte genauer beleuchtet werden, zumal die Eziden ihre Geschichte und Kultur seit Jahrhunderten durch mündliche Überlieferungen an die nächste Generation weitergegeben haben und es zum Teil heute noch tun.

Oral History ist keine eigenständige geschichtswissenschaftliche Strömung. „Der Begriff Oral History besagt nur etwas über die äußere Form der Weitergabe von Mitteilungen über Vergangenes, und auch dies in höchst anfechtbarer Weise. Über irgendwelche wichtigen Wesensmerkmale, etwa die besonderen Kommunikationsstrukturen oder Erinnerungsbezogenheit, sagt er nichts“ (Vorländer 1990, S. 7). Eine mögliche Übersetzung ins Deutsche wäre „erinnerte Geschichte“ (Steinbach 1985, S. 294), da der wesentliche Punkt die Vergangenheit des Berichteten ist, die nun gleichsam durch den Filter der Erinnerung weitergegeben wird, doch schlösse diese Definition autobiographische und Memoirenliteratur mit ein, die nach anderen Kriterien bewertet werden muss. Nach intensiverer Beschäftigung mit dem Thema stellt man fest, dass es keine allgemein anerkannte Definition gibt, sondern eine Vielzahl von Definitionsversuchen aus den jeweiligen Perspektiven der Disziplinen, die Oral History als Methode verwenden.

Oral History ist eine innovative Methode der zeitgeschichtlichen Forschung, die Wirtschafts-, Sozial-, Alltags- und Basisgeschichte neben die Geschichte des gesellschaftlichen Engagements in den Mittelpunkt des Interesses rückt. Sie produziert ihre Quellen im Moment der Befragung selbst, was ihre historische Reichweite auf überlebende Zeitzeugen eines Ereignisses oder einer Entwicklung beschränkt. Besonders geeignet ist die Methode, wenn die Prozesse, die Gegenstand der Forschung sind, auf einer Ebene ablaufen, die keine schriftliche Fixierung erlaubt oder wenn diese nicht möglich ist. Das ist gerade dann der Fall, wenn den agierenden Gruppen ihre eigene Geschichte nicht bewusst wird. Da sich hier gesellschaftliche Strukturen, durch die im individuellen Leben gewonnenen Erfahrungen vermitteln, eröffnet die Oral History vor allem dort neue Perspektiven, wo Veränderungen der kollektiven Mentalität als dritte Ebene neben dem ökonomischen und sozialen Wandel nachgezeichnet werden sollen. Sie ist auch für die Erforschung indigener Kulturen von Bedeutung, da viele von ihnen über keine Schriftsprache verfügen und deshalb ihre Geschichte durch mündliche Erzählungen weitergeben.

Im historischen Abriss wurde schon erwähnt, dass sich vor allem Randgruppen dieses Potenzials der Oral History schnell bewusst wurden und sie zur Erforschung ihrer eigenen Geschichte einsetzten, die selbstverständlich keine Geschichte der Haupt- und Staatsaktionen, sondern der Ausgrenzung und Diskriminierung bzw. des Widerstandes dagegen war. Als ihre wesentlichsten Ziele können Emanzipation, Demokratisierung, Freiheit, Gleichberechtigung etc. benannt werden, als wichtigstes methodisches Element Partizipation. Denn sowohl Forschungsziele als auch -verfahren werden mit den Betroffenen gemeinsam diskutiert und entwickelt. „Forschung wird damit demokratisiert, d. h. gesellschaftlichen Belangen geöffnet und allen interessierten Betroffenen zugänglich" (Fischer 1989, S. 279). Die Forschenden selbst sind die Subjekte der Geschichte. Forschung wird so zur kulturellen und politischen Aktion, bei der sich bei allen Beteiligten ein kollektiver und solidarischer Lernprozess vollziehen soll.

Auch die Rolle des Wissenschaftlers wird neu definiert: Er ist nicht mehr der über den Dingen stehende Erforscher von Objekten, sondern Berater und Assistent der Menschen, die ihrer Geschichte auf den Grund gehen wollen. Über die Ziele des Prozesses bestimmen sie und nicht er. Gegenstand der kulturellen Aktion ist „die Reaktivierung des kollektiven historischen Bewusstseins, die gemeinsame Erinnerungsarbeit" (Fischer 1989, S. 281).

Mit dieser Methode kann, etwa durch biografisches Arbeiten, eine Reflexion ermöglicht werden, die zu positiven Veränderungen in der Gegenwart führen kann. Insofern hat sie, richtig eingesetzt, auch einen therapeutischen Effekt. Persönliche, familiäre und gesellschaftliche Zusammenhänge können bewusst gemacht und damit auch das Agieren bewusst gelenkt werden. Sie kann als Instrument des persönlichen und gesellschaftlichen Wandels, der Aufklärung und der Mobilisierung eigener Ressourcen und Gruppen verstanden werden, die sonst keinen Zugang zur Wissenschaft haben.

5.2 Der Umgang mit der Vergangenheit vor dem Genozid 2014

Viele ezidische Jugendliche haben bis vor dem Genozid 2014 wenig Interesse an der Geschichte ihrer Vorfahren gezeigt, da sie mit einer Vielzahl von Massakern, Vernichtungs-"Geschichten" und allgegenwärtiger Brutalität konfrontiert worden sind, was vermutlich zu Ohnmachtsgefühlen und Hilflosigkeit führt (Kizilhan und Othman 2012; Kizilhan et al. 2023). Dies zeigte sich im Vergleich zu der international stattfindenden Diskussion über den Genozid an den Armeniern in der Türkei in den Jahren 1915 bis 1923. Während viele Länder in Europa und Nordamerika in Erinnerung an diesen Völkermord Veranstaltungen durchführen und nationale Parlamente darüber diskutierten, sind türkische Medien und Politiker darüber empört, da ihrer Meinung nach einem solchem Völkermord nicht stattgefunden habe.[1]

Neben der narrativen, also der erzählten Wahrheit und der historischen Wahrheit gibt es noch eine geformte, weil Menschen das Bedürfnis haben, ihre Lebensgeschichte mit einer gewissen Konsistenz zu erzählen. Sie formen die Geschichte unter anderen Gesichtspunkten, und zwar z. T. adressatengerichtet oder absichtsgeleitet. Diese Art von Erinnerung kann auch bei Entscheidungsträgern, die eine Reihe von Gräueltaten wie z. B. Massaker an bestimmen Gruppen verüben ließen, beobachtet werden. Aus der jüngeren Zeit seien als Beispiele das ehemalige Jugoslawien oder der Irak genannt. In seiner Aussage vor dem Gericht in Bagdad sagte Saddam Hussein im Juni 2004, er habe aus der Zeitung erfahren, dass am 16. März 1988 über 5.000 Kurden im Irak durch Giftgas ermordet worden seien. Er habe mit diesem Massenmord nichts zu tun (Kurdish Media, London 28.06.2004, www.kurdish-media.org).

Eziden, die ähnlichen grausamen Erlebnisse hatten, erinnern diese individuell unterschiedlich. Je nachdem, von welcher Seite aus einem Ereignis betrachtet wird, entstehen unterschiedliche Bilder, Farben und Landschaften. Erinnerungen an bestimmte Lebensabschnitte, unabhängig davon, ob sie anderen mitgeteilt oder für sich allein gehegt werden, haben also zugleich einen rhetorischen Charakter. Sie dienen immer auch der Selbstvergewisserung und sind deshalb nie nur Erzählung, sondern auch Argumentation. Vergangenes wird nicht einfach wie in einem Geschichtsbuch wiedergegeben; es wird erklärt und begründet und so direkt oder indirekt entschuldigt und gerechtfertigt. Besonderer Anlass dafür ist dann gegeben, wenn in der Zeitspanne, über die zu berichten ist, Ereignisse stattfanden, die der Erzähler und andere ablehnen, weil sie moralisch-ethisch oder religiös problematisch waren. Diese Ereignisse fesseln den Erzähler und wiederholen sich vor seinem geistigen Auge immer wieder, so dass er in diesem Abschnitt der Vergangenheit haften bleibt. Aus dem Bedürfnis nach einem positiven Selbst-

---

1 Vgl. türkische Tageszeitung Milliyet vom 24.10.2006. Özkök, E. In: türkische Tageszeitung Hürriyet vom 25.10.2006.

wertgefühl vor dem Hintergrund von Schuldgefühlen werden Argumentationen zur eigenen Rechtfertigung entwickelt (Kizilhan et al. 2022).

Psychologische Beobachtungen zeigen, dass innerfamiliäre Auseinandersetzungen über Traumata daran scheitern können, dass es den Eziden schwer fällt, sich ihre von Unterdrückung, Leid und Demütigung geprägte Geschichte vorzustellen. Möglicherweise liegt die Ursache für solche festgefahrenen Situationen, für das kollektive Schweigen, am gemeinsamen Interesse, gefährdete familiäre Beziehungen zu schonen und Kritik, insbesondere an den Organisationsstrukturen ihrer Religion, zu vermeiden.

Durch die Methode der Oral History ist es möglich, nicht nur Lebenserinnerungen älterer Menschen zu erfassen; sie ermöglicht es auch Gruppen ohne Schriftsprache, durch mündliche Überlieferungen ihre Geschichte generationenübergreifend zu vermitteln.

5.3 Erinnern an die Vergangenheit nach dem Genozid 2014

Bereits durch die politischen und gesellschaftlichen Veränderungen im Irak nach der Saddam-Ära begannen sich die Eziden mehr politisch und gesellschaftlich in die kurdische Politik einzubringen. Ezidische Abgeordnete wurden in das kurdische und das irakische Parlament gewählt und hatten Hoffnung auf eine Anerkennung, nicht nur als eine Religionsgemeinschaft, sondern ebenso als soziale Gemeinschaft mit bestimmten Rechten im Irak. Diese Rechte wurden und werden ihnen bis heute verwehrt. Die zunehmende Ausgrenzung und Angriffe durch radikale islamische Gruppen verunsicherte die Eziden erneut und das Vertrauen in das kurdische Parlament in Erbil ging verloren. Einige der ezidischen Parlamentarier, die im Irak aktiv waren, distanzierten sich von den Interessen der Eziden. Für ihre Parteien war das Thema zweitrangig. Durch den Beginn des Genozids im August 2014 begannen sich die Eziden aktiv an die Genozide an ihren Vorfahren zu erinnern und sprachen aktiv zu Hause, in Versammlungen oder durch die Medien über ihre transgenerationalen Traumata.

> „Am Wochenende nahm ich an einer Konferenz über die Zukunft der Eziden teil und erlebte eine tiefe Trauer, Wut und Ohnmacht bei den Teilnehmern. Ich erlebte, wie die für ihren Stolz und Heldenmut bekannten ezidischen Männer über die Gräultaten an ihren Familien und Bekannten berichteten und weinend zusammenbrachen. Es ist eine Traumatisierung, eine seelische Wunde, die sie wohl nun ihr ganzes Leben mit sich herumtragen müssen".[2]

2 Weserbergland, Gastkommentar von Jan Kizilhan „Völkermord an den Jesiden", 19.08.2014

5.3.1 Erinnerung und Gedächtnis

Wer ein erfolgreiches Jugend- und Erwachsenenleben hatte, hat auch die Chance auf ein erfolgreiches Altern. Wenn aber eine Reihe von Schädigungen vorliegt, feindseligen Erlebnissen bei fehlenden protektiven Erfahrungen, kann es sein, dass die betroffenen Menschen vom Wiederaufkommen der alten Geschichten sehr stark belastet werden. Sie entwickeln auf die Vergangenheit bezogene Ängste, z. B. kommen frühere Ängste aus Kinderzeiten auf, Gedanken an Militäroperationen in der Nacht oder Fluchterlebnisse. Diese Ängste aus der Kindheit sind auf keinen Fall zu unterschätzen. Und je geringer die Integrationsfähigkeit der zu verarbeitenden Informationen ist, desto schwerwiegender werden die Angstzustände und Depressionen, oder es kommt gar zu psychosomatischen Reaktionen. In diesem Fall wird von einer protrahierten Traumatisierung gesprochen.

Traumatische Ereignisse in der Vergangenheit, im Krieg oder kriegsähnlichen Zuständen können von jungen Erwachsenen noch relativ gut verarbeitet werden. Wenn bei schwachen und kranken Menschen und solchen mit gering entwickelten Bewältigungsmechanismen die Identität unsicher und das Selbst schwächer werden, die Selbstregulationskräfte abnehmen, die neuronalen Kapazitäten des Gehirns nicht mehr so stark sind und auch das Immunsystem schwächer wird, dann treten diese Erinnerungen auf, die fest im Gedächtnis gespeichert sind. Sie können vom Gedächtnis nicht mehr so abgepuffert werden wie bei validen Menschen. Jetzt steht die Erinnerung an die frühere und bessere Zeit im Vordergrund. Besonders die Menschen, die infolge grausamer Erlebnisse keine positive Lebenslinie entwickeln konnten, gelangen schnell zu der Auffassung:

> „Früher war alles besser und schöner. Es soll wieder wie früher werden. Ich möchte einfach keine Ängste mehr haben und so leben wie vor diesem Ereignis. Mit diesem Ereignis hat alles angefangen. Ich kann einfach die Leichen und zerschnittenen Körperteile nicht vergessen. Nicht genug ... man verlangt von mir, so zu tun, als sei nichts passiert ... Ich soll den Menschen vertrauen ... niemals ... wieso hat Gott uns Menschen überhaupt geschaffen?“ (Eigenes Interview mit H. T., 47 J.).

Ein Teil der Rekonstruktion der individuellen Geschichte muss auch eine Rekonstruktion der kollektiven Geschichte und ihrer Diskurse sein (Foucault 1969). Es gibt immer ein kollektives Erinnern (vgl. Halbwachs 1985; A. Assmann 1999), wie die Goldhagen-Debatte in Deutschland (vgl. dazu Dowe 1996) gezeigt hat. Obwohl die Gräueltaten des Dritten Reichs durchaus bekannt waren, brauchte Deutschland ca. 60 Jahre, bis es möglich wurde, diese Geschehnisse kollektiv zu erinnern. Massaker, Gruppenvernichtungen und andere inhumane Ereignisse sind aber gleichsam von einem dichten Schleier umgeben. Es braucht bei solchen kollektiven Traumatisierungen und den sich daran anschließenden kollektiven Verdrängungen lange Zeit, bis das Tabuisierte zur Sprache kommen kann.

Währenddessen kommt es immer wieder zu diplomatischen Konflikten, sobald andere Länder wie etwa die Schweiz und Frankreich an traumatische Ereignisse in der Türkei erinnern.[3]

In diesem Zusammenhang ist es wichtig, deutlich zu machen, was eine Lebensgeschichte ist. Wir unterscheiden zwischen der so genannten Biosodie (griech. odos = Weg), dem real vollzogenen Lebensweg, und der Biografie, der im Gedächtnis aufgezeichneten, in ihm eingegrabenen und niedergeschriebenen (griech. graphein) Lebensgeschichte (Petzold und Orth 1991). Für einen Menschen beginnt der Lebensweg virtuell mit dem Entschluss der Eltern, ein Kind zu zeugen, vielleicht sogar noch etwas früher, mit der Tradition der Familie, zwei Kinder zu haben oder mehr. Wir haben also auch eine Mehrgenerationen-Familienperspektive – gegebenenfalls ebenso eine kulturelle Perspektive –, eine soziohistorische und familiengeschichtliche Perspektive als Hintergrund in die Betrachtung mit einzubeziehen und können nicht nur einfach mit der Zygote, der befruchteten Eizelle, beginnen. Die Matrix für eine Lebensgeschichte beginnt früher und bleibt auch weiter wirksam. Da der Mensch in soziale und kulturelle Räume eingebunden bleibt, muss bei Biosodien und Biografien das Zusammenwirken von neurowissenschaftlichen, biologischen und entwicklungspsychologischen Sachbeständen mit den soziologischen und soziohistorischen berücksichtigt werden.

Auch die Biologie spielt für das Gedächtnis und die Verarbeitung von Informationen eine wichtige Rolle: Vom ersten Schwangerschaftstertial an ist der menschliche Organismus ein lernender. Vom dritten Schwangerschaftstertial an hat der Mensch die Fähigkeit zerebralen Lernens. Das periphere und das zentrale Nervensystem entwickeln sich dissynchron (Petzold 1994, S. 68). Mit vorgeburtlichen Erinnerungen aus den ersten beiden Schwangerschaftstertialen werden die Informationen in der neokortikalen Ebene nicht gespeichert. Wenn man eine einfache Melodie spielt, können Säuglinge sich in der ersten postnatalen Woche an sie erinnern, allerdings nur, wenn man sie ihnen innerhalb von 7 Tagen vorspielt, danach ist sie unwiederbringlich verloren (ebd.). Es gibt also im gesamten ersten Lebensjahr keinen effektiven Langzeitspeicher. Es gibt zwar kurzzeitige Engrammierungen oder Engrammierungen auf einer sehr basalen Ebene, etwa im sensomotorischen Bereich, aber das Neugeborene kann sich nicht szenisch erinnern. Die Fähigkeit, verbal, szenisch oder in ganzen Skripten zu erinnern, ist im Gehirn biologisch disponiert; jedoch dauert es einige Zeit, bis Kinder dazu in der Lage sind. Dann beginnen sie, für sich Innenwelten zu konstruieren, eine gewisse Logik des Denkens entwickelt sich, und die Biographie beginnt zu entstehen. Aus der Biosodie, dem sich vollziehenden Leben, destilliert unser Ge-

3 Die Diskussion der Armenienfrage in der Türkei durch den türkischen Nobelpreisträger Orhan Pamuk in der FAZ vom 15.12.2005.

hirn in unseren Gedächtnisspeichern und in unseren Verarbeitungsprozessoren beständig Biografie.

5.4 Erinnerungen von Minderheiten

Erst durch die globale Kommunikation ist es einigen ethnischen und religiösen Gruppen wie den Eziden möglich, die über keine offizielle Geschichte verfügen, einen besseren Zugang zur Forschung zu erlangen. Bisher versuchten sie, ihre Werte, Normen und Rituale durch mündliche Überlieferungen weiterzugeben. So schufen die sogar die Institution der Qewals, deren Aufgabe es war, Gedichte, Gebete und Erzählungen auswendig zu lernen, um so ein kulturelles Gedächtnis entstehen zu lassen, dass von Generation zu Generation weitergegeben werden konnte (vgl. Kreyenbroek und Rashow 2005).

Es gibt nicht nur die meist unter dem Einfluss von Machthabern und Herrschenden geschriebene offizielle Geschichte. Diese Ergebnisse nehmen vielfältige, fallgerechte Formen an: Kritik an den offiziellen Geschichtsversionen: Anspruch auf abgeschaffte oder konfiszierte Spuren der Vergangenheit, Kult der Wurzeln (roots). Konflikte um symbolische Orte oder Monumente zunehmende Sensibilisierung im Hinblick auf die eigene Herkunft.

Eine weitere Ursache des Erinnerungsschubs ist verknüpft mit dem, was man in Anlehnung an die Beschleunigung des gesellschaftlichen Wandels die Demokratisierung der Geschichte nennen könnte. Sie besteht in jener kraftvollen Bewegung der Befreiung und Emanzipation von Völkern, ethnischen und religiösen Gruppen und Individuen der Moderne, zu der auch gehört, dass die Erinnerungen von Minderheiten zunehmend zutage treten, denn die Wiedergewinnung ihrer Vergangenheit ist ein integraler Bestandteil der Bestätigung ihrer Identität (Volkan 2000).

Diese Erinnerungen entstehen hauptsächlich durch drei Entkolonisierungstypen:

durch die weltweite Entkolonialisierung, die denjenigen Gesellschaften, die bisher im ethnologischen Tiefschlaf kolonialer Unterdrückung vegetierten, den Zugang zu historischem Bewusstsein und zur Gedächtnis-Wiedergewinnung bzw. -Heranbildung ermöglichte; durch die innere Entkolonisierung in den klassischen abendländischen Gesellschaften, durch welche sexuelle, soziale, religiöse und regionale Minderheiten sich durch die Bestätigung ihres Gedächtnisses, d. h. ihrer eigenen Geschichte, auf dem Wege der Integration die Anerkennung ihrer Besonderheit innerhalb der größeren Gemeinschaft verschafften, die ihnen bislang dieses Recht verweigerte; und schließlich durch die Auslöschung der totalitären Regimes des 20. Jahrhunderts, durch ideologische Entkolonisierung und das Zusammenfinden der Völker und ihrer umfangreichen überlieferten Erinnerungen, die jene Regimes konfisziert, zerstört oder manipuliert hatten.

Auch die Flucht von Menschen, die totalitäre Staaten verließen, um ihr Überleben zu sichern und in der Diaspora Enklaven bildeten, führte zur Erhaltung der kollektiven Erinnerungen. So stellt die ezidische Diaspora mit ihren Vereinen, Verbänden und Wissenschaftlern mit der Möglichkeit, sich in demokratischen Strukturen aktiv zu erinnern und zu recherchieren, eine Hauptkraft der Erhaltung der kollektiven Erinnerung. Diese Explosion der Erinnerungen wirkte sich grundlegend auf ihren jeweiligen Status und die Wechselbeziehung von Historie und Gedenken aus. Um genauer zu sein: auf die begriffliche Aufwertung des kollektiven Erinnerns. Im Unterschied zur Geschichtsschreibung, die schon immer in den Händen der Mächtigen, der intellektuellen oder professionellen Autoritäten lag, ist das Erinnern mit den Privilegien populärer Protestformen gepaart. Die Geschichtswissenschaft hatte sich bislang gegen das Erinnern formiert, das immer als persönlich oder psychologisch gefärbt angesehen wurde, da es auf Überlieferungen beruhende Geschichte – im Bereich des kollektiven Erinnerns von Einzelnen – war. Es gab eine Geschichte, das Erinnern jedoch bezieht sich seinem Wesen nach auf eine Vielzahl von Geschichten der Individuen.

Die Idee einer kollektiven Erinnerung, emanzipatorisch und unantastbar, impliziert eine vollständige Umkehrung. Die Individuen hatten ihre Erinnerung und die Kollektive ihre Geschichte. Die Vorstellung, dass nun das Kollektiv Erinnerungen haben könnte, impliziert eine tiefe Umwälzung der Stellung der Individuen in der Gesellschaft und ihrer Beziehung zur Kollektivität: Dort liegt das Geheimnis des Aufkommens der Identität. Die Identität kennt in der Tat eine Metamorphose analog und parallel zu derjenigen der Erinnerung: Von einem individuellen wird sie zu einem kollektiven und von einem subjektiven zu einem quasi formellen Begriff (Vanisa 1985).

Traditionell charakterisierte die Identität die Einzigartigkeit des Individuums bis zu dem Punkt, an dem ihr Hauptverständnis einen Polizei- und Verwaltungssinn annimmt: Akteneintrag, Karte, Ausweis. Nun ist sie zu einer Gruppenkategorie geworden, zu einer äußeren Bestimmung: „Man kommt nicht als Frau zur Welt, man wird zur Frau gemacht", schrieb Simone de Beauvoir (1976). Dieser berühmt gewordene Satz ist der Inbegriff aller neu entstehenden und sich selbst bestätigenden Identitäten geworden. Identität ist wie das Erinnern eine Form der Pflicht. Auf der Ebene der Verpflichtung (z. B. ein Korse, Jude, Ezide, Algerier, Kurde etc. zu sein bzw. zu werden) knüpft sich das Denken auf entscheidende Weise an die Identität – und gehorcht fortan denselben Mechanismen. Beide Worte, die Identität und das Erinnern, sind nun praktisch synonym geworden und charakterisieren eine neue Ökonomie der sozialen Dynamik.

5.5 Kommunikatives und kulturell-religiöses Gedächtnis

Unstreitig ist sowohl die Existenz als auch die Berechtigung der individuellen Erinnerung. Sie basiert auf subjektivem Erleben und ist Teil der biographischen Selbstkonstruktion von Individuen. Daneben gibt es die kollektive Erinnerung, die eben nicht nur auf der individuellen, sondern auf der Ebene der Gruppe stattfindet. Nach A. Assmann (2001) kann zwischen zwei verschiedene Ebenen des Erinnerns unterschieden werden: dem kommunikativen und dem kulturellen Erinnern. Das kommunikative Erinnern ist an aktuelle nicht lang zurückliegende Ereignisse gebunden. Es basiert auf Kommunikationsprozessen zwischen Gruppenmitgliedern, in deren Biografien diese Ereignisse verortet sind. Wenn sie sterben, entsteht eine neue Erinnerung, nämlich die der nachfolgenden Generation. Diese Gemeinsamkeit im Erinnern legitimiert u. a. das aktuelle politische Bestreben und ist Orientierungshilfe im Alltag. Sie hält die Gruppe zusammen, vermag jedoch nicht, die Existenz einer Gruppe zu begründen. Beispielsweise ist der Terroranschlag von 9. September 2011 in New York ein Ereignis, welches sich derzeit im kommunikativen Gedächtnis der meisten Menschen wiederfindet. Die Menschen wissen um das Geschehene, und durch das Kommunizieren darüber orientieren wir uns. Wir suchen nach möglichen Gründen und versuchen, unser Zusammenleben zu verändern, damit so etwas nie wieder geschieht. Unsere Gruppe erlebt und kommuniziert diese Erinnerung. Wird es aber in 60 Jahren ein gesamtgesellschaftliches Ritual geben, durch welches wir die Erinnerung an diesen einen bestimmten Tag wachhalten? Dies gilt auch für den Völkermord, für den Ferman an den Eziden am 03.08.2014. Hat dieses Ereignis eine so tiefgehende Bedeutung, dass sich spätere Generationen darauf berufen werden, um den Charakter ihrer Gruppe zu begründen?

Das kulturelle Gedächtnis umfasst die fundierte Vergegenwärtigung des Vergangenen. Es bezieht sich im Unterschied zum kommunikativen Gedächtnis auf Fixpunkte der kollektiven Vergangenheit, die nicht mehr in den Biografien der Gruppenmitglieder verortet werden können, da sie vor deren Geburt stattfanden. Diese Ereignisse werden in einen kulturellen Rahmen projiziert; seien es Symbole, Riten, Mythen, Tänze, Kleidung, Schmuck, Architektur, Zeichensysteme aller Art etc.

Jan Assman (2001) unterscheidet zwischen einem persönlichen, einem kommunikativen und einem kulturellen Gedächtnis im Sinne dreier miteinander interagierender, aber auch voneinander unterschiedener Dimensionen des Gedächtnisses. Das persönliche Gedächtnis verschwindet mit dem Tod oder dem Gedächtnisverlust des Individuums. Das kommunikative Gedächtnis umfasst typischerweise einen Zeithorizont von drei miteinander interagierenden Generationen, also maximal 80–100 Jahre.

So leben im Falle der Eziden noch Menschen aus verschiedenen Stämmen, die 1918 aus Mardin in der heutigen Türkei in den Irak nach Sinjar flohen. Sie berichten von ihrer Flucht und Vertreibung. Ihre Nachkommen wissen, dass ihre Vorfahren aus der Türkei kommen und was sie erlebt haben. Sie bewahren so die Erinnerungen an die Flucht und die Migration in den Irak. Auch das Massaker an den Eziden im 18. Jahrhundert durch die kurdischen Bedirkhan-Fürsten ist heute noch nicht vergessen. Obwohl es keine Zeitzeugen mehr gibt, also das kommunikative Gedächtnis zu existieren aufgehört hat, bedeutet dies nicht, dass die Vergangenheit „tot" ist. Die Massaker an den Eziden durch das Persische Reich lebt heute noch durch mündlich überlieferte Klagelieder fort und ist im Zentrum ihres kulturellen Gedächtnisses und ihrer religiösen Mythologie verankert, die ihr Handeln noch heute bestimmt. Die Erinnerung an diese Leidensgeschichten ist heute noch lebendig, so wie für Christen der Karfreitag die Passion Christi in Erinnerung ruft. Die Juden gedenken jährlich in der Seder-Nacht des Auszugs aus Ägypten, der nach biblischer Chronologie im 15. Jh. v. Chr. stattfand. Das alles hat nichts mit historischer Forschung und einem objektiven Interesse an der Vergangenheit zu tun, sondern allein mit dem Zusammenhang von Erinnerung und Identität, Vergangenheitsbezug und Selbstbild.[4]

Der Ethnologe Jan Vansina (1985) hat den Begriff des floating gap geprägt, um den Unterschied zwischen dem kommunikativen und dem kulturellen Gedächtnis zu erklären.[5] Wenn man die Angehörigen einer schriftlosen Stammeskultur nach der Vergangenheit befragt, erhält man in der Regel reichhaltige Auskünfte über einen bis ca. 80 Jahre zurückgehenden Zeitraum, d. h. über das Drei-Generationen-Spektrum des kommunikativen Gedächtnisses. Informationen über die Vergangenheit bis zur Gegenwart werden durch verschiedene Erzählungen und Rituale überliefert. Dazwischen liegen auf Grund von Massakern, Flucht und Vertreibung „fließende Lücken", das so genannte floating gap.[6] Die australischen Aborigines oder indigene Stämme in Südamerika versuchen durch Trance und Meditation Kontakt zu ihren Ahnen aufzunehmen, um sich ihre Geschichte zu vergegenwärtigen. Die Eziden haben scheinbar früh verstanden, wie wichtig es ist, ihre Geschichte auch mündlich zu bewahren, indem sie im 11. Jahrhundert die Institution der Qewals gründeten, die einzig und allein für das Auswendiglernen ihrer Geschichte zuständig waren.

Wir können also davon ausgehen, dass das Leben in zwei Zeithorizonten, wie es durch das kommunikative und das kulturelle Gedächtnis vermittelt wird, zur

4 Assmann, Jan (2005). Der Begriff des kulturellen Gedächtnisses; Kulturelles Gedächtnis. In: Thomas Dreier und Euler, Kollektives Gedächtnis im 21. Jahrhundert, Tagungsband des internationalen Symposiums (S. 21–32), Karlsruhe: Universitätsverlag Karlsruhe.

5 Jan Vansina, Oral Tradition as History, Madison 1985, S. 196.

6 „Das Geschichtsbewußtsein", schreibt er, „kennt nur zwei Register: Zeit der Ursprünge und neuere Zeit. Weil sich die Grenze der Erinnerung mit dem Wechsel der Generationen verschiebt, habe ich die Lücke zwischen beiden ‚the floating gap', die fließende Lücke, genannt. Für die Tio im Kongo lag sie im Jahre 1860 ungefähr bei 1800, während sie sich im Jahre 1960 nach ca. 1880 bewegt hatte." Aus Jan Vansina, Oral Tradition as History, Madison 1985, S. 114.

Grundausstattung des Menschen gehört. Der Gebrauch der Schrift hat die Grenze zwischen beiden Gedächtnisformen, das floating gap, zunehmend überbrückt. In einer schriftlosen Kultur bieten die Feste und Riten die einzige Form, in welcher der Einzelne mit dem kulturellen Gedächtnis, der Zeit der Ursprünge, in Verbindung treten kann. Die beiden Zeithorizonte gliedern sich hier scharf abgegrenzt in Alltagszeit und Festzeit. In einer elaborierten Schriftkultur wird eher auf Bücher zurückgegriffen, wenn es darum geht, mehr über Riten und Feste zu erfahren, was zunehmend in der Gesellschaft an Bedeutung verliert. In schriftlosen und traditionellen Kulturen werden diese Riten und Feste beibehalten, weil dies die einzige Möglichkeit bildet, die eigene Vergangenheit am Leben zu erhalten. Die Riten und Feste sind daher auch im Alltagsleben dieser Kulturen allgegenwärtig.

Das Erinnern wird institutionalisiert, die Kommunikation über die Vergangenheit zeremonialisiert. Die historischen Ereignisse, also die faktische Geschichte, wird in erinnerte Geschichte und damit in Mythos transformiert. Diese Form von Erinnerung benennt den Ursprung der Gruppe, zeichnet deren Entwicklungsweg und beschreibt wesentliche Einflüsse auf ihren Charakter. Sie legitimiert die gegenwärtige Existenz, ist Identifikationshilfe und dient der Sinnfindung. Das kulturelle Gedächtnis kann als ausgelagerte Erinnerung gesehen werden, die nicht an das Individuum gebunden ist. Der Träger ist die Gruppe, deren Mitglieder sich die Erinnerung während des Sozialisationsprozesses aneignen (vgl. Assmann 1999).

Der Inhalt des kommunikativen Gedächtnisses ergibt sich demzufolge aus dem Austausch der Gruppenmitglieder über Vergangenheitsereignisse. Im kulturellen Gedächtnis werden Aspekte des Gestern gespeichert, die für die Gruppe als von fortwährendem Belang definiert werden, die also der Sinnstiftung und der Identitätsfundierung dienen. Interindividueller Austausch über die Vergangenheit ist kommunikatives Gedächtnis, institutionelle Vermittlung einer allgemein anerkannten Version von Geschichte ist kulturelles Gedächtnis. Die Gruppe bleibt nur dann zusammen, wenn beides gegeben ist: der alltägliche Austausch und die zeremonielle Bestätigung. Die Kultur hat die Aufgabe und das Potenzial, die verbindende Kraft innerhalb dieses sozialen (Groß-)Verbandes zu sein. Sie ist das Element, welches die Identität einer Gruppe konstruiert; eine Identität, die einen gemeinsamen Erfahrungs-, Erwartungs- und Handlungsraum entstehen lässt.

Wer entscheidet nun aber, welche Ereignisse der Vergangenheit Eingang in das kulturelle Gedächtnis finden? Wer selektiert aus dem universellen Menschheitsgedächtnis die Ereignisse, aus deren Bedeutung sich eine Gruppe begründet und auch künftig begründen kann? Es bleibt zu fragen, mit welchen Mechanismen welche Interessengruppen versuchen, das universelle Menschheitsgedächtnis in einem bestimmten Sinne zu beeinflussen. Die Frage lautet also, wie Inhalte des kommunikativen Gedächtnisses zu Formen des kulturellen Gedächtnisses werden (vgl. Assmann 2001). Diese und viele weitere Fragen werden uns sicherlich noch mehrere Generationen beschäftigen und zeigen die Notwendigkeit, in diesem Bereich noch weiter zu forschen.

5.6 Identitätsentwicklung und Katastrophen

Aus den Erfahrungen und Erinnerungen ergibt sich möglicherweise auch eine unterschiedliche Identitätsbildung, ein Phänomen, das in den letzten Jahren innerhalb der kurdischen Gesellschaft hinsichtlich der Eziden heftig diskutiert wird. Es geht hier um die Frage, ob bei den Eziden auf Grund unterschiedlicher Erfahrungen seit der Islamisierung in den kurdischen Gebieten vor mehr als 1300 Jahren im Vergleich zu ihren kurdisch-muslimischen Landsleuten eine andere Form der Identitätsbildung stattgefunden hat, die nicht nur rein religiös zu betrachten ist. Dies scheint nachvollziehbar, wenn man sich verdeutlicht, welch andere Erfahrungen sie machen mussten, weil sie als Eziden nicht anerkannt waren und in ihrer Geschichte zahlreiche Massaker erleben mussten. Daher ist es unter dem Aspekt der ezidischen Geschichte und Erfahrungen durchaus nicht falsch, von einer eigenständigen ezidischen Identität zu sprechen. Damit ist eine Gruppenidentität gemeint, mit der keineswegs lediglich religiöse Assoziationen im strengen Sinne verknüpft sind. Dies bezieht sich auf das gesellschaftliche Leben und die Lebenseinstellung (Kizilhan 2017). Im Sinne von Jan Assman (2001) kann die ezidische Identität als gelebte Tradition mit der Entwicklung von Normen und Werten verstanden werden, die sich durchaus von den kurdischen unterscheiden, vor allem, was die religiösen Rituale und Zeremonien und die hierarchische Struktur des Ezidentums betrifft. Die erlernten Erzählungen und Wiederholungen von Ritualen wie Gebete, Feiertage etc. sind ein Teil der Erinnerung und die Menschen, die daran Anteil nehmen, werden durch das Erinnern eine Gemeinschaft·[7]

Aus historischen Gründen spielen im Ezidentum Innengruppe und Fremdgruppe eine entscheidende Rolle. Ihre Grenzen und ihr Erhalt sind von zentraler Bedeutung. So ist das Ezidentum anders als der Islam oder das Christentum keine missionierende Religion, sondern die Identitätskonstruktion bezieht sich exklusiv auf die auserwählte Gruppe der Eziden. Die Konversion ist in diesem Konzept nicht vorgesehen; der Status der Mitglieder generiert sich über die Abstammung.

An diesem Punkt wird in der kurdischen Gesellschaft und vor allem von den Diaspora-Eziden vielfach die Frage diskutiert, ob es sich beim Ezidentum lediglich um eine Religion handele oder ob die Eziden nicht vielmehr ein in sich geschlossenes Volk seien, das sich ebenfalls kulturell von anderen Volksgruppen unterscheidet. Diese Vorstellung sollte sowohl in der Selbst- als auch in der Fremd-

---

7 Vgl. Helmes; Eric C.: »Identity«. In: Terry, Michael (Hg.): Reader's Guide to Judaism. Chicago/London 2000; S. 285f.

thematisierung eine zentrale Rolle im und für das Ezidentum spielen; durch den Völkermord an den Eziden am 03. August 2014 und das Gefühl, von den kurdischen Peshmerga verraten worden zu sein, ist diese Diskussion deutlich vehementer geworden.

Die Konstruktion einer Gruppenidentität, der die Individuen zugeordnet werden oder der sie sich selbst zuordnen, ist gerade in der ezidischen Identitätsbildung durch die historischen aktuellen Massaker an den Eziden vielfach genutzt worden – sowohl von außen als auch von innen. Grenzen oder Abgrenzungen sind vielfach gebrauchte Werkzeuge, um Gruppenidentität herzustellen. Hier geht es nicht um eine inhaltliche Auseinandersetzung, sondern lediglich um mögliche Strukturen der Identitätsthematisierung. So wurden schon lange existierende und kommunizierte kollektive Identitätsbilder während des Osmanischen Reiches konstruiert und verstärkt – ob nun als negative Stereotypisierungen oder positive Bilder des Zusammenhalts, ob von außen oder von innen konstruiert.

Mit Sicherheit ist die Auseinandersetzung mit der ezidischen Identität nichts Neues, sondern war durch die Ausgrenzung und Verfolgung innerhalb der islamischen Welt und das Kastensystem zumindest seit den Reformen des Sheikh Adi im 12. Jahrhundert immer wieder ein Thema. Neu ist, dass innerhalb der Eziden eine andere Form der Auseinandersetzung mit der ezidischen Identität unter wissenschaftlichen Gesichtspunkten aus der Perspektive der Religionswissenschaften, Politikwissenschaften, Soziologie, Psychologie etc. im Zusammenhang mit besserem Zugang zu Informationen begonnen hat. Der Völkermord an den Eziden 2014 wird diese Diskussion verstärken, auch als Reaktion eigener Hilflosigkeit angesichts wiederholter Genozide und des Vertrauensbruchs durch die muslimischen Kurden.

Es ist auch wichtig, deutlich zu machen, dass insgesamt eine kollektive Identitätsbildung nicht per se etwas Schlechtes ist, was das Individuum beeinträchtigt oder gar zu aggressiven Ausgrenzungen führt, wie es in ethnischen Konflikten ja oft der Fall ist. Vielmehr kann diese Form kollektiver Identität durchaus eine positive Wirkung haben – wie eben nach den vielen traumatischen Erlebnissen als Gruppe eines unterdrückten Kollektivs – um auf erlittenes Unrecht, Traumata, Leid und Ausgrenzung aktiv reagieren und aufmerksam machen zu können. Die Identitätszugehörigkeit fungiert nach Straub (1998) als eine Form der defensiven Politik um Differenzierung und Kampf um Anerkennung.[8] Hierbei ist zu beachten, dass es sich nicht um reine Tatbestände, sondern auch um Konstruktionen und Imaginationen von Gemeinschaft handelt, wobei ein Gefühl der Zusammengehörigkeit produziert und aufrechterhalten wird.[9] Es ist also aus ver-

---

8 Vgl. Straub, J. (1998). Personale und kollektive Identität. Zur Analyse eines theoretischen Begriffs. In: Assmann, Aleida und Friese, Heidrun (Hg.): Identitäten. Erinnerung, Geschichte, Identität. Frankfurt a. M. 1998 (S. 73-104).

9 ebd., S. 98

schiedenen Gründen von einer Gruppenidentität die Rede, der sich der Einzelne zuordnen und die inhaltlich auf verschiedene Weise gefüllt werden kann. Allerdings, so scheint es, ist als zentraler Bezug dieser Identitätsformulierung die religiöse Gruppe – das Ezidentum – als religiös-kulturelle Zugehörigkeit zu sehen, gerade wenn Eziden sich an die individuelle und kollektive Geschichte erinnern.

5.7 Zwangskonvertierung und kulturelles Gedächtnis

Die Zwangskonvertierung und Ablehnung ihrer Religion durch die islamische Welt bis noch vor wenigen Jahren prägt sehr die Identität als Minderheit und den Kampf um die Existenz als Gruppe. Am Beispiel der systematischen Zwangsislamisierung der Eziden in der Türkei soll kurz auf das Thema eingegangen werden.

Diese systematische Zwangskonvertierung erfolgte nicht nur während des osmanischen Reiches, sondern wurde in den 1950er-Jahren in der Türkei fortgesetzt. So wurden in dieser Zeit zahlreiche Moscheen in ezidischen Dörfern gebaut, obwohl keine Muslime dort lebten. Immer tauchten anschließend islamische Priester mit zahlreichen Muslimen in den Dörfern auf und versuchten, die Eziden zum Islam zu bekehren.

> „In das Dorf kamen immer wieder unterschiedliche Hodchas (religiöse Gelehrte) und boten Kurse an. Wir besuchten dann alle diese Kurse. Nur einige wenige wollten dies nicht, konnten sich aber nicht wehren. Eziden, die nicht mitmachten, wurden öffentlich von den Hodchas schlecht gemacht. Wir wurden aufgefordert, sie nicht mehr zu grüßen und ihr Speisen nicht mehr zu essen, da sie unrein seien. Sie sagten, sie seien böse und seien von Geistern verflucht. Deswegen distanzierten wir uns von den noch übriggebliebenen Eziden. Ihnen wurde sehr viel Unrecht angetan ..." (Die Interviews sind 2013 in der Türkei durchgeführt worden; A. S., 67 J.)

Hinsichtlich der Ausgrenzung der Eziden und deren Islamisierung in der Türkei berichtet ein anderer Zeitzeuge:

> „Ich war 11 Jahre alt. Ich wusste, dass die Eziden das Wort Teufel nicht aussprachen, weswegen wir uns über sie lustig machten und immer, wenn wir sie sahen, Teufel sagten. Es war für sie eine Beleidigung, wenn in ihrer Gegenwart das Wort Teufel ausgesprochen wurde...
>
> Damals war Ismet Inönü an der Regierung. Damals gab es in unserem Dorf Korankurse. Wenn die Soldaten kamen, haben wir den Koran versteckt. Die damalige Regierung war gegen Religion und folgte den Ideen von Atatürk, der nichts von Religionen hielt. Zu Zeiten des Premiers Menderes, so gegen 1955, war es ganz anders. Menderes war religiös und es gab dann mehr Korankurse, und niemand musste den

Koran verstecken oder heimlich an den Kursen teilnehmen. Dieser wurde aber später vom türkischen Militär hingerichtet. Gerade zu Zeiten Menderes wurde der Islam zum Mittelpunkt des Lebens und die Eziden wurden noch mehr ausgegrenzt. Sie wurden angegangen und gezwungen Muslime zu werden.

Unter der Bevölkerung wurde gesprochen, dass, wenn ein Muslim sieben Eziden tötet, er in den Himmel kommt. Sie berührten nicht die Hand von Eziden, nahmen nichts von ihrem Essen und hielten immer zu ihnen eine große Distanz.

Es gab damals keinen Fernseher. So saßen die Leute abends zusammen und unterhielten sich über viele Dinge. Jeder konnte etwas sagen, nur die Eziden bei uns im Dorf durften sich nicht an den Gesprächen beteiligen ...

Ich habe erlebt, dass die Eziden nicht einmal ihre Toten nach ihren Ritualen beerdigen durften. Ich weiß aus den Erzählungen, dass die Eziden damals im Grab der Verstorbenen etwas Brot, eine Tasse Wasser, etwas Geld und einen Stock hinterließen. Brot und Wasser war für einen zu erwartenden Besucher, das Geld für noch unbezahlte Schulden und der Stock für die Verteidigung im Falle eines Angriffs, auch nach dem Tode." (F. H., 75 J.)

Die Begegnung mit den Eziden scheint ebenfalls problematisch zu sein. Da die Eziden als nicht „rein" betrachtet werden, sind körperliche Kontakte und der gemeinsame Verzehr von Nahrung verboten.

„Einige muslimische Kurden luden Eziden zu sich ein. Das Essen, das die Eziden angeboten bekamen, wurde von den Muslimen nicht angerührt. Sogar das Geschirr und das Besteck wurden nie wieder von einem Muslim benutzt. Das Geschirr und das Besteck wurden gewaschen und aufgehoben für Eziden, wenn sie wieder zu Besuch kamen.

Die Eziden wurden nie zu einer Hochzeit oder Feier eingeladen. Ihnen wurde auch kein Essen angeboten. Sogar das übriggebliebene Essen wurde ihnen nicht gegeben. Wenn die Eziden irgendetwas angefasst hatten, dann wurde es sofort entfernt. Deswegen blieben die Eziden meistens in ihren Dörfern und gingen nur, wenn sie mussten, in die Stadt. Sie wussten, dass sie unerwünscht waren. Aber wo sollten sie denn hin? Diese Leute, die sich Muslime nannten, waren ja alle vorher Eziden." (G. H., 81 J.)

Viele Konvertierte berichten, dass mit der Zeit auch die Zahl der Moscheen in den ezidischen Dörfern zunahm, obwohl dort keine Muslime lebten. Sogar die ezidischen Friedhöfe seien zerstört worden, um dort Moscheen zu bauen.

„Vor ca. 30 Jahren wurde die erste Moschee in diesem Dorf gebaut. Der Platz, an dem die Moschee gebaut werden sollte, war ein ezidischer Friedhof. Es gab auch einen Gebetsstein, der scheinbar für die Eziden heilig war. Sie haben an diesem Ort immer gebetet. Einige dieser Gräber waren älter als 200 Jahre. Dann sei ein islamischer Vorbeter gekommen und hat diesen Gebetsstein mit seinen eigenen Händen zerstört.

Die Menschen in der Gegend hatten zu viel Respekt, um einen Friedhof zu zerstören. Der Vorbeter tat es aber, und schließlich wurde tatsächlich diese Moschee hier gebaut." (S. B., 49 J.)

Mit der Zeit bekamen auch verschiedene islamische Sekten Interesse daran, die Eziden zum Islam zu bekehren. Die Interviewten erinnern sich insbesondere an die Aktivitäten der Nakishbendi-Orden[10], welche die ezidischen Dörfer aufsuchten und versuchten, sie zum Islam zu bekehren.

„In Suruc war vor allem der islamische Orden der Kadir[11] einflussreich. Die Sheikhs des Kadri-Ordens versuchten mit allen Mitteln, auch mit Gewalt und Bedrohungen, sie zum Islam zu bekehren.

Sie sagten: ›wenn ihr nicht Muslime werdet, dann werden wir euch töten und wir kommen dafür in den Himmel. Werdet Muslime, sonst werden wir euch viele schlimme Dinge antun.‹ Die Menschen waren unwissend ... Später sind die Sheikhs der Nakshibendi gekommen. Sie kamen aus Diyarbakir, Siirt oder Mardin.

Die Nakshibendi drohten nicht, versuchten aber die Eziden zu überzeugen, dass der Islam die einzige wahre Religion ist und dass sie nun Muslime werden sollten. Sie sagten: ›jede Religion muss ein Buch haben. Die Eziden haben keines.‹ Sie sammelten die Leute im Dorf in einem Haus oder auf einem Platz und betrieben Propaganda. Schließlich blieben keine Eziden mehr übrig, oder nur einige wenige. So wurde in dem Dorf von Begê Samur 1975 eine Moschee errichtet.

Damals lebte ein Sheikh der Eziden. Er hieß Cindi. Er hat niemals wie die Muslime gebetet oder gefastet. Er hat immer gesagt, dass er Ezide sei und kein Muslim. Nachdem der Sheikh gestorben war, haben sie ihn in die Moschee gebracht, obwohl er kein Muslim war. Er war Ezide, und trotzdem wurde eine islamische Beerdigung durchgeführt. Ist das nicht ungerecht? So etwas darf man doch nicht machen." (K. B, 83 J.)

Und weiter:

„Wenn ein Ezide Muslim geworden war, dann konnte er ohne Probleme in die Stadt einkaufen gehen oder in anderen muslimischen Dörfern Besorgungen machen. Plötzlich hatte der ehemalige Ezide eine wirtschaftliche und politische Identität bekommen und er konnte Beziehungen mit den muslimischen Kurden eingehen, was

10 Der Naqschbandi-Tariqa (Nakishbendi-Orden) ist ein islamischer Sufi-Orden, der im 14. Jahrhundert in Zentralasien entstand und sich in den darauf folgenden Jahrhunderten weiter verbreitete. Ihr Gründer ist Baha-ud-Din Naqschband (1318–1389) aus Usbekistan. Dieser Orden ist in ganz Kurdistan sehr verbreitet.

11 Abd al-Qādir al-Dschīlānī oder al-Gīlānī, in Kurdisch Evdil Kadir Geylani, lebte um 1088 in der Provinz Gilan im heutigen Iran. Er wurde ein bekannter islamischer Mystiker und gründete den Qadiri-Tariqa (Qadiri-Derwisch-Orden). Er ist kein Kurde, hat aber wohl eine große Zahl von Anhängern in Kurdistan.

vorher undenkbar war. Das soziale Umfeld glaubte, dass Ezidentum etwas Schlechtes sei. Deswegen konnten die Eziden keinen Handel betreiben. Gleichzeitig kamen von außerhalb der Region immer wieder Gruppen von muslimischen Sheikhs, die versuchten, die Eziden zu missionieren. Diese Sheikhs hetzten die muslimischen Kurden auch gegen die Eziden auf. Sie waren sehr erfolgreich. Muslime nahmen keine Ernte, Obst und Gemüse von den Eziden an. Manchmal gaben die Eziden ihr Obst und Gemüse ihren muslimischen Paten, die es dann auf dem Markt verkauften." (O. T., 72 J.)

Einige Aktivisten des Qadri-Ordens propagierten offen, auch Gewalt gegen die Eziden anzuwenden, da diese keine Muslime seien und ihre Ermordung keine Sünde sei.

> „Zur Zeit der Hamide-Orden während des Osmanischen Reiches sagte man, dass die Tötung von sieben Christen einen in den Himmel bringt. Das Gleiche hat der Qadriye-Orden über die Eziden gesagt." (S. Y., 86 J.)

Einige Konvertierte versuchen für sich eine Erklärung oder Rechtfertigung zu finden, warum die Eziden in der Vergangenheit so vielen Repressalien ausgesetzt waren. Dabei wird immer wieder auf historische Ereignisse zurückgegriffen:

> „Die Kurden lernten den Islam durch Hazreti Ömer. Hazreti Ömer hatte kein Erbarmen mit denen, die nicht Muslim werden wollten. Er hat die Zerdusht-Kurden (Zarathustra-Kurden, Annahme des Autors) köpfen und kilometerlang aufhängen lassen, damit die andere Angst bekommen ...Ich glaube, wenn die Berezan-Föderation in der Region Urfa und die kurdischen Fürsten Eziden geblieben wären, dann wäre der Islam in Kurdistan nicht so erfolgreich. Ich glaube sogar, dass, wenn die Kurden Eziden geblieben wären, wir heute ein unabhängiges Kurdistan hätten ... Erst seit den 80er Jahren haben die Kurden wieder Interesse an den Eziden gefunden ... D.h., Hazreti Ömer hat so viel Blut vergossen, dass wir heute noch darunter leiden ... Der Islam begann etwa um das Jahr 637 nach der allgemeinen Zeitrechnung, sich in Kurdistan zu verbreiten. Soweit ich weiß, wurden auf Befehl von Hazreti Ömer alle möglichen schriftlichen Dokumente, historische Denkmäler, Gebetsorte und -gebäude zerstört. Es fand neben einem Genozid an den Kurden auch ein kultureller Genozid statt. Er hat die kurdische Sprache verboten, und alle sollten nun arabisch sprechen. Die Kurden sind alle zu Zeiten Hazreti Ömers mit dem Schwert zum Islam bekehrt worden. Alle Kurden waren bis dahin Eziden." (I. H., 48 J.)

Einige ältere Konvertierte erinnern sich während des Gespräches zunehmend an weitere Details zur Situation der Eziden, aber auch der anderen religiösen Gruppen:

> „Ein Teil des Dinastammes ist nach Syrien in die Städte Kobanbi, Aleppo oder Damaskus geflüchtet. Ein großer Teil des Dinastammes lehnte eine Islamisierung ab. Ein Teil ist nicht wirklich freiwillig konvertiert. Es gab auch Armenier, die hier lebten. Viele der Armenier sind auch Muslime geworden bzw. unter Zwang konvertiert. Viele ihrer Frauen und jungen Mädchen sind mit muslimischen Männern verheiratet worden.
>
> Einige Armenier sind von uns geschützt worden. So haben wir ihnen einige islamische Namen gegeben und offiziell gesagt, dass sie Muslime sind. So wurden einige Armenier gerettet."

Die Konvertierten berichten immer wieder, selbst Ziel von Ausgrenzung und Repressalien zu sein.

> „Als wir Muslime geworden sind, da sind wir wie Helden von den Muslimen gefeiert worden. Man hat uns zu sich eingeladen und sogar Geld und Felder zur Verfügung gestellt. Die Konvertierten untereinander verstehen sich heute noch gut. Aber die Muslime, deren Vorfahren keine Eziden waren, behandeln uns heute noch wie Muslime zweiter Klasse." (K. T., 63 J.)

Diese Interviews zeigen, wie sehr sich die Menschen immer noch an eigene Erlebnisse oder Ereignisse, die ihren Vorfahren widerfahren sind, erinnern.

Das Gedächtnis kann insofern als die geistige Fähigkeit verstanden werden, in der Erfahrungen gespeichert und später reproduziert oder wiedererkannt werden, um diese für das Erleben und das Verhalten nutzbar zu machen.

Ebenso kann es als Endprodukt eines Lernvorgangs verstanden werden, der die Voraussetzung für weiteres Lernen schafft. Lernen ist die Fähigkeit zur Aneignung neuer Informationen, um Erfahrungen in und mit den verschiedenen Sozialisationsstrukturen der Gesellschaft sammeln zu können, welche die Identität eines Menschen maßgeblich beeinflussen. Das Gedächtnis ist für das Überleben des Individuums wie der gesamten Gesellschaft absolut notwendig.

Das autobiografische Gedächtnis als Teil des Gedächtnisses wird nicht einheitlich definiert; empirische Untersuchungen setzen entsprechend unterschiedliche Akzente. Hierbei geht es um die Art und Weise von Erinnerungen aus der Vergangenheit und ihre Rekonstruktion durch die Sprache in der Gegenwart.

Generell kann gesagt werden, dass die Wahrscheinlichkeit, dass Ereignisse ungenau oder gar nicht mehr erinnert werden, umso größer ist, je länger die Ereignisse zurückliegen. Ereignisse, die unter hoher emotionaler Beteiligung erlebt wurden, unabhängig davon, ob sie angenehm oder unangenehm waren, werden besser erinnert.

Menschen lassen sich insofern täuschen, als sie plausibel konstruierte falsche und echte selbst erlebte Geschichten mit zunehmendem Zeitabstand schlechter auseinanderhalten können; wenn sie ihnen vorgelegt werden, rekonstruieren sie ihre Vergangenheit über den Wissensstand, den sie gegenwärtig sich haben.

Erinnerungen lassen sich danach unterscheiden, ob sie aus der Feld- oder aus der Beobachterperspektive oder aus der Perspektive des selbst Erlebten berichtet werden. Die Perspektive der Wahrnehmung und Beurteilung von Ursachen ändert sich mit zunehmendem zeitlichem Abstand. Das heißt, je mehr Zeit verstrichen ist, umso wahrscheinlicher wird es, dass Personen ihr Verhalten retrospektiv in Begriffen eigener dispositionaler Eigenschaften erklären.

Wegen des sozialen und ethnischen Hintergrundes der Eziden ist auch die Diskussion des kulturellen Gedächtnisses von Bedeutung, dessen Grundidee aus der Differenz zwischen gelebter, d. h. kommunizierter, und institutionalisierter Erinnerung besteht.

Im Sozialisationsprozess, dem die Menschen durch ihre Zugehörigkeit zu einer sozialen Gruppe unweigerlich unterliegen, werden die Individuen zum Erinnern angehalten. Sie denken und lernen innerhalb ihrer Gruppe, sie setzen sich mit sich selbst und anderen Gruppenmitgliedern verschiedener Generationen auseinander. Sie interagieren und kommunizieren. Durch die kulturelle und kommunikative Leistung der Rückholung und Rekonstruktion von Ereignissen identifiziert sich die Gruppe, sie gibt sich gleichsam einen Sinn. Neben vielen Merkmalen, durch die sich eine Gruppe definiert, ist das Erinnern, das gemeinsame Gedächtnis, ein eminent wichtiges Merkmal. Das heißt, jeder erinnert für sich und doch gemeinsam in Form von spezifischen Erinnerungsgemeinschaften. Eine Gruppe ist dadurch gekennzeichnet, dass deren Mitglieder über Gemeinsamkeiten verfügen, die aus vergangenen Erfahrungen, gegenwärtigen Überzeugungen und Erwartungen an die Zukunft resultieren.

Das autobiographische Gedächtnis hat im Wesentlichen die Funktion der Konstituierung einer Identität. Darüber hinaus erhält in einem komplexen autobiographischen Erinnerungszusammenhang manches Geschehen erst in der Retrospektive als Lebensereignis Gestalt und Bedeutung.

Das kulturelle Gedächtnis besteht, anders als das individuelle und das kollektive Gedächtnis, nicht nur innerhalb sich erinnernder Menschen, sondern darüber hinaus in Dingen wie Texten, Symbolen, Bildern und Handlungen und eröffnet damit der menschlichen Orientierung einen weiteren Zeithorizont. Erinnerungen werden durch Rituale, Zeremonien, Feste etc. vergegenwärtigt und so an die nachfolgenden Generationen weitergegeben. Zu den Festen, Ritualen und religiösen Hintergründen verweise ich auf Kreyenbroeck und Mitarbeiter (2005), die sich intensiv mit dem Thema beschäftigt haben.

Während das kommunikative Gedächtnis für eine mehr oder weniger diffuse Teilhabe aller Gruppenmitglieder an einer informellen Überlieferung steht, bilden bei den Eziden die Qewals und deren Nachfahren als Träger der Erinnerungen das kulturelle Gedächtnis, die dafür zuständig sind, die religiösen und weltlichen Überlieferungen vorzutragen. Zu den Trägern dieser Erinnerungen gehören auch die Priester, welche die sich immer wiederholenden Zeremonien und Rituale leiten.

Dennoch wird es für die nachfolgenden Generationen immer schwieriger, diese Erzählungen auf Grund ihres hohen Alters und der dadurch bedingten sprachlichen Veränderungen zu verstehen, weshalb von den zahlreichen Gebeten der Eziden verschiedene Versionen verbreitet sind.

Die ezidische Kultur sichert also ihr Fortbestehen durch die Wiedergabe der mündlichen Überlieferungen, durch Praktizieren ihrer religiösen Rituale und Zeremonien, durch das Kastensystem mit seiner klaren Aufgaben- und Pflichtenverteilung sowie durch die klare Abgrenzung zu anderen religiösen Gruppen, vor allem zum Islam. Sicherlich spielen auch die Verfolgung und Diskriminierung als Gruppe eine wichtige Rolle für die innere Solidarität und das Festhalten an den vorgegebenen Regeln. Das kulturelle Gedächtnis kann nicht vererbt werden. Es überlebt durch die Weitergabe von einer Generation zur nächsten; dieser Vorgang beginnt schon in der frühesten Kindheit.

Die Identität eines Individuums wird durch diese von der Gesellschaft vorgegebene und gelebte Kultur beeinflusst. Man kann in diesem Fall von individueller kultureller Identität sprechen, während kollektive kulturelle Identität als Mosaik aus vielen einzelnen Identitäten betrachtet werden kann. Kollektive Identität ist jedoch ausschließlich ein Konstrukt, das nur durch Identifikation der einzelnen Mitglieder entstehen kann (vgl. Assmann 1999).

Es kann davon ausgegangen werden, dass dieses Interesse an der eigenen Vergangenheit und damit auch der Identität durch die bessere Kommunikation der Eziden untereinander, den Zugang zu mehr Informationen über ihre Geschichte, vor allem durch die ezidische Diasporagemeinschaft, die bessere Schulbildung in den letzten 50 Jahren und die aktuelle Benachteiligung der Eziden in ihren Herkunftsgebieten bedingt ist. Es wird versucht, den Sinn hinter dem Vorgefallenen zu suchen und im Vergleich mit der weiter zurückliegenden Vergangenheit zu verstehen. Die ezidische Geschichte und ihre mündlichen Überlieferungen liefern einige Informationen für eine Beschäftigung mit dem eigenen Schicksal und dienen als Ausgangspunkt für eine mögliche Suche nach Erklärungen.

5.8 Erinnerungen von traumatischen Ereignissen

Seit jeher fügen Menschen anderen durch ihr Handeln Wunden zu. Oft sind diese in ihrer Wirkung so überwältigend, dass Individuen oder gar ganze Gesellschaften dadurch erschüttert und bisweilen zerstört werden. In der westlichen Psychiatrie spricht man bei traumatisierenden Erlebnissen unterschiedlichster Art von Psychotraumata (Friedmann und Jaranson 1994). Sie zeichnen sich durch Intrusionen, Vermeidungsverhalten (wozu auch explizite Gedächtnisdefizite gezählt werden) sowie ein ständig erhöhtes Erregungsniveau aus (Kizilhan et al. 2023).

Brewin (2001) vermutet, dass die Speicherung eines traumatischen Ereignisses auf unterschiedliche Art und Weise geschieht. Einerseits werden die Erinnerungen im autobiografischen Gedächtnis repräsentiert, das Trauma ist mehr oder weniger erfolgreich in den Kontext von Vergangenheit, Gegenwart und Zukunft der Person eingegliedert. Diese Gedächtnisform ist abrufbar durch verbale Kommunikation, stark abhängig von Aufmerksamkeitsprozessen und kann ihrerseits stark vom Erregungsniveau der Person beeinflusst werden.

Die andere Form von Erinnerungen zeichnet sich durch eine extensive unbewusste Verarbeitung der traumatischen Situation auf einer niedrigeren perzeptuellen Ebene inklusive der körperlichen Reaktionen der Person aus. Es wird angenommen, dass in der Traumasituation eine Furchtkonditionierung (konditionierte emotionale Reaktion) stattfindet (Le Doux 1998), die dazu führt, dass später traumarelevante Reize immer wieder starke, unkontrollierbare Intrusionen und Flashbacks, aber auch extreme Schreckreaktionen auslösen. Das traumatische Ereignis wird durch wiederkehrende und intrusive, belastende Erinnerungen, durch Träume oder durch ein Handeln oder Fühlen, als ob es wiedererlebt würde, gekennzeichnet. Internale oder externale Cues, die mit einem Aspekt des Traumas verbunden sind, können eine intensive psychische Belastung hervorrufen und körperliche Reaktionen provozieren. Dieses intensive Wiedererleben steht im Kontrast zur Unfähigkeit, wichtige Aspekte des Traumas zu erinnern. Weiterhin können Depersonalisationserlebnisse auftreten, es kann nur auf eine eingeschränkte Bandbreite des Affekts zugegriffen werden, während gleichzeitig das Gefühl einer eingeschränkten Zukunft (prospektives Gedächtnis) besteht.

Bei der Erinnerung an Traumata stehen emotionale und sensorische Elemente im Vordergrund, deklarative Elemente dagegen scheinen kaum ausgebildet. Möglicherweise werden traumatische Erinnerungen auf Grund des verstärkten Aufmerksamkeitsfokus oder der Interferenz von extremer emotionaler Erregung mit hippokampalen Gedächtnisfunktionen anders kodiert als gewöhnliche Gedächtnisinhalte.

Van der Kolk (1997, S. 243–260) unterscheidet vier Klassen von Gedächtnisbeeinträchtigungen durch Traumata: traumatische Amnesie, allgemeine Beeinträchtigung des Gedächtnisses, dissoziative Prozesse, sensomotorische Organisation traumatischer Erinnerungen.

Alle Arten traumatischer Ereignisse können zumindest mit partieller Amnesie einhergehen. Als Beispiele dafür wurden besonders häufig sexueller Missbrauch in der Kindheit, das Miterleben (Augenzeuge sein) eines Mordes oder Selbstmordes eines Familienmitglieds sowie Kriegserlebnisse genannt. Die Wahrscheinlichkeit, dass ein traumatisches Erlebnis einen großen Einfluss auf die weitere Entwicklung der betroffenen Person hat, ist umso größer, je jünger sie zum Zeitpunkt des Erlebens ist und je länger das traumatisierende Geschehen anhält (vgl. van der Kolk 1997).

Die Mechanismen, die das Gedächtnis nach traumatischen Erfahrungen allgemein beeinträchtigen, sind noch immer nicht gut erforscht. Besonders bei kindlichen Traumata wird der Sachverhalt kompliziert, da Kinder noch nicht die Fähigkeit haben, kohärente Narrationen ihrer Erfahrungen auszuformen. Klinische Beobachtungen zeigen, dass Erwachsene, die als Kinder fortwährend traumatisiert wurden, unter einer Beeinträchtigung des Gedächtnisses sowohl für autobiographische als auch für kulturelle Ereignisse leiden. Die Kombination von Lücken im autobiografischen Gedächtnis und dem fortgesetzten Anwenden von Dissoziation als einer Strategie, um Konsistenz mit dem Selbstbild und der Umwelt zu bewahren, kann es sowohl erschweren, Erfahrungen der Vergangenheit zu rekonstruieren als auch die Gegenwart angemessen zu konstruieren (van der Kolk 1997), was auch in einigen Studien über die Identität ethnischer Minderheiten festgestellt wurde. Infolge grausamer Ereignisse entstehen – wohl auch als Selbstschutz – historische Lücken. Um sich nicht erinnern zu müssen, werden Rituale und/oder Tabus entwickelt, um zu verhindern, dass die nachfolgende Generation danach fragt (Kizilhan 2017).

Traumata sind im Gedächtnis auf einer sensomotorischen und affektiven Ebene organisiert. Klinische Beobachtungen traumatisierter Personen geben Auskunft darüber, wie deren Erfahrungen ursprünglich ohne eine semantische Repräsentation organisiert waren. Die sensorischen Komponenten werden auf visueller, olfaktorischer, kinesthetischer, auditiver oder affektiver Ebene oft so erlebt, wie sie zum Zeitpunkt der Traumatisierung auftraten. Selbst wenn sehr viel Zeit vergangen ist und selbst nachdem die Erlebnisse in eine narrative Form gebracht wurden, berichten die meisten Probanden, dass die Erlebnisse immer noch als Intrusionen in Form von sensorischen Wahrnehmungen und affektiven Zuständen auftreten. Dies widerspricht der gängigen Annahme, dass Flashbacks verhindert werden können, wenn traumatische Erfahrungen in Narrationen ausgedrückt werden (van der Kolk und Fisler 1995).

Nicht alle Personen, die ein schweres Trauma erleben, entwickeln eine akute Belastungsstörung oder eine Posttraumatische Belastungsstörung. Eine traumatische Situation wird durch den DSM-V[12] als ein Ereignis definiert, das von einer Person erlebt oder beobachtet wurde und das den tatsächlichen oder drohenden Tod oder ernsthafte Verletzungen oder eine Gefahr für die körperliche Unversehrtheit der eigenen oder anderer Personen enthält. Die Reaktionen der betroffenen Person umfassen intensive Furcht, Hilflosigkeit oder Entsetzen.

Das traumatische Ereignis hinterlässt unauslöschliche Gedächtnisspuren; Eindrücke, die immer wieder ins Bewusstsein eindringen und die Befindlichkeit einer Person wesentlich einschränken können. Oft stellen sich lebhafte Frag-

12 Das Diagnostische und Statistische Manual psychischer Störungen (DSM; Diagnostic and Statistical Manual of Mental Disorders, Version V)) ist ein weltweit angewandtes Klassifikationssystem der psychischen Störungen, das in einem breiten klinischen Gebiet Anwendung findet.

mente der Erinnerung in Form von visuellen Bildern[18] ein, die das Gesicht des Aggressors oder eine Leiche enthalten können.

> „Sie schubsten mich zur Seite. Ich war erst sieben Jahre alt. Es waren viele muslimische Männer. Mein Onkel rief immer wieder ›lauf weg, lauf weg‹. Aber ich konnte nicht. Ich war nicht in der Lage mich zu bewegen. Dann sah ich, wie die Männer eine Forke nahmen und immer wieder auf meinen Onkel stachen. Sie stachen immer wieder und wieder auf ihn ein ... Mein Onkel hatte nichts gemacht. Er war Ezide. Ich sehe heute noch die Kinder der Mörder meines Onkels und sage nichts. Ich will nicht die Vergangenheit aufrollen. Außerdem ist damals keiner von ihnen verhaftet worden. Jetzt sind alle tot. Aber wenn ich ihre Kinder, die jetzt in meinem Alter sind, sehe, dann erinnere ich mich sehr genau ..." (B. D., 73 J.)

Die Visualisierung wird von negativen Gefühlen begleitet (z. B. Angst, Wut, Erregung und Hoffnungslosigkeit), die mit dem Trauma assoziiert werden. Durch die Intensität der Eindrücke ist es für die Betroffenen so, als würden sie das Trauma nicht nur erinnern, sondern wiedererleben. Diese Gedächtnisphänomene werden auch Flashbacks oder Flashbulb-Erinnerungen genannt. Eine Traumastörung geht mit Vermeidungsverhalten einher, das Gedanken, Gefühle, Konversationen, aber auch Aktivitäten, Orte und Personen betrifft, die Erinnerungen an das Trauma auslösen.

6. Transgenerationale und kollektive Traumata

Die Theorie der transgenerationalen und kollektiven Traumata geht von der Annahme aus, dass ethnische und religiöse Gruppen in der Vergangenheit durch Kolonialismus, Sklaverei, Krieg und Genozid einem Massentrauma ausgesetzt waren. Die nächste Generation sowie die nachfolgenden Generationen haben selbst aufgrund von kollektiven traumatischen Erlebnissen das Trauma ihrer Vorfahren sowie ihr eigenes an die nachfolgenden Generationen weitergegeben und immer wieder transformiert. Die Traumaerfahrung, die mit einer Mischung aus Übertragung von historischen und gegenwärtigen kollektiven Traumata von einer Generation auf die andere übergeht, zeigt selbst mehrere Generationen nach dem ursprünglichen Traumaerleben eine höhere Prävalenz für psychische Belastungen. Das belegt, wie transgenerationales Trauma den aktuellen psychischen Gesundheitszustand von ethnischen oder religiösen Kollektiven beeinflussen kann. Zunächst wollen wir auf die klinisch definierte und evidenzbasierte Diagnose der Posttraumatischen Belastungsstörung, also der individuellen Traumatisierung, und danach auf das Kollektive eingehen.

6.1 Die Posttraumatische Belastungsstörung

Die spezifischen Störungsbilder, die bei Vietnam-Veteranen beobachtet wurden, führten in den 1980er Jahren zu der diagnostischen Kategorie Posttraumatische Belastungsstörung. Damit erhielt die empirische Forschung ein neues Bezugssystem, in dem die Auswirkungen traumatischer Ereignisse besser untersucht und verstanden werden konnten. Spezifische Bewusstseinsveränderungen und Erinnerungsprozesse sind ein wesentliches Merkmal dieser Kategorie. Nichttraumatische Erinnerungen werden kognitiv assimiliert, verallgemeinert und in bestehende kognitive Schemata und Narrative eingebaut. Bei traumatischen Erfahrungen dagegen erzeugt die Notwendigkeit, sich gegen eine übergroße Erregung zu schützen, einen andersartigen Bewusstseinszustand, welcher der Enkodierung von Erfahrung spezifische Einschränkungen auferlegt. Die Verwendung linguistischer Kanäle wird gedrosselt und die der sensomotorisch-affektiven verstärkt. Das Ergebnis ist ein nichtsymbolischer, inflexibler und unveränderbarer Inhalt traumatischer Erinnerung, deren Zugang zum Bewusstsein starken Einschränkungen unterliegt. Ihr Wiederauftauchen ist abhängig vom Auftreten bestimmter Reize, die mit der ursprünglichen traumatischen Szene assoziiert sind (state dependant memory). Dissoziation, nicht Verdrängung ist der entscheidende Mechanismus, mit dem die traumatische Erinnerung vom Bewusstsein ferngehalten wird und die für die traumatische Amnesie verantwortlich ist. Traumatische Erinnerungen werden vorwiegend als sensorische Fragmente des Ereignisses gespeichert und isoliert als Bilder, Körpersensationen, Geruchsempfindungen oder Geräusche aufbewahrt. Da sie von allen anderen Erinnerungen dissoziiert sind, ist eine Verbindung mit ihnen möglich. Erst allmählich, wenn überhaupt, entwickeln sich verbale Narrative, die aber nicht verhindern, dass die traumatisch-sensorischen Fragmente intrusiv immer wieder ins Bewusstsein einbrechen. Auf der Basis dieser Ergebnisse stellen van der Kolk et al. (1996) fest, dass bei traumatischen Erfahrungen die Synthese in ein integriertes semantisches Gedächtnis fehlschlägt.

Während das Trauma bei Erwachsenen auf eine bereits entwickelte Persönlichkeit trifft, beeinflusst und deformiert es die Persönlichkeit eines Kindes in stärkerem Ausmaß. In den Forschungsarbeiten von Keilson (1992) wird deutlich, dass das Alter, in welchem ein Kind einem Trauma ausgesetzt ist, eine ausschlaggebende Rolle für die spätere Bewältigung spielt: Je jünger das Kind war, desto länger anhaltend ist die traumatische Wirkung. Das Trauma greift in die Entwicklung ein, indem es das Kind zwingt, außergewöhnliche Bewältigungsmechanismen zu entwickeln, zu denen es von seinem Alter her in der Regel noch nicht in der Lage ist.

Für die Ausbildung einer Posttraumatischen Belastungsstörung kommt eine Studie mit 32 Marine-Veteranen des Zweiten Weltkrieges auf eine Rate von 15 % (Hamilton et al. 1987), eine Studie mit dänischen Widerstandskämpfern des Zweiten Weltkrieges (n = 147) sogar auf 56 % (Hovens et al. 1992). Amerikanische Studien mit 62 Kriegsgefangenen nach dem Zweiten Weltkrieg ergaben, dass 20 % von ihnen mindestens einmal eine psychische Störung hatten. Fast ein Drittel berichtete auch nach 40 Jahren noch von entsprechenden Symptomen (Speed et al. 1889). Fast drei Viertel von 817 Wehrmachtsangehörigen, die in russische Gefangenschaft geraten waren, hatten eine PTBS ausgebildet, die umso stärker war, je länger sie sich in Gefangenschaft befunden hatten (Crocq et al. 1991).

Die Intensität und die Dauer des Kampfeinsatzes (Breslau und Davis 1992; Foy et al. 1984; Green und Berlin 1987; Solkoff et al. 1986), die Gefährlichkeit einer Vergewaltigungssituation (Bownes et al. 1991; Kilpatrick et al. 1989), die Intensität einer Foltererfahrung (Basoglu et al. 1994; Speed et al. 1989) oder der körperlichen Verletzung (Abenhaim et al. 1992) stehen in einem positiven Zusammenhang mit der Wahrscheinlichkeit, eine Posttraumatische Belastungsstörung zu entwickeln.

In unserer Studie (Kizilhan 2020) haben wir den Zusammenhang zwischen sexuellen Übergriffen und PTBS fünf Jahren nach dem Genozid an den Eziden untersucht. In der Untersuchung haben wir 268 ezidische Frauen, die entweder in einem Haushalt oder in einem Flüchtlingslager lebten, zu sexuellen Übergriffen und Symptomen einer posttraumatischen Belastungsstörung (PTBS) befragt. Die Anfälligkeit für PTBS war bei Frauen, die sexuelle Übergriffe erlitten hatten und in Flüchtlingslagern lebten, größer als bei Frauen, die in einem Haushalt lebten. Sie war auch bei Frauen, die bei Ausbruch des Völkermords 24 bis 28 Jahre alt waren, höher als bei Frauen, die zum Zeitpunkt des Völkermords 18 bis 23 Jahre alt waren. Alle waren extremer Gewalt ausgesetzt, und 37 % hatten die Ermordung eigener Familienmitglieder miterlebt, waren mindestens 6 Monate lang in IS-Lagern und wurden von IS-Terroristen vergewaltigt. Von der Stichprobe hatten 58 % eine PTBS.

Die hohe Prävalenz von PTBS unterstreicht die Notwendigkeit einer verbesserten Gesundheitsversorgung, um die mittel- und langfristigen Folgen der Kriegsgewalt bewältigen zu können (Kizilhan 2020).

Risikofaktoren auf der individuellen Ebene sind prätraumatisch bestehende Vulnerabilitäten. Als solche gelten das weibliche Geschlecht (Breslau et al. 1999), vorangegangene traumatische Erlebnisse (Breslau et al. 1999), psychiatrische Auffälligkeiten in der Vorgeschichte des Betroffenen oder seiner Familie (Perkonigg et al. 2000), aversive Lebensereignisse (Hodgins et al. 2001), ein negatives Erziehungsverhalten der Eltern (Breslau et al. 1995) und Persönlichkeitsmerkmale wie Neurotizismus und Introversion (Lawrence und Fauerbach 2003; Schnurr et al. 1993). Das Lebensalter hingegen ist mit der Entwicklung einer PTBS negativ korreliert (Essau et al. 1999).

Wenn PTBS-Patienten genügend soziale Unterstützung erfahren, bilden sie weniger Symptome aus. Weiterhin wurde das Augenmerk auf die Copingstile von Menschen nach dem traumatischen Ereignis gerichtet. Vietnamveteranen mit einer PTBS zeigten mehr emotions- und weniger problemorientiertes Copingverhalten als Veteranen ohne PTBS (Nezu und Carnevale 1987).

In einer Stichprobe von Veteranen des Libanonkrieges gingen höhere Ausprägungen von emotionsorientierten und vermeidenden Stressverarbeitungsstrategien mit einer stärkeren Symptomatik einher, während problemorientiertes Copingverhalten mit einer schwächeren Symptomatik assoziiert war. Die Autoren interpretierten dies dahingehend, dass die Wahrnehmung von Hilflosigkeit und Unkontrollierbarkeit der Situation bei Probanden mit einer PTBS konkreten Problemlösungsstrategien im Wege stehe oder die erlebte Symptomatik vermeidendes Copingverhalten bewirke (Solomon et al. 1988). Allerdings zeigte sich, dass dieser Zusammenhang von der Stärke des traumatischen Stressors beeinflusst wurde.

6.2 Psychologische Folgen des IS-Genozids

Auf Grund meiner Untersuchung mit mehr als 1400 Frauen und Kindern, die über mehrere Monate in IS-Gefangenschaft waren, können bisher folgende Merkmale festgestellt werden (Kizilhan und Noll-Hussong; Kizilhan et al. 2023):

1. Plötzlich einsetzende Erregungs- und Angstzustände.
2. Fremdheitsgefühle, Gefühle, nicht mehr die gleiche Person zu sein.
3. Schuldgefühle, überlebt zu haben, da viele nahestehende Personen getötet wurden oder noch in Gefangenschaft leben.
4. Schamgefühle, das Gefühl, auf Grund sexualisierter Gewalt „entehrt“ zu sein.
5. Angst vor Ablehnung durch die eigene Gemeinschaft, auch wenn dies nicht der Fall ist. Ständige Angst, mit der sexualisierten Gewalt konfrontiert und ausgegrenzt zu werden.
6. Ein Zustand des seelischen Überwältigt- und Geringseins, der nur schwer zu beschreiben ist und sich in Depressionen, apathischer Zurückgezogenheit, Kontaktmangel, Unfähigkeit zu Freude und Genuss bis hin zur völligen Starre und geistiger Abstumpfung äußert.
7. Das Bild „tot zu sein“, ein von der ständigen Begegnung mit dem Tod geprägtes schattenhaftes, furchtsames, gedrücktes Verhalten.
8. Quälendes Wiedererleben der Schrecken des Lagers, als Hypermnesie bezeichnet, z. B. Wiedererleben von Misshandlungen oder der Ermordung von Angehörigen.
9. Ermüdung, leichte Erschöpfbarkeit, Konzentrations- und Gedächtnisstörungen.
10. Sexuelle Störungen.
11. Psychosomatische Symptome wie Herzbeschwerden, Kopfschmerzen, Schwindel, Schweißausbrüche, Magen- und Darmbeschwerden, Schlaflosigkeit.
12. Psychotische Zustände mit Wahnvorstellungen (Gefühl, noch immer im Lager und verfolgt zu sein).
13. Dissoziative Anfälle, auch schwere Krampfanfälle, und Wiedererleben des Traumas
14. Die Opfer erleben ihre eigenen Traumata mit den entsprechenden Folgen, erinnern sich nun verstärkt an die Erzählungen und Geschichten ihrer Vorfahren über historische Genozide und werden mit dem aktuellen Genozid an ihrer Gemeinschaft konfrontiert.

Auch nach der Befreiung aus der IS-Haft finden die Opfer denkbar ungünstige Bedingungen für die Traumaverarbeitung vor. Viele erfahren vom Verlust weiterer Familienangehöriger und Freunde und können nicht an ihren Wohnorten zurück, weil der IS weiterhin dort agiert und droht, die Eziden zu vernichten. Ihre früheren Lebenszusammenhänge sind zerschlagen.

Shirin erzählt, dass sie vom IS verschleppt, ihre Familie verhaftet und ermordet wurde. Sie wurde 6 Mal verkauft, vergewaltigt, geschwängert und immer wieder geschlagen. Hier ein kurzer Auszug der Schilderung ihrer Ängste und traumatischen Erlebnisse:

Als er fertig war, ließ er mich, so weinend, auf dem Bett liegen. Im Bad stand ich vor dem Spiegel und starrte mich an. Mit einem verzerrten Gesicht, das nicht mir gehörte. „Warum? Warum passiert mir das? Was habe ich in meinem Leben falsch gemacht?" Völlig außer mir habe ich nach Mahrusa gerufen. „Wenn du eine Schere hast, dann bring sie mir!"

Wenn sie zur Mittagszeit angeklopft haben, wussten wir, dass das Essen kam. Da ist keine von uns in sich zusammengefahren. Aber nachts, wenn wir Geräusche hörten, haben wir alle angefangen zu zittern. Angespannt bis zum Äußersten horchte ich in den Flur hinein. Die Schritte wurden lauter. Huyam keuchte leise neben mir. Ich verkrallte meine Finger in die Decke und wünschte mir tot zu sein. Bis ich gemerkt habe, dass es eine andere traf. „Heute bin nicht ich dran!" Tiefes Ausatmen.

Dafür aber litt eine Freundin von mir. Schmerzenslaute höre ich noch heute. Ich habe mich so hilflos gefühlt ... So viele Mädchen in diesem Wohnheim zusammengetroffen sind, so viele unterschiedliche Geschichten gibt es auch. Und jede von ihnen erzählt, was ihr widerfahren ist. Was sie gesehen oder mitbekommen hat. Von Gefangen, die lebendig verbrannt worden sind. Von abgeschnittenen Brüsten und aufgeschlitzten Bäuchen schwangerer Frauen. Alle berichten, wie lange sie versklavt oder wie viele Familienmitglieder sie verloren haben. Das ist schwer auszuhalten. Wir haben überlebt, aber immer wieder fühlen wir uns, als ob wir tot wären ...

6.3 Trauma, Wissen und kollektives Gedächtnis

Neben dem individuellen Trauma als Folge eines Traumaereignisses sind ethnische und religiöse Gruppen über mehrere Generationen hinweg ständiger Bedrohung ausgesetzt (Kizilhan 2017). Sowohl das Individuum als auch das Kollektiv werden zum Opfer und erleben einen Bruch in ihrer täglichen Routine, der von einer Generation zu nächsten weitergegeben und sich dabei ständig transformiert (Danieli 1998). Bewältigungs- und Anpassungsmuster werden an zukünftige Generationen weitergegeben und können als Teil der Kultur, Religionen und Normen integriert und durch Kommunikation in Form von mündlicher Überlieferung, aber auch durch Rituale und Zeremonien erfahren werden (Bar-On et al. 1998). Dieser Prozess der Weitergabe von Gruppenverhaltensmustern wird sowohl auf bewusster als auch auf unbewusster Ebene durchgeführt (Scharf 2007; Kellermann 2001).

Kollektive Traumatisierungen, Krieg und Gewalt erzeugen spezifische Konflikte zwischen den Generationen und in der Folge Probleme der Selbstidentifizierung. Das kollektive Trauma entwickelt eine sichtbare und eine nichtsichtbare Präsenz, die alles durchdringt und die innere Repräsentanz der Realität über mehrere Generationen hinweg prägt. Es entsteht eine besondere Bindung zwischen den Generationen, eine Art kollektives Trauma-Schicksal (Bar-On 1988). Diese gemeinsame Traumageschichte wird durch Erzählungen, Lieder und Musik weitergegeben. Rituale und Verbote, Ängste und Vermeidungsverhalten entstehen:

> „Zum Todestag meines ermordeten Bruders wird jedes Jahr ein Essen vorbereitet. Es gleicht einem Fest, und doch ist keiner an dem Tag wirklich glücklich. Die ältere Generation der Verwandtschaft erzählt von ihrem Verfolgungsschicksal. Es sei nur noch gesagt, dass die Älteren den ganzen Tag fast nichts sagen und nur unzufrieden sind. Wenn sie dennoch von der jüngeren Generation daraufhin angesprochen werden, dann wechseln sie das Thema. Manchmal an solchen Tagen aber fangen sie plötzlich an, unaufhörlich zu sprechen, als hätten sie das ganze Jahr darauf gewartet." (I. R., 63 J.)

Restriktive Verhaltensweisen gegenüber Kindern treten regelmäßig dann auf, wenn Eltern mit ihrer eigenen leidvollen Geschichte infolge traumatischer Ereignisse nicht zurechtkommen. Das Kind phantasiert sich in die Geheimnisse der Eltern hinein. Es füllt die Leerstelle mit eigenen kindlichen Vorstellungen. Phantasien und Mysterien über die Geschichte der Eltern entstehen, die in die Psyche der Kinder eindringen und um Tod und Leben und um die Rollen von Mörder und Opfer kreisen und unbewusst das Handeln und Erleben der Kinder bestimmen (Bar-On 1988).

Andererseits kann beobachtet werden, dass Soldaten an ihren Kriegsidealen festhalten, um ihre Weltsicht und die grausamen Ereignisse, an denen sie beteiligt waren, zu rechtfertigen, besonders auch ihren Kindern gegenüber. Zahlreiche Kinder werden nach dem Militärdienst ihrer Väter für manche zu einem Objekt ihres Selbst, in dem sie Bestätigung suchen und quasi als narzisstisches Objekt von den Vätern instrumentalisiert. Diese reißen die Kinder an sich und funktionalisieren sie, um sie nach ihren Bedürfnissen „zurechtzubiegen" (Pennebaker 2004).

In anderen Fällen verdrängen Menschen vieles oder schweigen bewusst über grausame Ereignisse. So können es Teile des eigenen Selbst sein, die sie aber nicht verantworten und mit denen sie sich nicht mehr auseinandersetzen, sondern diese projektiv im Kind wahrnehmen, dessen Identität sie so negativ definieren. Das kindliche Selbst wird auf diese Weise von den Eltern seelisch missbraucht. Es kann sich nicht dagegen wehren und die Geheimnisse, die Täuschung und den Verrat nicht entwirren. Das Kind geht, um die Beziehung zu den Eltern nicht zu gefährden, eine „beschützende Beziehung zur Geschichte der vorhergehenden Generation" (Faimberg 1987) ein, und durch die verzweifelt festgehaltene kindliche Liebe verbietet es sich selbst, die Versionen der Lebensgeschichte der Eltern zu hinterfragen.

Die Maskierung und Verleugnung der Realität durch die Eltern beschädigt das Realitätsgefühl des Kindes und kompromittiert seine moralischen Werte. Eine derartige Identifizierung mit der Geschichte der Eltern und mit ihren Schuldgefühlen behält den Charakter eines Fremdkörpers bei, der nicht in das Selbst des Kindes assimiliert wird. Stirbt in einem solchen Fall der Vater, so misslingen die Trauerprozesse der Kinder zumeist: Die Trauer muss abgewehrt werden, weil sie die beschützende Beziehung zu dem Verstorbenen bedroht und zerreißen würde. Die schmerzhafte Verarbeitung der Erinnerungen und die sich darin vollziehende Auflösung der Bindung an den Toten würde unweigerlich zur Aufdeckung des Geheimnisses und zur Aufgabe der beschützenden Beziehung führen (Faimberg 1987).

Zwischen traumatischem Erleben und Wissen besteht eine komplexe Beziehung (Pennbaker 2004). Gegen das Wissen um das Trauma richtet der Traumatisierte eine Abwehr auf, weil Wissen die wieder etablierte, wenn auch fragile psychische Integrität bedroht. Die mitgeteilten Erinnerungen an das Trauma sind in vielen Fällen nicht die eigentlich verstörenden, in denen der Schrecken, das unaussprechliche Entsetzen und Grauen, die überwältigende Angst, Ohnmacht und Hilflosigkeit aufbewahrt sind. Mit diesen Erfahrungen konfrontiert zu werden, bedeutet für den Traumatisierten nichts anderes, als wieder von ihnen überwältigt zu werden. Daher treten an ihre Stelle häufig andere Aspekte des gesamten Geschehens, die als Deckerinnerungen für das eigentliche Trauma fungieren (Krystal 2000). Diese Vermeidung der Konfrontation mit der Realität traumatischer Erfahrung findet sich nicht nur bei den direkt Traumatisierten, sondern bei allen, die daran teilhaben – als Täter, Zuschauer oder eher entfernte historische Zeugen, wie es z. B. die Kinder der Betroffenen sind.

Die nachträgliche Konfrontation mit dem Trauma erzeugt in allen heftige Gefühle von Angst, Schmerz, Wut, Scham, Schuld, gegen die sie sich wehren, um nicht damit in Berührung zu kommen. Um sich vor diesen Affekten zu schützen, vermeiden sie ihre Erinnerungen, wollen nichts davon wissen. Nichtwissenwollen ist kein passives Verschließen gegenüber der Wahrnehmung, sondern ein aktives Zurückweisen. Erinnern und Vergessen werden auf diese Weise dynamisch vielfach miteinander verwoben. Außerdem kann die Erinnerung von bestimmten Ereignissen dazu benutzt werden, andere traumatische Aspekte der Realität zurückzudrängen. So entstehen vielfältige Mischungen von Abwehr und Erinnerung, die von aktiver Unterdrückung und vollständigem Vergessen bis zum verschobenen Wissen, zu Deckerinnerungen und Wiederinszenierungen reichen (Solomon et al. 1988).

Es sind Formen der Abwehr, die gewaltsam, aber auch sehr subtil durchgesetzt werden können. Auf diese Weise sind nicht nur in der individuellen Erinnerung, sondern auch im kollektiven Gedächtnis und in der politischen Auseinandersetzung affektive Abkapselung, bearbeitende Phantasie und die Anerkennung der historischen Realität kollektiver Katastrophen ineinander verwoben (vgl. Bar-On 1988).

Traumatische Erinnerungen bleiben, auch wenn alle Geschehnisse schon lange zurück liegen. Verluste können nicht wirklich betrauert werden. Die Stummheit kann oft nicht aufgebrochen werden, weil Schuld und Scham so groß sind, dass Enttabuisierungen zu großen seelischen Schäden führen würden.

Die gemeinschaftlichen Erinnerungen vieler ethnischer und religiöser Gruppen wie der Eziden sind geprägt von jahrhundertelanger Verfolgung, von Massakern und Gruppenvernichtungen. Die Erfahrung und das Wissen, dass andere Gruppen und Mächte ihre Existenz als Gruppe in Frage stellten und versuchten, sie zu vernichten, hat die Individuen tief geprägt und geformt. Erfahrene Grausamkeit und unvorstellbare Verbrechen führen zu einer kollektiven Erinnerung, welche die gesamte Gesellschaft beeinflusst und verändert hat. Erinnert werden nicht die historischen Fakten und die politischen Hintergründe des Geschehens allein. In den Berichten der Zeugen und Zeitzeugen geht es nicht um die objektive Wahrnehmung des Ereignisses, denn niemand kann diese Ereignisse wirklich wahrnehmen, geschweige denn verstehen, sondern es geht darum, dass diese Ereignisse tatsächlich stattgefunden haben. Erinnert wird an die gewaltsamen Einschnitte im eigenen Leben, im Leben der Eltern, der Verwandten und der kollektiven Geschichte.

Nicht die historische Tragweite der Erfahrungen und Erinnerungen einer Gemeinschaft wird im kollektiven Gedächtnis bewahrt, sondern der Sinn, den diese für die Gemeinschaft tragen, denn das kollektive Gedächtnis birgt Ziele, Wünsche und Orientierungen mit identifikatorischen Funktionen, die nicht an eine bestimmte Zeit gebunden sind.

6.4 Genozid und die Auswirkung auf die nachfolgenden Generationen

Der Genozid ist also für die Opfer eine Form des kollektiven Traumas, die in ihrer Bedeutung weit über andere kollektive Traumata hinausgeht.

Wie bei den Holocaust-Opfern und Opfern anderer Genozide muss damit gerechnet werden, dass die nachfolgenden Generationen darunter leiden und einige auch psychische Symptome zeigen werden (vgl. Barocas und Barocas 1979; Bergman und Jacovy 1982; Danieli 1998; Epstein 1979).

In vielen Studien konnte gezeigt werden, dass Kinder von Überlebenden des Holocaust, die selbst nicht dem Nazi-Terror ausgesetzt waren, trotzdem ähnliche Symptome zeigen wie die Opfer selbst; als hätten sie es selbst erlebt (Barocas und Barocas 1979).

Es muss damit gerechnet werden, dass nachfolgende Generationen sich mit dem Genozid beschäftigen und möglicherweise Misstrauen anderen Gruppen gegenüber, Identitätsprobleme, geringen Selbstwert und eine Art „Minderheitenkomplex“ entwickeln, einhergehend mit einer tiefen Überzeugung, von der Welt ungerecht behandelt worden zu sein.

Dies wird auch Einfluss auf die Beziehungen innerhalb der Familie haben. Konflikte werden vermutlich weniger mit den Eltern ausgetragen, um sie als Überlebende nicht zu belasten. Aggressives Verhalten in Konflikten bzw. Unterdrückung von Aggression wird sicherlich ein wichtiges Thema sein. Eine offene Aggression in Überlebenden-Familien wird wie bei den Holocaustüberlebenden eher ein Tabu sein. Normaler Ärger und Ablehnung, die Kinder manchmal gegenüber ihren Eltern empfinden, wird durch das Bewusstsein der Kinder um das, was ihre Eltern erleiden mussten, in Schach gehalten und somit aufgehoben bzw. unbewusst unterdrückt.

6.5 Transgenerationale Traumata und die Folgen für die aktuelle Traumatisierung

Der Genozid des IS an den Eziden hat neben der aktuellen Traumatisierung auch die Genozide und Massaker an ihren Vorfahren wieder in ihrem Gedächtnis reaktiviert. Sie erleben dadurch eine mehrfache Traumatisierung und kommen zu der Erkenntnis, dass sie sich nicht wehren können und immer wieder Opfer islamistischen Terrors werden. Die Distanz zum Islam ist deutlich größer geworden. Aus Angst äußern sie sich nicht gegenüber ihren muslimischen Landsleuten, aber sie haben ihr Vertrauen verloren, weil sie erneut im Namen des Islam Gewalt erleben mussten. Sie sind häufig unsicher, angespannt, in Sorge um das Leben ihrer Kinder und haben Gefühle von Ohnmacht und Hilflosigkeit. Sie haben ihre individuellen Traumata, sind als Kollektiv am 3. August 2014 traumatisiert worden und erinnern sich an transgenerationale Traumata ihrer Vorfahren. Wir sehen ähnliche Verhaltensformen bei jüdischen Menschen, die den Holocaust überlebt haben (Bar-Tal 2000).

Bei den Eziden können drei Arten von Traumata beobachtet werden. Durch das Narrativ sind von einer Generation zur anderen die Genozide, verbunden mit Angst und Unsicherheit, durch Geschichten, Lieder und Gebete weitergegeben wurden. Der Begriff „Ferman“ steht für Genozid. Sobald die Eziden das Wort „Ferman“ hören, werden Erinnerungen an historische Genozide aktiviert. Vor diesem Hintergrund erlebten die Eziden den Genozid durch den IS, beginnend am 3. August 2014, als eine Fortführung der Traumata gegen ihr Kollektiv.

Diese kollektiven Erfahrungen, die Teil des kollektiven Gedächtnisses der Eziden sind, können in der psychotherapeutischen Behandlung bei der Resilienzstärkung helfen, mit dem individuellen Trauma umzugehen. Für die Behandlung der Terroropfer ist dies ein wichtiger Aspekt.

Abbildung 1: Drei Arten von Traumata

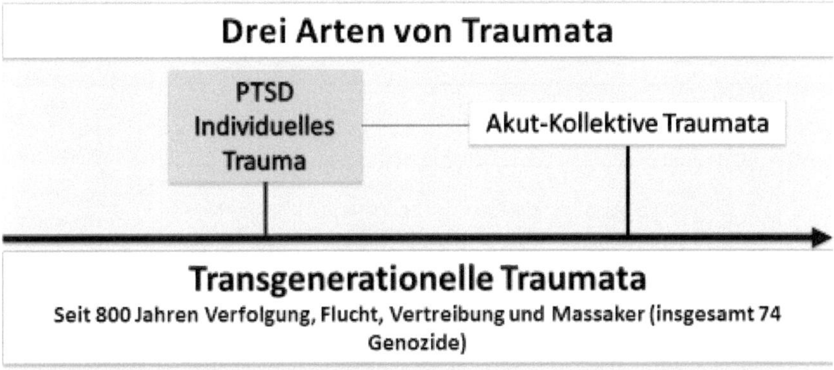

6.6 Ein konzeptionelles Modell des historischen Traumas

Das hier vorgestellte konzeptionelle Modell des transgenerationalen Übertragungstraumas versucht das Narrativ von Minderheiten dazustellen, die über mehrere Generationen hinweg Traumaereignissen ausgesetzt waren und beschreibt physische, psychologische und soziale Wege, die das transgenerationale Trauma mit Krankheitsprävalenz und Gesundheitsdisparitäten verbinden (Abbildung 2).

Das Modell postuliert, dass ein transgenerationales Trauma dadurch entsteht, dass eine ethnische oder religiöse Gruppe durch eine beherrschende Gruppe kollektive Gewalt erlebt. Ein kollektives Trauma entsteht durch (1) überwältigende physische und psychische Gewalt, (2) Vertreibung, Flucht, Leben in Flüchtlingslagern etc. (auch über Generationen), (3) wirtschaftliche Nachteile bis zur Ausbeutung und (4) kulturelle Enteignung bis Deformation.

Abbildung 2: Konzeptionelles Modell des transgenerationalen Traumas

Konzeptionelles Modell des transgenerationalen Traumas

Staaten, dominierende Gruppe/ terroristische und radikale Gruppen Unterdrückung von Minderheiten

↓

Kollektives Massentrauma

↓

Erste Generation

↓	↓	↓	↓
Krieg, Flucht, Flüchtlingslager etc.	Physische/ psychische Gewalt	Wirtschaftliche Zerstörung (Verlust von Ressourcen, gesetzlichen Rechten)	Kulturelle und religiöse Enteignung (Verlust traditioneller Rollen, Sprache)
↓	↓	↓	↓

← Wiederholte Traumaereignisse
- Gewalt
- Genozid
- Vertreibung
- Krieg
- Diskriminierung
- Hunger
- usw.

Traumareaktion (Resilienz, Schutzfaktoren)

↓	↓	↓
Physische Reaktion geschwächtes Immunsystem Beeinträchtigung der bio-chemischen Prozesse Beeinträchtigung des Hormonsystems Genbeeinträchtigung/-expression	Psychische Reaktion Posttraumatisches Belastungssyndrom andere psychische Störungen (Depressionen, Angstzustände, somatoforme Störung etc.) emotionale Belastungen (z. B. Ärger, Aggressionen, soziale Isolation, Verbitterung, Misstrauen, Scham etc.)	Soziale Reaktion Armut Soziale Isolation als Gruppe Niedrige Bildung Familie das einzige Schutzsystem Heirat in der Altersgruppe Bewahren traditionell-patriarchaler Regeln als Regelsystem
↓	↓	↓

→ Zweite und nachfolgende Generation bis zur jüngsten Generation

↓

→ Aktuelle Überzeugungen, Verhaltensmuster, Rolle von Kultur und Religion, Gesundheit etc.

Auswirkungen der Traumaübertragung von einer Generation auf die nächste (Kollektiv und individuell)

Die Unterdrückung durch die beherrschende Gruppe umfasst verschiedene Vorgehensweisen einschließlich militärischer Gewalt, auch chemische Kampfmittel (wie im Irak gegen Kurden 1988), Entrechtungs- und Unterdrückungspolitik durch einen Staat, ethnische Säuberungen, Inhaftierung, Versklavung, daneben eine Gesetzgebung, die Freizügigkeit, wirtschaftliche Entwicklung und kulturelle Identität verbietet (Dodgson und Struthers 2005; Hallaq 2003; Thabet et al. 2004; Kizilhan und Noll-Hussong 2017).

Viele Überlebende, die den Tod zahlreicher Menschen ansehen mussten und Brutalität, Hunger und Krankheit erlebt haben, leiden unter physischen Verletzungen, Mangelernährung und hohen Raten an Infektionskrankheiten sowie chronischen Krankheiten (Brundtland 2002). Ihre psychischen und emotionalen Reaktionen beruhen auf Gewalt, schwerem Stress, allgegenwärtiger Not und „unerbittlicher“ unablässiger Trauer über den Verlust von Familie, Land und Lebensweise (Ehrensaft et al. 2003). Die Traumareaktion in der primären Generation kann PTBS, Depression, selbstzerstörerisches Verhalten, schwere Angstzustände, Schuldgefühle, Feindseligkeit und chronische Trauer umfassen (Tekin et al. 2016). Psychische und emotionale Störungen können sich gut in physische Krankheiten umwandeln und umgekehrt (Wiegand-Grefe und Möller 2012; Braga et al. 2012; Klinitzke et al. 2012; Kizilhan und Noll-Hussong 2017; Kizilhan et al. 2013).

Nachfolgende Generationen werden durch das Ursprungstrauma auf unterschiedliche Weise beeinträchtigt, vor allem die unmittelbar nachfolgende Generation, wenn sie selbst extremen Gewaltereignissen ausgesetzt war. Dies beeinflusst das Verhalten, die Emotionen und die Gedankenwelt der Überlebenden, die durch Erzählungen, religiöse Zeremonien, Musik usw. Teil der „neuen Traumakultur“ sein können. Ein extremes Trauma kann auch zu späteren Beeinträchtigungen der Erziehungskompetenz führen (Klinitzke et al. 2012). Es ist erwiesen, dass Störungen wie psychische Erkrankungen, Depression und PTBS genetisch auf sekundäre und nachfolgende Generationen übertragen werden können (Eisenb, 2001; May et al. 2005).

Maladaptives Verhalten und damit verbundene soziale Folgen wie Drogenmissbrauch, körperlicher und sexueller Missbrauch und Suizid traumatisieren die Nachfahren unmittelbar und werden indirekt durch erlerntes Verhalten übertragen, das den intergenerationalen Kreislauf des Traumas fortsetzt (Koss et al. 2003; Ehrensaft et al. 2003; Manson et al. 2005). Nachfolgende Generationen erleben somit eine „stellvertretende Traumatisierung“ durch das kollektive Gedächtnis und erzählten Überlieferungen der betroffenen Volksgruppe. Traumatische Ereignisse werden in die kollektiven sozialen Erinnerungen der Volksgruppe eingebettet. Den Nachkommen wird vermittelt, dass sie am überlieferten Schmerz ihres Volkes teilhaben und starke Gefühle von Kummer, Verfolgung und Misstrauen in sich tragen (Whitbeck et al. 2004). Sie können durch den Verlust von Kultur und Sprache sowie durch unmittelbare, eigene Erfahrungen von Diskriminierung, Ungerechtigkeit, Armut und sozialer Ungleichheit auch ein eigenes Ursprungstrauma erfahren. Solche Erfahrungen bestätigen ihr überliefertes Wissen über das historische Trauma und verstärken die historische Traumaerfahrung und -reaktion (Williams et al. 2003).

Schließlich führen die kumulativen Auswirkungen eines historischen Traumas der Volksgruppe, die bis zu einem gewissen Grad durch existierende Widerstandskraft und Schutzfaktoren abgemildert werden, zu einem Übermaß an sozialen und physischen Krankheiten, die letztlich zu bevölkerungsspezifischen Gesundheitsdisparitäten führen. Ein historisches Trauma ist, mit anderen Worten, ein Trauma der Zeit.

Die Welt des kollektiven Traumas ist wie eine stehengebliebene Zeit ohne Kontinuität und ohne echte Strukturen und Rahmen. Sie ist nicht wirklich fassbar und auf die eigene Identität übertragbar, aber immer im Gedächtnis existent. Diese Form der Identität hat entsprechend Einfluss auf Denken, Verhalten und Emotionen der nachfolgenden Generationen. Bilder, Träume, Affekte, Impulse, Irritationen, Verunsicherungen der eigenen Identität, Schuldgefühle, unerklärliche Ängste oder Zwänge, Gefühle von (Selbst-) Fremdheit und Rätselhaftigkeit oder Zwangshandlungen, innerpsychische Konflikte, Apathie, Depression, Gefühle von innerer Leere, fehlendes emotionales Engagement, aber auch eine Überagitiertheit bestimmten im Zusammenhang mit dem Trauma der Vorfahren ihre Welt.

6.7 Die Einbettung der historischen Traumata in die Behandlung

Es scheint, dass ein neues Verständnis und neue Ansätze notwendig sind, wenn Fachleute Patienten mit einem individuellen und kollektiven sowie transgenerationalen Trauma behandeln wollen. Daher ist die Entwicklung eines Interventionsprogramms wichtig, das Theorien des transgenerationalen Traumas, der Leistungsfähigkeit und der Stärkung der Gemeinschaft integriert.

Unser Konzept ist als ganzheitliches, kulturell relevantes und auf dem Grundsatz des Respekts vor ethnischen und religiösen Minderheiten beruhenden Selbstverständnis von transgenerationalem Trauma und dessen Auswirkungen auf die gemeinschaftliche Kultur und Gesundheit erarbeitet worden. Es erfasst Symptome einer transgenerationalen trauma-ähnlichen Perspektive durch ein neues Paradigma, das sich von traditionellen Gesundheitsprogrammen unterscheidet, die sich auf westliche Glaubenssysteme und dominierende Kulturvorstellungen stützen (Ehrensaft et al. 2003; DeBruyn 2006). Die Trauma-Arbeit mit Minderheiten, welche seit Generationen mit Strafverfolgung, Krieg, Flucht und Genozid konfrontiert sind, bietet ein Modell, mit dem transgeneratives Trauma verstanden und ein Konzept für die Traumabehandlung entwickelt werden kann.

Die Verbindung von Vergangenheit und Gegenwart ist in vielen kulturellen Traditionen verankert. Die transgenerationale Traumatheorie setzt „Zeit und Ort“ in einen Kontext. Sie validiert und orientiert sich an den Erfahrungen und Erklärungsmodellen von betroffenen Volksgruppen und erkennt Fragen der Rechenschaftspflicht und Handlungsfähigkeit an. Sie entbindet emotional und psychologisch von der eigenen Schuld am Gesundheitszustand und befähigt Einzelpersonen und Gemeinschaften, die Ursachen niedriger Bildung, der Isolation von der Welt sowie der Bewahrung von Tradition und Kultur als Überlebensmethode seit dem Ursprungstrauma zu bekämpfen (Chino und DeBruyn 2006).

Schon durch die historischen Massaker an den Eziden ist eine starke Identifikation, die Übernahme von elterlichen Rollen für die eigenen Eltern entstanden. Die nachfolgenden Generationen versuchen die personalen und emotionalen Lücken in der Familie zu füllen und, ohne sich dessen bewusst zu sein, die lebensgeschichtliche Kontinuität der eigenen Eltern und Großeltern wieder herzustellen. Damit ist auch die in gewisser Weise omnipotente (Wunsch-)Phantasie verbunden, nachträglich in den Ablauf der vergangenen Geschichte eingreifen und diese ungeschehen oder wieder gut machen zu können. Dabei übernimmt insbesondere die zweite Generation Verantwortungs- und Überlebensschuldgefühle von den Eltern und Geschwistern, um diese zu entlasten und zu heilen. Hierdurch werden eigene Wünsche und Phantasien im „Dienstes des traumatisierten Kollektivs" unterdrückt, was nachhaltig die Gesellschaft derart beeinflusst, dass die nachfolgende Generation ihre natürlichen Generationsgrenzen verleugnet oder verdrängt.

Grundsätzlich ist das Konzept der Posttraumatischen Belastungsstörung (PTBS) übergreifend auf alle ethnischen Gruppierungen anwendbar. Dennoch können unterschiedliche Vorstellungen von Gesundheit bzw. Krankheit und kulturell-traditionell-medizinischer Behandlung im Umgang mit traumatischen Erlebnissen alternative Konzepte oder Ergänzungen erfordern (Kizilhan 2017).

Bei den Eziden sind u. a. die folgenden fünf Traumaphasen bei der Behandlung zu berücksichtigen:

- Phase 1: Die Besetzung Shingal/Sinjar und der Beginn des Terrors (ab August 2014)
- Phase 2: Deportation, Geiselhaft, Hinrichtungen, Vergewaltigungen, die Trennung von Eltern und Kindern, Kindersoldaten
- Phase 3: Befreiung
- Phase 4: Leben in Flüchtlingscamps (in einem Flüchtlingscamp können bis zu 28.000 Menschen leben)
- Phase 5: Leben in Deutschland (diese Phase ist die wichtigste Phase zur Heilung des Traumata)
- Auf Grund unserer praktischen Erfahrung mit traumatisierten Ezidinnen ist für ihre langfristige „psychische Gesundheit" nicht unbedingt und immer der Schweregrad der ersten beiden traumatischen Phasen entscheidend, sondern die Versorgung nach dem Trauma, also die Behandlung in den Flüchtlingscamps oder nach der Flucht im Aufnahmeland.

- Eine Grundvoraussetzung ist in jedem Fall eine sichere Umgebung, in der sich die Person nicht von Verfolgung oder anderen Gefahren bedroht fühlt. Erst diese Sicherheit erlaubt ihr, über ihre kritischen Lebensereignisse zu sprechen und sich auf die Therapie und den Therapeuten einzulassen.

Ein weiteres Problem während der Behandlung stellt oft die Traumakonfrontation (Neuner 2008) dar. Auch wenn wir von einer grundsätzlich positiven Wirkung der Konfrontation bei der Traumatherapie ausgehen, so ist die Grundvoraussetzung jedoch in jedem Fall eine sichere Umgebung, in der sich die Person nicht von Verfolgung bedroht fühlt oder fürchten muss, in das Herkunftsland abgeschoben zu werden. Diese Sicherheit erlaubt ihr, überhaupt erst über ihre kritischen Lebensereignisse zu sprechen und sich auf die Therapie einzulassen.

Die Eziden kommen aus einer nicht schriftsprachlichen und kollektiven Gesellschaft und ihnen ist Narration, dass Erzählen von Katastrophen, bekannt, was als Ressource gut genutzt werden kann (Bruner 2004; Hofstede 2009).

Unabhängig von kulturellen Aspekten und ethnischer Zugehörigkeit ist für die Therapie entscheidend, dass sowohl die Therapeutinnen und Therapeuten als auch die Patientinnen und Patienten die Krankheit verstehen und richtig einordnen. Die Erklärungen der Behandelnden müssen dem Bildungsniveau und dem kulturellen Hintergrund angepasst werden. Weitere Gründe dafür, dass die Patentinnen und Patienten den genauen Grund ihrer psychischen Krankheit nicht verstehen (z. B. körperliche Schmerzen auf Grund innerpsychischer Konflikte) und in ihren Krankheitsverständnis einordnen, liegt möglichweise an multiplen und mehrfachen individuellen und kollektiven Belastungen (z. B. Krieg im Herkunftsland seit mehreren Generationen, geschlechtsspezifische und gesellschaftliche Benachteiligungen, Verhaftung von Familienmitgliedern oder deren Verschwinden etc.), wie bereits weiter oben diskutiert.

Es bedarf eingehender empirischer Forschungsarbeit, um die theoretischen Konstrukte des transgenerationalen Traumas vollständig zu verstehen, zu operationalisieren und zu validieren. Weitere Arbeit muss auch geleistet werden, um eine Verbindung zwischen Kennzahlen des transgenerationalen Traumas, des allgemeinen Traumas und PTBS-Ergebnissen im Allgemeinen den Gesundheitsergebnissen, herzustellen.

Bei der Behandlung transgenerationaler Traumata müssen sowohl kulturelle und sozialpolitische Aspekte, das Krankheitsverständnis und die -verarbeitung, transgenerationale, kollektive und individuelle Traumata als auch die Beziehungsgestaltung berücksichtigt werden. Außerdem sind alternative Therapieansätze mit einer interdisziplinären und kultursensiblen Ausrichtung besonders wichtig, die auf ihre Effektivität zu überprüfen sind.

6.8 Thema Gerechtigkeit in der Psychotherapie und Beratung

Menschen empfinden unterschiedliche Handlungen als ungerecht und reagieren unterschiedlich auf Ungerechtigkeitserfahrungen. Diese subjektive Wahrnehmung von Ungerechtigkeit kann nicht nur ihr Handeln, sondern auch ihre psychische Gesundheit beeinflussen. So haben Untersuchungen an Menschen mit Schmerzen nach traumatischen Unfällen gezeigt, dass Menschen, die ihre Situation subjektiv als weniger gerecht empfinden, länger und stärker unter Schmerzen leiden.

Es hat sich gezeigt, dass Menschen, die direkte von Menschen verursachte Gewalt erfahren haben wie beispielsweise Überlebende von Vergewaltigung oder Gefangenschaft, ein deutlich höheres Risiko haben, infolge der traumatischen Erfahrung psychische Störungen zu entwickeln als Menschen, die Naturkatastrophen erlebt haben. Darüber hinaus empfinden Menschen, die absichtlich von anderen geschädigt wurden, wie Überlebende sexueller Traumata oder von Massenkonflikten, bestimmte Situationen im Allgemeinen als weniger gerecht als Menschen, die unabsichtlich geschädigt wurden.

Der Begriff und die Wahrnehmung von Gerechtigkeit sind durch religiöse Vorstellungen und traditionelles Handeln geprägt. In kollektiven Gesellschaften spielen nicht nur die persönlichen Unrechtserfahrungen eine Rolle, sondern auch ungerechte Erfahrungen, die anderen Mitgliedern der Gesellschaft oder den Vorfahren widerfahren sind. Im Hinblick auf Scham und Schuld als Reaktionen auf traumatische Erfahrungen gibt es in den Gesellschaften große Unterschiede (Kizilhan et al. 2020). Darüber hinaus werden die Vorstellungen von Versöhnung und Rache durch Kultur und Tradition beeinflusst, und es gibt verschiedene traditionelle Versöhnungsakte, die berücksichtigt werden müssen.

Weitere Forschungsarbeiten sind erforderlich, um die Reaktionen und Bedürfnisse der Überlebenden in bestimmten Gebieten und bei unterschiedlichen Katastrophen zu verstehen. Einmal entwickelte Konzepte zur Wiederherstellung der Gerechtigkeit müssen ebenso wie Programme zur Übergangsjustiz auf die jeweiligen kulturellen und regionalen Besonderheiten zugeschnitten werden.

Obwohl das Verständnis von Gerechtigkeit und Ungerechtigkeit kulturell und individuell sehr unterschiedlich ist, können Gräueltaten und alle Menschenrechtsverletzungen als Handlungen von Ungerechtigkeit angesehen werden (Mollica 2014). Nach Gewalt und Krieg müssen diese Ungerechtigkeitshandlungen angegangen werden, um den Überlebenden ein Gefühl der Gerechtigkeit zurückzugeben. Wie auch immer das persönliche Verständnis von Gerechtigkeit und die kognitiven Reaktionen auf traumatische Erfahrungen aussieht, es kann davon ausgegangen werden, dass die oben genannten Langzeitfolgen oft durch fortbestehende Ungerechtigkeit nach dem offiziellen Ende von Konflikten perpetuiert werden. Geringer Zugang zu Ressourcen, anhaltende ungerechte Behandlung und fehlende Möglichkeiten zur Wiederherstellung von Gerechtigkeit halten das Trauma vieler Überlebender aufrecht.

Psychiatrische Störungen und psychische Probleme werden mit der Zeit chronisch, was medizinische oder psychologische Behandlungen immer schwieriger macht. Infolge dessen werden Kinder, Familien und soziale Beziehungen in diesen Gemeinschaften beeinträchtigt (Başoğlu et al. 2005; Bayer et al. 2007; Vinck et al. 2007). Wenn keine Maßnahmen ergriffen werden, können das Trauma und das Gefühl der Ungerechtigkeit über Generationen weitergegeben werden und so ganze Gesellschaften für immer schwächen und verändern (Kizilhan und Noll-Hussong 2017). Vor allem, wenn nicht nur Einzelpersonen, sondern ganze Gemeinschaften betroffen sind. Am deutlichsten wird dies bei Überlebenden von Völkermorden wie den Überlebenden des Holocaust oder den Überlebenden des Völkermords an den Eziden.

Es stellt sich die Frage, wie Psychotherapie, sofern vorhanden, zur Wiederherstellung der Gerechtigkeit beitragen kann. Generell sollte Psychotherapie in Post-Konflikt-Zonen, Flüchtlingslagern und bei Menschen mit unterschiedlichem kulturellem Hintergrund einem kultursensiblen Ansatz folgen (Tay et al. 2019; Kizilhan und Wenzel 2020). Insbesondere in Therapiesitzungen mit schwer traumatisierten Menschen ist es wichtig, ihre kulturellen und religiösen Ressourcen, Bewältigungsstrategien und oft auch ihr Familiensystem zu berücksichtigen. In kollektiven Kulturen ist es wichtig, nicht nur die persönlichen Folgen und Erfahrungen des Klienten zu berücksichtigen, sondern auch die Bedeutung des Ereignisses für seine Familie und sein soziales System und dessen Reaktionen auf den Klienten (Kizilhan 2020).

Obwohl es unterschiedliche Konzepte für therapeutische Traumainterventionen gibt, stimmen die meisten darin überein, dass die Menschen, um eine Therapie beginnen zu können, Stabilisierung, Orientierung und Sicherheit brauchen. Um sicherzustellen, dass die Menschen sich auf einen therapeutischen Prozess einlassen können, müssen die öffentlichen Gesundheitsdienste im Rahmen der Justizprogramme schnell wieder aufgebaut werden. Neben der Verringerung psychischer Erkrankungen müssen die wichtigsten Ziele des öffentlichen Gesundheitswesens und der Medizin in Nachkriegsgebieten die Behandlung, Verringerung und Prävention von Krankheiten, psychischen Erkrankungen, Behinderungen und vorzeitigem Tod sein.

Ein gemeinsames Ziel, nämlich die Förderung und der Schutz des individuellen und gesellschaftlichen körperlichen, geistigen und sozialen Wohlbefindens, kann bei den Überlebenden das Gefühl erzeugen, dass das Land und die Regierung sich ernsthaft und langfristig um sie bemühen (Annas et al. 1999) und versuchen, Ungerechtigkeiten wiedergutzumachen. Eine solche Anerkennung steht auch in engem Zusammenhang mit dem Gesundheitsbegriff der WHO, die Gesundheit als einen Zustand des vollständigen körperlichen, geistigen und sozialen Wohlbefindens und nicht nur als das Fehlen von Krankheit definiert (WHO 1948). Wir gehen daher davon aus, dass die Gesundheitsfürsorge und die Wiederherstellung von (politischer, sozialer, psychosozialer und medizinischer) Gerechtigkeit eng mit der Verbesserung der Gesundheitssituation von Überlebenden verbunden sind.

Das Vorhandensein solcher Gerechtigkeitsinitiativen einschließlich Gesundheitsprogrammen ermöglicht es der Psychotherapie, sich auf den eigentlichen Prozess der Traumatherapie zu konzentrieren. Da dies jedoch selten der Fall ist, muss sich die Therapie auch mit dem Fehlen von Gerechtigkeitsinitiativen befassen. Wie bereits erwähnt, gibt es Belege dafür, dass erfolgreiche Versöhnungsprogramme die Häufigkeit von PTBS verringern, während ein Gefühl der Ungerechtigkeit die Häufigkeit von PTBS erhöht. Die Traumatherapie in Konfliktgebieten steht daher vor der Aufgabe, sich mit diesem Ungerechtigkeitsempfinden auseinanderzusetzen. Die Flüchtlinge können nicht jahrelang darauf warten, dass ihr Wunsch nach Gerechtigkeit von der internationalen Gemeinschaft oder lokalen Institutionen erfüllt wird (Mollica 2014).

So werden beispielsweise Ansätze benötigt, die den Betroffenen helfen, mit ihren psychischen Störungen umzugehen und ihre Symptome zu reduzieren. Menschen, die unter Traumafolgen leiden, brauchen Techniken zur Bewältigung des Alltags und des Gefühls der Ungerechtigkeit.

Bislang gibt es einige kognitiv-behaviorale Trauma-Manuale, die sich an Überlebende schwerer Menschenrechtsverletzungen im Allgemeinen richten (Kizilhan et al. 2019). Außerdem gibt es psychotherapeutische oder psychoedukative Programme und Interventionen, die auf bestimmte Post-Konflikt-Gemeinschaften zugeschnitten wurden. Andererseits wurden Interventionen für Gruppen entwickelt, die von systemischer Ungerechtigkeit betroffen sind wie etwa Schwarze in einigen US-Gemeinschaften, die auf Empowerment abzielen (Range et al. 2018). Diese bestehenden Ideen sollten für einen neuen psychotherapeutischen Gerechtigkeitsansatz angepasst, integriert und erweitert werden, der auf Überlebende grober Ungerechtigkeit in Post-Konflikt- und Krisengebieten zugeschnitten ist und eine Ergänzung zu allgemeiner psychosozialer Unterstützung und traumatherapeutischen Interventionen darstellt.

Ein solcher neuer Ansatz könnte Empowerment-Strategien sowie die Wiederherstellung des Vertrauens in Menschen und soziale Bindungen umfassen. Da neue Gewaltwellen eine langfristige Folge eines anhaltenden Unrechtsgefühls sein können (Pham et al. 2004; Silove et al. 2017), ist es auch notwendig, sich mit Versöhnung zu befassen. Laut Pham et al. (2004) hat die Forschung gezeigt, dass Versöhnung nicht funktionieren kann, wenn die Gerechtigkeitswiederherstellung lediglich auf juristischen Verfahren beruht, sie erfordert vielmehr einen langfristigen mehrphasigen Prozess. Die Autoren konstatieren, dass Menschen nur dann in der Lage sein könnten, soziale Gerechtigkeit zu akzeptieren und zu fördern, wenn sie Vertrauen aufbauen, indem sie soziale Bindungen mit ausreichender wirtschaftlicher und gesundheitlicher Versorgung schaffen, aus denen eine gemeinsame Vision und Zukunft entstehen können (Pham et al. 2004).

Die Psychotherapie von Mitgliedern traumatisierter Gemeinschaften sollte auf die Förderung ihrer Kompetenzen und Stärken abzielen. Abhängig von der jeweiligen Kultur und Situation kann dies beinhalten, dass sie ermutigt werden, ihre Stärken für Gerechtigkeit einzusetzen. Ressourcen und erfolgreiche Bewältigungsmechanismen können unter anderem im kulturellen und traditionellen Erbe der Menschen und in ihren Familiensystemen zu finden sein. Wir sollten aber uns immer fragen, was notwendig ist, damit die Menschen wieder Vertrauen in andere Menschen und die Menschheit allgemein bekommen und wie kann ein Gefühl von Gerechtigkeit erreicht werden kann.

Die meisten Menschen sind in Postkonfliktgebieten und Flüchtlingslagern nach dem traumatisierenden Hauptereignis weiterhin mit Ungerechtigkeiten und Instabilität konfrontiert. Wenn die geforderten systematischen Veränderungen ihrer Situation nicht eintreten, sollte die Therapie auch bei der Akzeptanz und Bewältigung des Alltags helfen. Die Therapie kann, eventuell mit Hilfe von Verhaltensstrategien, diesen Gefühlen von Ungerechtigkeit, Erschöpfung und Verbitterung (Znoj 2011) oder Wut entgegenwirken. Dies ist notwendig, da Studien gezeigt haben, dass Wut bei traumatisierten Überlebenden die Entwicklung einer PTBS vorhersagt (Spiller et al. 2016). Allerdings muss mit etwas Geduld eine Akzeptanz der als ungerecht empfundenen Situation entwickelt werden.

Darüber hinaus kann die Therapie den Menschen helfen, ein Gefühl für Gerechtigkeit zu erlangen. Der Therapeut kann versuchen, einige Forderungen der Überlebenden nach Gerechtigkeit im therapeutischen Rahmen zu erfüllen, zum Beispiel, indem er ihr Leiden anerkennt.

All dies sind bisher Vorschläge für den Umgang mit Ungerechtigkeit in psychotherapeutischen Settings in Postkonflikt- und Krisengebieten. Unserer Meinung nach müssen spezifische kognitiv-behaviorale Module entwickelt und erprobt werden, die sich an den Bedürfnissen der betroffenen Gruppen orientieren und das Gefühl der Ungerechtigkeit in der Post-Konflikt-Therapie ansprechen, um die psychische Gesundheit zu verbessern.

Dies spricht für die Annahme, dass Gerechtigkeit nach massiven Menschenrechtsverletzungen und Gräueltaten nicht nur aus juristischer Sicht diskutiert werden sollte. Stattdessen ist ein interdisziplinärer Ansatz erforderlich, der Fachleute aus den Bereichen Recht, Soziales, Medizin, Psychologie und Politik einbezieht, wenn es darum geht, Gerechtigkeitsinitiativen wie Programme zur Übergangsjustiz zu entwickeln. Wenn Ärzte, Therapeuten und Beratende mit Überlebenden von Krieg und Terror arbeiten, ist ein Mindestmaß an Wissen über die Grundsätze des humanitären Rechts und der Gerechtigkeit erforderlich. Dasselbe gilt für Bürokraten und politische Entscheidungsträger im Gesundheitssystem. Um Gerechtigkeit zu diskutieren und umzusetzen, ist eine gemeinsame, interdisziplinäre Entwicklung notwendig.

Darüber hinaus muss die wissenschaftliche Forschung, insbesondere im Kontext von Krieg und Massengewalt, ethische Fragen diskutieren, die nicht nur einzelne Patienten, sondern ganze Gesellschaften betreffen.

In unserer globalisierten Welt lassen sich ethische Grundsätze nicht auf nationale Grenzen beschränken, sondern sollten international angewendet werden (O'Neill 2019). Daher müssen nationale und internationale Akteure in die Entwicklung solcher Programme einbezogen werden, insbesondere dann, wenn die Regierung an dem Konflikt beteiligt war. Wenn internationale Forscher und Fachleute beteiligt sind, muss darauf geachtet werden, dass die entwickelten Programme zu den Zielkulturen und -gesellschaften passen, anstatt einfach westliche Konzepte auf kollektive Gesellschaften im Nahen Osten zu übertragen (Pupavac 2004). Daher ist ein kultursensibler Ansatz erforderlich.

6.9 Die Bedeutung von Interviews von traumatisierten Überlebenden des Terrors

Im Zuge ihrer Arbeit kommen Nichtfachkräfte wie Mitarbeitende von NGOs, Soldaten, Journalisten oder Juristen häufig mit traumatisierten Personen und Gruppen in der Folge von Massakern und Genoziden in Kontakt, die sie zum Zweck der Unterstützung oder Berichterstattung interviewen. Die vielfältigen Auswirkungen eines solchen Interviews und Gesprächs sollen in diesem Artikel erläutert werden. Es besteht die Gefahr, dass durch nicht-therapeutische Interaktion Retraumatisierungsprozesse beim traumatisierten Interview-Partner ausgelöst werden, die von den Interviewern nicht erkannt werden; andererseits kann das Gespräch auch positive Auswirkungen auf die psychische Gesundheit des Traumatisierten haben. Beim Berichterstatter oder Unterstützer kann das Interview mit der traumatisierten Person eine sekundäre Traumatisierung auslösen.

Psychische Traumata hinterlassen unbehandelt oft lebenslang Spuren in Form zahlreicher Beschwerden mit einschneidenden Beeinträchtigungen in der Gesundheit, der Lebensqualität und der sozialen Beziehungen. Menschen verfügen in der Regel über genügend Selbstheilungskräfte (Resilienz), um auch schwere traumatische Situationen und Erlebnisse adäquat zu bewältigen. Jedoch unterscheiden sich Menschen stark darin, wie sie traumatische Erlebnisse wahrnehmen, bewerten und verarbeiten. Manche Personen erleben objektiv betrachtet schlimmste Ereignisse, ohne dass danach psychische Beeinträchtigungen auftreten. Der Zusammenhang zwischen realem Ereignis, der Traumasituation, psychischer Disposition der Person und weiteren Einflussvariablen wie Risiko-

und Schutzfaktoren entscheidet letztlich, ob der Prozess einer Traumatisierung erfolgt, wie schwer sie ausfällt und wie stark die Folgen sind (Maercker et al. 2008). Häufig wird eine Posttraumatische Belastungsstörung (PTBS) mit den damit einhergehenden Beschwerden nicht erkannt (Kizilhan 2019).

Die Posttraumatische Belastungsstörung wird als mögliche Folgereaktion eines oder mehrerer traumatischer Ereignisse (wie etwa Erleben von körperlicher und sexualisierter Gewalt, Vergewaltigung, gewalttätige Angriffe auf die eigene Person, Entführung, Geiselnahme, Terroranschlag, Krieg, Kriegsgefangenschaft, politische Haft, Folter, Gefangenschaft in einem Konzentrationslager, Natur- oder menschenverursachte Katastrophen, Unfälle oder die Diagnose einer lebensbedrohlichen Krankheit), die der eigenen Person, aber auch fremden Personen widerfahren können, definiert. In vielen Fällen kommt es durch das traumatische Erleben zum Gefühl von Hilflosigkeit, zu einem Vertrauensverlust in Menschen und die Menschheit im Allgemeinen und zu einer Erschütterung des Selbst- und Weltverständnisses (Flatten et al. 2011).

6.9.1 Sekundäre Traumatisierung

Neben der Person, die ein traumatisches Ereignis primär erlebt, sind davon oft auch Angehörige, Beobachtende, Therapeuten, Nothelfer oder andere freiwillige oder unfreiwillige Zeugen betroffen, etwa Journalisten, Juristen oder Personen, die Dokumentationen vor Ort vornehmen. Dieser Personenkreis kann auf Grund der Schilderungen der traumatischen Erlebnisse von Überlebenden über eine lange Zeit an einer sekundären Traumatisierung leiden (Kizilhan 2020). Das Syndrom ist charakterisiert durch intrusive Symptome des Wiedererlebens, die Vermeidung traumabezogener Reize, die Abnahme einer emotionalen Reaktionsfähigkeit und Symptome eines erhöhten Erregungsniveaus wie Schlaf- und Konzentrationsstörungen sowie Reizbarkeit. Dauern diese Symptome mindestens einen Monat an, liegt eine Störung vor. Aber auch eine abgeschwächte Symptomatik weist bereits auf eine PTBS-verwandte Dysfunktionalität hin. Komorbiditätsstudien haben gezeigt, dass eine Depression die häufigste Begleiterscheinung einer PTBS ist (Kessler 2008; Kizilhan 2020). Eine weitere häufige Begleiterscheinung ist Drogen- oder Alkoholmissbrauch.

6.9.2 Aussagen und Retraumatisierung

Nicht ausgeschlossen werden kann, dass durch die verbale Rekapitulation des traumatischen Ereignisses und damit durch die Erinnerung an das Trauma ein Retraumatisierungsprozess bei traumatisierten Überlebenden des IS-Terrors ausgelöst wird. Darunter ist ein erneutes Wiedererleben des Traumas zu verstehen. Bei einer Retraumatisierung werden sämtliche Abwehrmechanismen außer Kraft gesetzt, so dass es zu einer Überflutung des Gehirns mit Traumamaterial kommt, sogenannten Flashbacks (Courtois und Riley 1992; Simkin 1992). Der betroffene Mensch hat bei einer Retraumatisierung Gefühle, Bilder, Körperempfindungen und Wahrnehmungen, als ob er in diesem Moment direkt die alte Traumatisierung erneut durchleben würde und ist diesen Symptomen hilflos ausgeliefert.

Bei noch nicht langen zurückliegenden Traumata ist die Gefahr einer Retraumatisierung groß. Sie kann spontan auftreten, meist aber wird sie durch spezifische, mit dem Traumaereignis in Verbindung stehende Kommunikation oder Ereignisse ausgelöst (Hooper und Warwick 2006; Rosenberg et al. 2001), beispielsweise bei Interviews der Überlebenden zur Dokumentation des Genozids durch Experten (z. B. UNITAD, Genozid Kommission in Duhok, polizeiliche Ermittlungen, Gerichtsverhandlungen, Befragung der Behörden nach der Befreiung und Registrierung, Journalisteninterviews etc.). Auch im Zuge einer Behandlung kann eine Retraumatisierung einsetzen, erfahrene Therapeuten wissen jedoch, wie sie mit den Patienten und einer möglichen Retraumatisierung umgehen können. Bei der Retraumatisierung geht es darum, dass die Überlebenden sich durch Erinnerungen an die traumatischen Erlebnisse so sehr emotional belasten und keine nachhaltige Erleichterung erfahren, dass sie psychisch dekompensieren. In der Folge kann es zu einer langanhaltenden Verschlechterung des psychischen Befindens kommen. In den weniger schwerwiegenden Fällen kommt es zu einer Reaktualisierung des Traumas, die kurzfristig zu einer Verschlechterung führen kann, die die betroffene Person jedoch selbst bewältigen kann (Maercker 2009).

Die Gefahr, dass im Nachgang des Traumaereignisses durch Dritte Retraumatisierungsprozesse in Gang gesetzt werden können, wurde von Strafverfolgern, Interviewern und Akteuren des Gesundheitswesens lange Zeit als Problem unterschätzt. In Bezug auf die Aussage von Zeuginnen, die von Erfahrungen sexualisierter Gewalt in Ruanda oder Bosnien berichteten, wurde dies im Sinne von „Verarbeitung" als ein heilender Prozess angesehen (Dallam 2010; Neuner et al. 2008). Neuere Studien zeigen allerdings, dass Überlebende, die nicht ausreichend stabil sind, die unter einer schweren Posttraumatischen Belastungsstörung und anderen psychischen Erkrankungen leiden, beispielsweise Suizidgedanken oder psychotische Symptome haben, durch Interviews mit Dritten retraumatisert werden können (Brouneus 2008; Dallam 2010).

6.9.3 Das Interview

Kontraindikationen für ein Interview sind u. a. eine schwere Traumastörung mit Suizidgedanken, Impulsivität, Aggressivität, Selbst- und Fremdgefährdung und psychotische Symptome. Daher ist es indiziert, dass vor einem Interview oder

der Aussage einer traumatisierten Person die psychische Befindlichkeit und mögliche Kontraindikationen untersucht werden, idealerweise durch Experten wie Psychotherapeuten oder Psychiatern. Dies bedeutet, dass Interviews mit traumatisierten Menschen – abhängig vom Schweregrad der Traumatisierung und den individuellen Bewältigungsmechanismen, immanente Schwierigkeiten aufweisen können:

a) Trigger: Die Interviewsituation kann als „Trigger-Reiz" zu einem psychischen Zusammenbruch führen. Trigger-Reize sind Reize, die direkt oder indirekt an das traumatische Ereignis gekoppelt sind und die Erinnerung daran aktivieren können. Typische Trigger-Reize können Erinnerungen an Vergewaltigung, Entführung oder Exekutionen von Familienmitgliedern auslösen. Sie äußern sich in der Wahrnehmung von Räumlichkeiten, Gerüchen, bestimmten Tageszeiten, körperlichen Empfindungen, bestimmten Wortfolgen, Lichtbildervorlagen, Bildern etc.
b) Misstrauen: Interviews oder Aussagen können als Prüfung der Wahrheit verstanden werden, was zu einem Vertrauensverlust und zur Verstärkung des Misstrauens führen kann. Die Interviewsituation kann Druck hervorrufen, sich an alles erinnern und die Wahrheit sagen zu müssen. Erinnerungen an vorherige Vernehmungssituationen durch die Täter können zu Unsicherheit und einem gewissen Druck führen. Das Gefühl eines vorhandenen „Machtgefälles" kann dazu führen, dass die Traumatisierten sich zurückziehen, dass sie das Gefühl haben, in einer schwachen, entmachteten Situation zu sein. Durch dieses Gefühl von Ohnmacht und Schwäche können Erinnerungen an die Traumatisierung reaktiviert werden, die mit den damit verbundenen Gefühlen und Empfindungen (etwa massive Angst, Macht- und Hilflosigkeit, Scham, etc.) einhergehen. In diesen Situationen wird der/die Interviewte kaum in der Lage sein, adäquat auf die gestellten Fragen zu antworten. Alternativ können die Antworten zusammenhangslos und inkohärent wirken. Solche Reaktionen sind also primär nicht der/dem Traumatisierten selbst anzulasten, sondern können auf seine/ihre psychische Verfassung zurückzuführen sein.
c) Fragmentarisches Erinnern: Traumatisierte sollen während des Interviews, wenn es um den Verlauf der Gewalterfahrung geht, einen möglichst präzisen Bericht des Geschehens darlegen. Dies kann aufgrund der speziellen Art und Weise, wie solche Ereignisse im Gehirn abgespeichert werden (nämlich als Fragmente und nicht als in sich abgeschlossene, kohärente Geschichte), nicht oder nur schwer möglich sein. So kann es bspw. sein, dass Traumatisierte sich nur an lose Einzelheiten des Ereignisses erinnern, die mal mit der einen, mal mit einer anderen Situation in Verbindung gebracht werden. Ebenso ist es möglich, dass mehrere Aussagen von ein- und derselben traumatisierten Person widersprüchlich sind. Hier sollte also in Erwägung gezogen wer-

den, dass es sich möglicherweise um die Folgen einer psychischen Traumatisierung handelt und nicht um die Glaubwürdigkeit des/der Überlebenden des Terrors.

d) Kulturelle Bedingungen: Der kulturelle Hintergrund traumatisierter Opfer kann in einem hohen Maße die Interviewsituation, das Aussageverhalten und die Aussagebereitschaft beeinflussen. So gehören Eziden einer traditionellen Gesellschaft an, die biografische Ereignisse nicht chronologisch, sondern in der Reihenfolge entsprechend der Bedeutung erzählt, was zum Schluss ein ganzheitliches Bild ergibt. Dies kann bei den Interviewern zu Unverständnis, Verwirrung und vermehrten Nachfragen führen und die Kommunikation erschweren.

e) Scham: Traumatische Erfahrungen wie die massenhafte sexualisierte Gewalt gegen Ezidinnen sind häufig mit stark ausgeprägter Scham, Schuld und „Ehrverlust" auf Seiten der Traumatisierten verbunden. Durch die Interviewsituation können sich die Überlebenden des Terrors „gezwungen" fühlen, sich mit den Erinnerungen und der damit verbundenen Scham und Schuld zu konfrontieren. Lückenhafte Erinnerungen können mit solchen Gefühlen assoziiert sein und sind nicht automatisch als Zeichen einer unwahren Schilderung zu deuten.

f) Erstkontakt mit Polizei, Staatsanwaltschaft, Staatsbeamten: Viele der Traumatisierten haben möglicherweise in der Vergangenheit keine guten Erfahrungen mit der Polizei, der Staatsanwaltschaft und anderen Staatsbeamten gemacht, weil diese Teil des staatlichen Gewaltsystems waren. Ethnische und religiöse Minderheiten sind aufgrund ihrer Diskriminierung und Ausgrenzung den Behörden gegenüber vorsichtig, da sie beispielsweise von Muslimen immer Benachteiligungen erfahren haben. Vor der Aufnahme der Aussage scheint hier ein Vorgespräch mit der Polizei oder anderen Personen wichtig zu sein, um den Grund des Interviews und seinen weiteren Ablauf zu erklären.

g) Konfrontation mit dem Täter: Zu den belastenden Situationen, denen Opfer von Gewalttaten ausgesetzt sein können, gehört die Konfrontation mit dem Täter (bspw. in Form einer Gegenüberstellung oder während der Gerichtsverhandlung). Der Täter ist für die Überlebenden der stärkste Trigger-Reiz und die Konfrontation mit ihm kann in Extremfällen zu einer Retraumatisierung führen, d. h. möglicherweise in der Zwischenzeit gewonnene innerpsychische Stabilität wird wieder verloren und bereits verschwundene Symptome kehren zurück. Da es in Situationen, in denen der Täter gefasst wurde und in denen es zu einer Gerichtsverhandlung kommt, nicht abzuwenden ist, dass sich Täter und Opfer erneut begegnen, ist es notwendig, das Opfer von entsprechend geschultem Personal auf diese Situation ausreichend lange vorzubereiten. Andernfalls kann es vorkommen, dass das Opfer mit massiven Ängsten reagiert und die Qualität seiner Aussage mehr oder minder stark darunter leidet.

Bei einer starken Konfrontation oder Erinnerung traumatischer Erlebnisse kann es zu Ohnmachtsanfällen oder dissoziativen Krampfanfällen (Kizilhan et al. 2020) kommen, die notfallmäßig behandelt werden müssen und eine therapeutische und psychiatrische Betreuung erfordern.

6.9.4 Zeugnis ablegen gegen das Vergessen

Angesichts der nicht zu unterschätzenden Gefahr, die eine mögliche Retraumatisierung für die psychische Gesundheit des/der Interviewten sein kann, stellt sich die Frage, ob Interviews überhaupt positive oder gar therapeutische Effekte für die Überlebenden haben können. Dafür gibt es durchaus Indizien, die in den psychotherapeutischen Wirkfaktoren liegen, die bei den Gesprächen zwischen der traumatisierten und der interviewenden Person zum Tragen kommen können. Während man mit der Psychotherapie durch die Gespräche versucht, die psychische Gesundheit traumatisierter Personen zu verbessern, versucht eine juristische Aufarbeitung Fakten, Daten, zeitliche Abfolgen, Orte und andere Ereignisse zu rekonstruieren und mögliche Täter zu identifizieren, was eine völlig andere Herangehensweise ist. Außerdem betreuen Therapeuten ihre Klienten über einen längeren Zeitraum und können im Falle einer Dekompensation psychotherapeutisch-medizinisch helfen. Aber dennoch gibt es durchaus Parallelen, die das Potenzial bergen, die mentale Gesundheit der interviewten Person auf positive Weise zu beeinflussen.

Zu den zentralen Wirkfaktoren der Psychotherapie zählen nach Grawe (1994) die Aktivierung sozialer Ressourcen, die Verbalisierung von Emotionen und die Steigerung des Selbstwertgefühls. Nicht-intentional könnten diese auch im journalistischen Interview mit Traumatisierten aktiviert werden (Grawe 1994).

Dadurch, dass der Interviewer auf die zu interviewende Person zugeht, kann diese beispielsweise aus ihrer sozialen Isolation und Entfremdung geholt werden, sie erfährt eine positive Wertschätzung der eigenen Person durch den Interviewer, welcher sich für sie und ihre Geschichte und die Geschichte ihrer Gruppe interessiert. Dieses Interesse und die positive Rückmeldung, die die interviewende Person der interviewten während des Gesprächs in der Regel gibt, steigern deren Selbstwertgefühl.

So wissen wir durch die *Testimony-Therapie*, auch *Testimonio* genannt (Neuner 2008), nach der Diktatur in Chile, dass Überlebende politischer Gewalt ausführlich ihre Biografie (biografisches Interview) erzählten, diese schriftlich dokumentierten und mit der interviewenden Person (Psychologen, Anwalt, Sozialarbeitende etc.) unterschrieben. Damit sollte der so entstandene Bericht als „Testament" dienen, der nicht vergessen wird. Das Verfahren zielt darauf ab, seelisches Leid zu verringern, wobei die Therapeuten den Ausdruck der Emotionen unterstützen. Die Erlebnisse können so gleichzeitig sowohl in die eigene Lebensgeschichte als auch in einen größeren historischen Kontext eingebettet werden. Hier geht es auch um das Gefühl von Gerechtigkeit, der Anerkennung, dass sie seit Generationen verfolgt werden und zahlreiche Massaker erlebt haben. Durch die Interviews hoffen sie, dass die Welt von ihrem Schicksal erfährt, die Täter zur Rechenschaft gezogen werden und ihre Identität und die ihres Volkes von der Weltgemeinschaft anerkannt werden.

Unabhängig von kulturellen Aspekten und der ethnischen Zugehörigkeit ist für das Interview mit traumatisierten Überlebenden eines Genozids entscheidend, dass sowohl die Interviewenden als auch die Interviewten das Trauma und die Folgen verstehen und richtig einordnen und, wenn nötig, Experten hinzuholen, um sich erstens vor dem Interview auf die belastende Situation vorzubereiten, sich zweitens während des Interviews im Falle einer Dekompensation zu helfen und drittens bis zu zehn Tage nach dem Interview die Interviewten zu begleiten und ggfs. zu betreuen.

Die Erläuterungen zum Interview, das Interview selbst bzw. die Aufnahme der Aussage für juristische Zwecke muss dem Bildungsniveau der Interviewten sowie ihrem kulturellen Hintergrund entsprechen. Zweck des Interviews und mögliche Nachteile sind klar und deutlich mit oder ohne Übersetzung zu erklären. Bei geschlechtsspezifischen Aspekten wie beispielsweise sexualisierter Gewalt gegen Frauen sollte das Interview, wenn gewünscht, von einer weiblichen Interviewerin durchgeführt werden, ebenso die Vor- und Nachbereitung des Interviews.

Bei den Interviews für juristische Zwecke oder eine Dokumentation des Genozids an den Eziden, die mit einer Psychotherapie nicht zu vergleichen sind, ist eine Retraumatisierung der Interviewten zu vermeiden. Ist das psychische Befinden der interviewten Person ausreichend stabil und gibt es eine angemessene Betreuung, kann das Interview unter Umständen als angenehm erlebt werden und einen positiven Effekt auf die psychische Gesundheit des/der Interviewten haben. Viele Personen möchten ihre Geschichte erzählen, das konnten wir bei zahlreichen Eziden, die den IS-Terror überlebt haben, beobachten. Diese hohe intrinsische Motivation kann helfen, mögliche aufkommende Widerstände im Verlauf des Interviews zu überwinden.

Ob es im Zuge der Interaktion zu einer unerwünschten Retraumatisierung kommt oder ob diese vermieden werden kann, hängt vor allem vom persönlichen Stil der interviewenden Person ab (Dallam 2010). Traumatisierte Überlebende haben in der Regel eine hohe Sensibilität für die verbalen und nonverbalen Signale ihres Gegenübers und reagieren darauf (Herman 1992). Daher determiniert vor allem die Sensibilität der interviewenden Person das schadenfreie Gelingen der Interaktion: Interviewer müssen in der Lage sein, der traumatisierten Person unterstützende Signale zu senden und ihr das Gefühl von Verständnis und Sicherheit zu vermitteln, damit die Kommunikation für alle Seiten erfolgreich wird. Eine wichtige Voraussetzung für das Gelingen dieser Kommunikation ist, dass aus freien Stücken die Bereitschaft vorhanden ist, die traumatisierenden Ereignisse zu rekapitulieren.

Empfehlenswert ist es auf jeden Fall, dass die Interviewenden ein Basiswissen über die Posttraumatische Belastungsstörung und deren Folgen haben, sich idealerweise von Experten beraten lassen und die Betreuung des/der Interviewten vor und nach dem Interview durch Fachpersonal berücksichtigen und ggfs. organisieren.

Betrachtet man die Tragweite und die möglichen Konsequenzen von Interviews mit Traumatisierten, so scheint es mehr als angebracht, dieses Themenfeld weitergehend zu untersuchen (Dallam 2010). Anzustreben wäre die Entwicklung eines Modells, das die belastenden Ereignisse nach ihrer Intensität, der Dauer der Exposition und anderen Kriterien einordnet, um auf dieser Basis Vorhersagen über die Wahrscheinlichkeit einer wechselseitigen Übertragung, Reaktivierung oder gar Verstärkung von Traumata treffen zu können. Hierbei ist auch die Einbindung von erfahrenen Therapeuten und Psychiatern bedeutsam, die sowohl den Interviewenden als auch Interviewten helfen können, damit das Interview für beiden Seiten ohne negative psychische Folgen durchgeführt werden kann.

7. Traumfolgen und Behandlungsmöglichkeiten

Bevor wir zur Thematik der Traumaerfahrung und ihrer Behandlungsmöglichkeiten mit dem besonderen Fokus auf traditionell geprägte Gesellschaften kommen, möchte ich auf einige grundlegende, das soziale Leben und damit auch das eigene Gesundheitsverständnis mitbestimmende Normen und Wertvorstellungen dieser Kulturen eingehen.

7.1 Gesundheit und Krankheit in traditionellen Gemeinschaften

Familien aus traditionell ländlichen Regionen sind in der Regel von einer kollektivistischen Denkweise geprägt, in der die persönlichen Wünsche, Interessen und Beschwerden des Einzelnen als sekundär betrachtet werden. Harmonie und Sicherheit in der Familie und der Peergroup werden als wesentlich wichtiger als individuelle Autonomie angesehen. Das einzelne Individuum betrachtet sich als Teil einer Solidargemeinschaft, aus der sich seine entsprechenden Aufgaben und Pflichten ergeben. Seine Hauptaufgabe ist es, dafür zu sorgen, dass der Solidargemeinschaft, insbesondere der Kern- und Großfamilie, kein Schaden zugefügt wird. Vor diesem Hintergrund ist es nur folgerichtig, wenn persönliche Gefühle und Beschwerden nicht geäußert werden, um möglicherweise die Familie nicht zu belasten oder ihr zu schaden (Kizilhan 2018a).

Die Reflexion über die eigene kulturelle Eingebundenheit ist eine wichtige Voraussetzung im transkulturellen Setting. Der Bezugsrahmen können hierbei sowohl die eigene Herkunftsfamilie als auch die aktuelle Lebenssituation sein, in der sich eine Person befindet. In der Regel sind kulturelle Normen unbewusst und treten in der Beratung immer dann zutage, wenn das Verhalten des Gegenübers einer anderen Norm unterliegt. Beispiele hierfür sind Dinge wie die Begrüßung oder der Umgang mit Nähe und Rollendefinitionen (Geschlechterrollen, Rolle als Fachkraft oder Hilfesuchender). Fachkräfte sollten sich darüber bewusst sein, welche Normen ihrem Handeln zugrunde liegen.

So kommt es innerhalb des therapeutischen Rahmens immer wieder dazu, dass schwierige und traumatische Themen wie sexuelle Gewalt und Folter ausgespart werden, da die Angst vor der eigenen sowie der kollektiven Entehrung durch die Gemeinschaft stets virulent ist. Dabei spielen kollektiv-dysfunktionale Kognitionen des „Ehrverlustes" und die Angst vor einer möglichen Zerstörung der Gesamtfamilie und Ausgliederung aus der Herkunftsgemeinschaft eine wichtige Rolle. Auch Konflikte zwischen den Migrantengenerationen sind hier zu berücksichtigen.

In familienorientierten Gesellschaften, in denen sich patriarchalische Sitten und Traditionen mit religiösen Verhaltensregeln vermischen, wird dies besonders in Fragen der Sexualität deutlich, wo die Vermischung häufig zu einer hohen Unsicherheit im Umgang mit diesem Thema, wenn nicht gar zu dessen gesellschaftlicher Tabuisierung führt (Baumeister 2007). Hohe moralische Vorstellungen und Einschränkungen führen gerade bei Frauen zu erheblicher Sorge und Angst, da sie jeden Augenblick Gefahr laufen könnten, in ihrer Ehre verletzt zu werden. Sexuelle Belästigungen oder Missbrauch werden in der Behandlung erst bei ausreichendem Vertrauen und Schutz vor öffentlicher Kenntnisnahme verbalisiert. Auch wenn die nachfolgende Generation westlich-individuell geprägt ist, scheinen diese Wertvorstellungen, die im Alltag zu zahlreichen Einschränkungen und Belastungen führen können, vor allem bei jungen Mädchen und Frauen vertreten zu sein (Kizilhan und Klett 2022).

Grundsätzlich ist zu berücksichtigen, dass bestimmte Vorkommnisse für die Migranten aus ihrem kulturellen Selbstverständnis heraus als bekannt und nicht erwähnenswert erachtet werden können. Eigene Erfahrungen werden manchmal in der Wir-Form ausgedrückt, was zum Teil mit der kollektivistischen Kultur zu tun hat. Auch scheinen den Patienten manche ihrer Beschwerden nicht wichtig genug, um über sie zu sprechen.

Oft sehen sie auch keine Zusammenhänge zwischen körperlichen und psychischen Beschwerden. So werden innerpsychische Konflikte und auch traumatische Ereignisse meist über Schmerzäußerungen thematisiert (Stellfeld 2004). Aus psychodynamischer Perspektive bietet die Somatisierung für sozial benachteiligte Gruppen und Menschen mit schweren traumatischen Erlebnissen hier eine Möglichkeit, Ausgrenzung, soziale Kränkung, Schuld- und Minderwertigkeitsgefühle aus dem bewussten Erleben auf die Körperebene zu verlagern, um so die Selbstachtung zu bewahren und gleichzeitig darauf zu hoffen, dass Ärzte und Medizin ihnen helfen mögen.

Die westlich geprägte Medizin trifft bei der Behandlung von Menschen aus traditionellen Gesellschaften gegebenenfalls auch auf magische Vorstellungen, die ihr wiederum sehr fremd erscheinen mögen und die doch Teil des tradierten Weltbildes der Betroffenen sein können.

So haben magische Vorstellungen im Zusammenhang mit Krankheit wie beispielsweise Geister, Dschinnen, Symbole und Rituale in den Balkanländern und im Mittleren und Nahen Osten schon immer eine wichtige Rolle gespielt. Noch heute lässt sich in ländlichen, stark von der Tradition geprägten Gebieten der nahöstlichen Gesellschaften, aber auch in großen Städten eine Affinität zur traditionellen Medizin feststellen. Viele traditionelle Heiler sind sowohl im Herkunftsland als auch im Gastland aktiv, wie Knochenheiler, religiöse Heiler, die als Magier oder Zauberer tätig sind, aber auch arabische Ärzte, die in der Tradition der „Vier-Säfte-Lehre“ stehen, Pflanzenheiler und heilkundige Frauen, die besonders bei gynäkologischen Problemen und der Geburt zu Rate gezogen werden (Assion 2005).

Vor allem im Nahen und Mittleren Osten sind seit Jahrhunderten die Begriffe „weiße“ und „schwarze Magie“ bekannt, die in der Alltagssprache immer wieder verwendet werden. Durch weiße Magie wird mit magischen Handlungen Schutz vor den Einflüssen böser Geister oder Mächte gesucht. Sie wird eingesetzt, um die Familienbeziehung oder die Ehe vor Unheil zu bewahren. Schwarze Magie hingegen wird eingesetzt, um einer anderen Person bewusst durch Zauber Unheil zuzufügen. Hierzu werden Amulette im Haus des Opfers angebracht, magische Knoten geknüpft, magische Texte aufgeschrieben und gelesen, der Nahrung bestimmte Stoffe beigefügt oder auch Erde aus Gräbern für verschiedene Zeremonien benutzt.

Bei Menschen aus anderen Kulturen, vor allem aus familienorientierten Gesellschaften, äußert sich psychisches Leid häufig in körperlichen Beschwerden. Darin spiegeln sich Normen und Vorstellungen von Gesundheit und Krankheit ihrer Herkunftskultur, die auch bei der Behandlung der Erkrankungen eine Rolle spielen.

7.2 Die Posttraumatische Belastungsstörung (PTBS)

Die enthumanisierte sexualisierte Gewalt gegen Frauen im ehemaligen Jugoslawien oder aktuell gegen die Ezidinnen im Irak und Syrien hat uns vor Augen geführt, wie grausam Menschen andere Menschen behandeln können. Die Opfer und das Kollektiv, dem sie angehören, können infolgedessen über Jahrzehnte traumatisiert werden (Kessler et al. 1995). Die Formen der Gewalt reichen von Vergewaltigung, Nötigung, Verstümmelung, Versklavung und Kennzeichnung durch Male bis hin zur Tötung des Opfers (Utz 2011). Vergewaltigung bedeutet einen extremen Angriff auf das intime Selbst, löst massive Gefühle der Erniedrigung und Demütigung aus und verletzt das Schamgefühl (Neuner et al. 2004). Sexualisierte Gewalt wird von mir als zielgerichtete, systematische Gewalt gegen Frauen mit den Mitteln sexueller Misshandlung, Erniedrigung, Bedrohung und Vergewaltigung verstanden. Viele der Opfer entwickeln eine Posttraumatische Belastungsstörung und zahlreiche komorbide (krankeitsbegleitende) Störungen wie Depressionen und Somatisierungsstörungen (Kulka et al. 1990; Basoglu et al. 1994; Kessler et al. 1995).

7.2.1 Epidemiologie der PTBS

Die allgemeinen Prävalenzraten (Anzahl der zum Untersuchungszeitpunkt Kranken im Verhältnis zur Anzahl der in die Untersuchung einbezogenen Individuen) zur PTBS unterliegen aufgrund der großen Varianz der untersuchten Stichproben, der Datenerhebung und Merkmalen wie Ort der Untersuchung, Altersgruppen etc. großen Schwankungen. In frühen Studien wurden Lebenszeitprävalenzen nach DSM-III *(Diagnostic and Statistical Manual of Mental Disorders)* von etwa einem Prozent genannt, während eine Dekade später für die USA bereits 14 Prozent angegeben wurden (Yehuda 1998). Die veränderten Prävalenzzahlen von 1987 bis 1999 sind nicht nur erweiterten PTBS-Diagnostikkriterien und einer verbesserten Selektivität der Diagnoseinstrumente zu verdanken, sondern auch einem veränderten Bewusstsein gegenüber der Bedeutung traumatischer Erfahrungen und deren Folgen.

Die Prävalenzen schwanken aber auch infolge unterschiedlicher Berechnungen. So wurden in der Regel alle Befragten in die Analyse einbezogen, wenn niedrigere Prävalenzzahlen vorlagen; bei höheren Angaben beschränkte sich die Stichprobe zur Berechnung der PTBS-Prävalenz häufig auf Personen, die einem traumatisierenden Ereignis ausgesetzt waren (Breslau et al. 1998: 11,3 % vs. 30,7 % für Frauen und 6 % vs. 14 % für Männer; Foy et al. 1987: 12,3 % vs. 17,9 %).

Die Mehrheit der Studien berechnet Lebenszeitprävalenzen zwischen 7,8 % (Kessler et al. 1995) bzw. 7,9 % (Ozer et al. 2003) und 9,2 % (Breslau et al. 1998). Diese Zahlen sind auffallend einheitlich, wenn man bedenkt, dass die erhobenen Daten zur Wahrscheinlichkeit bzw. Häufigkeit, mit der die Befragten einem traumatisierenden Erlebnis ausgesetzt waren, großen Schwankungen unterliegen, zum Beispiel 17 % (Perkonigg et al. 2000) vs. 60,7 % für Männer bzw. 1,2 % (Kessler et al. 1995) vs. 89,6 % (Breslau et al. 1998) für Frauen.

Die Zahlen zur Prävalenz einer sexuellen Traumatisierung divergieren sehr stark. Ergebnisse für die Bundesrepublik nennen beispielsweise eine Prävalenzrate von 9,7 % für Mädchen bis zum 14. Lebensjahr (Breslau et al. 1998). Es ist davon auszugehen, dass sich der Missbrauch in den meisten Fällen vor dem 12. Lebensjahr ereignet (Kirschner et al. 1993). Außerdem erleben nach amerikanischen Daten 5 bis 22 Prozent der erwachsenen Frauen eine sexuelle Traumatisierung durch eine Vergewaltigung (Steil und Ehlers 2000). Trotz der stark divergierenden Zahlen wird deutlich, dass es sich um ein häufig auftretendes Phänomen handelt, bei dem außerdem die Dunkelziffer relativ hoch ist. Das Störungsbild einer sexuellen Traumatisierung wird oft erst im Laufe einer Therapie deutlich. Dies hängt damit zusammen, dass die Betroffenen dazu neigen, ihre Traumata aus Scham und Schuldgefühlen, aber auch aus Angst, durch die Herkunftsgemeinde ausgegrenzt zu werden, verheimlichen (Kizilhan und Klett 2022).

Der Anteil traumabedingter psychischer Störungen und Funktionseinschränkungen bei Migranten variiert aufgrund der unterschiedlichen Bedingungen (traumatische Stressoren, Aufenthaltsbedingungen etc.) ebenfalls erheblich (Boos 2005; Gäbel et al. 2006; Maercker 2009). Dies erklärt die große Bandbreite der Prävalenzen, die jedoch im Vergleich zur Normalbevölkerung stark erhöht sind. Hinzu kommen zahlreiche methodische Schwierigkeiten (Hollifield et al. 2002; Bär 2011). So geben Lindert und Kollegen (2008) in einer Literaturübersicht für Posttraumatische Belastungsstörungen bei Arbeitsmigranten, Asylbewerbern und Flüchtlingen Prävalenzraten zwischen vier und 86 Prozent an.

Eine Metaanalyse aus 20 Studien mit fast 7.000 Flüchtlingen in sieben westlichen Ländern von Fazel und Kollegen (2005) ergab durchschnittliche Punktprävalenzen von neun Prozent für die PTBS. Bei den Migranten, die als Flüchtlinge aus Kriegsgebieten kommen, liegen die PTBS-Prävalanzen im Vergleich zu anderen Migranten ohne Kriegserfahrungen, Flucht und Folter deutlich höher – zwischen 38 und 44 Prozent (Ai et al. 2002; Hunt und Gakenyi 2004). Bei Flüchtlingen kann neben traumatischen Erlebnissen von einer erhöhten psychischen Belastung aufgrund zusätzlicher Stressoren während der Flucht und Migrationsanpassung, wie unsicherer Aufenthaltsstatus, begrenzter Zugang zur Gesundheitsversorgung etc. ausgegangen werden (Porter und Haslam 2005; Knipscheer und Kleber 2006). Ferner ist ein großer Teil der Migranten seit mehreren Generationen im Herkunftsland aus ethnischen oder religiösen Gründen zahlreichen Repressalien ausgesetzt (Kizilhan 2009; Maercker 2009). Hier liegen die Prävalenzraten von Migranten z. B. aus dem Irak bei rund 44 Prozent (Kizilhan und Othman 2012).

Aufgrund der aktuellen Anzahl von Flüchtlingen kann für die Zukunft von einem Anstieg der PTBS-Prävalenz ausgegangen werden.

7.2.2 Die Komplexe Posttraumatische Belastungsstörung (KPTBS)

Im ICD 10 wird die „klassische Posttraumatische Belastungsstörung (PTBS), die wir weiter oben dargestellt haben, als Ereignis von außergewöhnlicher Bedrohung, die nahezu bei jedem tiefgreifende Verzweiflung auslösen würde, definiert. Die *„klassische" Posttraumatische Belastungsstörung* (PTBS) ist also gekennzeichnet durch Intrusionen, Vermeidung und Hyperausal. Die *komplexe Posttraumatische Belastungsstörung* (KPTBS) wird im ICD 11 als eigenständige Diagnose in das ICD-11 aufgenommen und tritt als Folge von sich wiederholenden oder langandauernden traumatischen Ereignissen auf. Die KPTBS ist neben den Symptomen der PTBS zusätzlich durch Affektregulationsstörungen, negative Selbstwahrnehmung und Beziehungsstörungen gekennzeichnet (Heacker und Maerker 2015).

Neben den psychischen Symptomen, die bei allen Traumata auftreten, hat sich gezeigt, dass willentlich durch Menschen verursachte Traumata und zeitlich länger andauernde Typ-II-Traumata in vielen Fällen zu umfassenderen Beeinträchtigungen führen als die anderen Formen. Daher existieren schon seit geraumer

Zeit verschiedene Formulierungsvorschläge für diese komplexe Traumafolgestörung:

- andauernde Persönlichkeitsveränderung nach Extrembelastung (ICD-10, F62.0)
- komplexe PTBS (Complex PTSD; Herman 1992)
- PTBS und zugehörige Merkmale im DSM-4 (American Psychiatric Association 2000)
- Entwicklungstraumastörung (developmental trauma disorder; Kolk et al. 2005).

Eine komplexe Form der PTBS wurde erstmalig von Herman (1992) vorgeschlagen, um ein Krankheitsbild zu beschreiben, das sie bei Überlebenden von langandauernden und sich wiederholenden Traumata beobachtet hatte. Herman (1992) betonte damals, dass die Diagnose der PTBS, so wie sie bis dato definiert war, die Situation und die Symptome vieler Überlebender von langandauernden und sich wiederholenden Traumata nicht akkurat abbilde. Die diagnostischen Kriterien der PTBS seien vor allem auf Überlebende von eng umschriebenen traumatischen Ereignissen wie Kriegseinsätzen, Katastrophen oder Vergewaltigungen zugeschnitten. Herman schlug weitere diagnostische Kriterien wie Veränderung in der Affektregulation, im Bewusstsein (z. B. dissoziative Symptome), in Beziehungen mit anderen, in der Selbstwahrnehmung und im Wertesystem vor. In der US-Fachliteratur wurde die Diagnose der komplexen PTBS zwar stark diskutiert, in das DSM-5 wurde sie allerdings nicht aufgenommen. Das DSM-5 wählte einen anderen Ansatz, in dem Symptome, die mit komplexer PTBS in Verbindung gebracht wurden, als Teil der Hauptsymptomatik ins DSM-5 aufgenommen wurden. Anhaltende, negative kognitive und emotionale Veränderungen wurden als neues Kriterium D eingeführt und umfassen dysfunktionale Veränderungen von kognitiven Schemata, vor allem Scham, Schuld, Ekel (insbesondere nach sexuellem Missbrauch), ein Gefühl von anhaltender Gefahr, Misstrauen, gesteigerte Risikobewertung und geringere Gefahrentoleranz (American Psychiatric Association 2013).

Die ICD10: F62.0-Diagnose *Anhaltende Persönlichkeitsveränderung nach Extrembelastung* aus dem ICD-10 wird in der internationalen Forschungsliteratur kaum genutzt und im ICD-11 als *Komplexe Posttraumatische Belastungsstörung (KPTBS)* weitergeführt (Maercker et al. 2013). Ähnlich wie im DSM-5 gelten PTBS und KPTBS als Diagnosen einer neuen eigenen Störungskategorie für Traumafolgestörungen („*Traumatic Stress Disorders*"). Wichtig erscheint, dass die bisherige PTBS im klinischen Alltag nicht als „einfache PTBS", sondern als „klassische PTBS" bezeichnet werden sollte (Heacker und Maerker 2015).

Die Komplexe Posttraumatische Belastungsstörung (KPTBS) umfasst eine starke psychologische Reaktion, hervorgerufen durch anhaltende traumatische Erlebnisse, die in der Regel mehrere oder sich wiederholende traumatisierende

Ereignisse einschließt. Das häufigste Beispiel einer solchen komplexen Traumatisierung, also dem Erleben von anhaltenden, sich wiederholenden Ereignissen, ist sexueller oder physischer Missbrauch in der Kindheit. Andere Beispiele, die ebenfalls die Kriterien einer komplexen Traumatisierung erfüllen würden, sind häusliche Gewalt, Menschenhandel und sexuelle Ausbeutung, Kindersoldaten, Flüchtlinge oder zivile Opfer kriegerischer Auseinandersetzungen, die gefoltert wurden oder Formen von politischer oder organisierter Gewalt erlebt haben (Kizilhan und Klett 2022). Neben den klassischen Symptomen der PTBS leiden Betroffene einer KPTBS zusätzlich unter gestörter Affektregulation und Impulskontrolle, einer persistierenden dysphorisch-depressiven Verstimmung, Hoffnungslosigkeit und Verzweiflung, die nicht selten mit latenter und chronischer Suizidalität und teils schweren Selbstverletzungen einhergeht. Vor allem aus langjährigen Missbrauchserfahrungen können Störungen der Selbstwahrnehmung resultieren sowie Gefühle der Hilflosigkeit, massive Antriebsarmut, Scham, Schuld und Selbstanschuldigungen, ausgeprägter Ekel vor dem eigenen Körper (Gefühl der Beschmutztheit) und Selbsthass, was mit einer mangelnden Selbstfürsorge einhergeht, indem eigene Bedürfnisse nicht beachtet oder gar nicht wahrgenommen werden. Schließlich zeigt sich oft eine verzerrte Wahrnehmung des Täters im Sinne intensiver Rachevorstellungen, einer Idealisierung oder einer paradoxen Dankbarkeit bis hin zum Gefühl einer besonderen oder übernatürlichen Beziehung (Heacker und Maerker 2015). Die Beziehung zu anderen Menschen ist ebenfalls oft gestört, was sich durch sozialen Rückzug und Isolation, eine generell misstrauische Haltung und das Gefühl, niemandem vertrauen zu können, zeigen kann. Es gibt auch wiederholte Brüche in Beziehungen aufgrund einer Unfähigkeit, Beziehungen stabil zu gestalten. Störungen der Wahrnehmung oder des Bewusstseins können in schweren dissoziativen Zuständen wie Amnesien, dissoziativen Episoden, Depersonalisation bis hin zu Abspaltungen umfassender Persönlichkeitsanteile im Sinne einer Dissoziativen Identitätsstörung vorkommen (Heacker und Maerker 2015.

Beispiel

Die 26-jährige Patientin, die als 10-jährige 2007 bei der Bombenexplosion der damaligen Terrororganisation Al-Qaida verletzt und zusehen musste, wie Menschen starben, berichtet: „Ich konnte lange nicht verstehen, was passiert ist und habe immer wieder die zerstückelten Leichen gesehen, heute noch, wenn ich Kriegsbilder im Fernsehen sehe ... Meine Eltern erzählten mir immer wieder Geschichten von Massakern an den Eziden in der Vergangenheit. Ich habe es damals auch nicht wirklich verstanden, warum diese Leute und alles töten wollen .... Dann kam 2014 der IS und tötete fast alle meine Familienmitglieder und nahm mich gefangen. Ich war wiederholter sexualisierter Gewalt ausgesetzt. Ich war fast 7 Jahre in IS-Gefangenschaft und erlebte so schlimme Dinge, dass sich kaum darüber reden kann. Ich wurde immer wieder verkauft, geschlagen, gefoltert und vergewaltigt. Deswegen habe ich mich mehrmals versucht zu töten, wurde aber immer wieder daran gehindert oder durch Behandlung gerettet. Ich kann heute noch nicht fassen, dass ich überlebt habe.

Seitdem kann ich mein Körper nicht richtig spüren und finde ihn so schmutzig, dass ich mich jeden Tag mehrmals waschen muss. Ich schäme mich, weine jeden Tag und habe so viel Wurt und Ärger und falle dann in Ohnmacht und schreie. Ich sehe jeden Tag wie diese schmutzigen und dreckigen Männer über mich herfallen und ich kann nur schreien, bis ich in Ohnmacht falle. Aber das war denen gleich .... Sie haben mir so viel angetan und dann vor meinen Augen meinen Vater und meine Brüder erschossen. Ich kann es nicht vergessen ..."

Die Komplexe Posttraumatische Belastungsstörung entwickelt sich nach dem Erleben eines Belastungsereignisses, das typischerweise extremer bzw. länger andauernd ist und aus dem eine Flucht schwierig oder unmöglich ist. Die vorgeschlagene Diagnose umfasst alle Hauptsymptome der klassischen PTBS in voller oder subsyndromatischer Ausprägung. Zu den Symptomgruppen der PTBS kommen drei weitere Symptomgruppen hinzu: Probleme der Emotionsregulation, eines negativen Selbstbildes und der Beziehungsfähigkeit. Die Störung ist also gekennzeichnet durch:

- die Kernsymptome der PTBS (Wiedererinnerung, Vermeidung, Übererregung),
- anhaltende und tiefgreifende Probleme der Emotionsregulation (verstärkte emotionale Reaktivität, Affektverflachung, gewalttätige Durchbrüche),
- negatives Selbstkonzept (Überzeugung, minderwertig, unterlegen oder wertlos zu sein, Schuldgefühle, Schamgefühle)
- Probleme in zwischenmenschlichen Beziehungen (Schwierigkeiten, Beziehungen aufzubauen und aufrecht zu erhalten)

Die Diagnose der Komplexen Posttraumatische Belastungsstörung ist an der Symptomatik und nicht an den spezifischen erlebten Traumata orientiert.

7.2.3 Transkulturelle Aspekte bei Diagnostik und Behandlung der PTBS

Neben der Arbeitsmigration seit den 1960er Jahren sind zunehmend politische Umwälzungen, Kriegs- und Bürgerkriegszustände sowie steigende Armut und Naturkatastrophen in verschiedenen Ländern der Welt Ursachen für die Migration von Menschen nach Europa. Die psychische Verfassung und die psychosoziale Lebenssituation der Migranten können dabei mehrdimensional beeinträchtigt sein: Einerseits können sie unverarbeitete traumatische Erlebnisse, begleitet von Migrations- und Entwurzelungserfahrungen, mit sich herumtragen, andererseits werden sie im Aufnahmeland mit zum Teil völlig neuen Normen und Werten, Institutionen sowie einer fremden Sprache konfrontiert. Besonders schwierig ist es für Menschen aus Gemeinschaften, die sich seit mehreren Generationen auf der Flucht, im Krieg oder in kriegsähnlichen Situationen befinden wie die Eziden (Kizilhan 2018a). Bei Menschen mit Foltererfahrung können sogar Kinder und Kindeskinder davon noch betroffen sein (Neuner et al. 2004).

Die medizinische und psychologische Behandlung traumatisierter Migranten stellt Therapeuten vor erhebliche Schwierigkeiten. Dazu gehören neben der sprachlichen Verständigung kulturspezifische Krankheitsvorstellungen und -beschreibungen der Patienten, ihre entsprechende Erzählstruktur, politische Konstellationen, geschlechtsspezifische Aspekte usw., die eine Behandlung erschweren (Boos 2005). Dies fängt schon bei der Diagnostik an. So gibt es Hinweise auf eine transkulturell unterschiedliche Phänomenologie von Traumatisierung. Nicht alle Kriterien einer PTBS finden sich bei den Menschen aus anderen Kulturen wieder, obwohl diese unter Traumafolgen leiden. Friedman und Jaranson (1994) stellen fest, dass insbesondere das C-Kriterium (Vermeidung und Abflachung der allgemeinen Reagibilität) ethnokulturelle Unterschiede aufweist. Gerade intime Themen wie Sexualität stellen hier ein Problem dar, da es in vielen Kulturen die Ehre verletzt, Auskunft über solche Ereignisse zu geben, selbst wenn die Betroffenen nicht erkrankt sind (Utz 2011). Insbesondere Somatisierung und Dissoziation scheinen sehr wesentliche Komponenten posttraumatischer Stresssymptome in nicht-westlichen Kulturen zu sein (Hough et al. 1996; Manson et al. 1996). Zudem äußern sich depressive und psychotische Symptome sowie Ängste, die Bestandteile des posttraumatischen Syndroms sein können, unter Umständen in verschiedenen Kulturen unterschiedlich (Marsella und Wilson 2008).

Für die Diagnostik und Therapie ist grundsätzlich entscheidend, dass sowohl die Therapeuten als auch Patienten die Krankheit verstehen. In einer vergleichenden Studie mit türkischstämmigen und deutschen Patienten in einer psychosomatischen Klinik zeigte sich jedoch, dass signifikant weniger türkischstämmige Patienten ihre Krankheit erklären konnten.

Bei der Analyse des Verhaltens von Menschen aus familienorientierten Gesellschaften, die meist aus ländlichen Gegenden stammen und von patriarchalisch-religiösen Denkweisen mit entsprechenden Identitätskonzepten geprägt sind, ist vor allem wichtig, das Schon- und Rückzugsverhalten und die Reaktion der Person auf bisherige Behandlungen zu erfassen. Die Familien unterstützen das Schonverhalten von Erkrankten und verstärken so den sekundären Krankheitsgewinn. Ihre Rolle kann für die Diagnose im Sinne einer Fremdanamnese von Bedeutung sein.

Die Einstellungen, Bewertungen und Überzeugungen der Patienten hinsichtlich des Traumas sind unter Berücksichtigung ihrer kulturellen Prägung und der Generationsunterschiede im Sinne einer Kognitionsanalyse zu ermitteln. Hierbei können Ressourcen wie Solidarität, familiäre Loyalität und Unterstützung durch das soziale Netzwerk in Notsituationen sowie traditionelle Verfahren zur Schmerzlinderung bei der Bewältigung helfen.

Die Motivationsanalyse bezieht sich auf die Bereitschaft der Patienten, selbst etwas ändern und dazu beitragen zu wollen. So werden aber gerade aktive Handlungen wie Sport und Physiotherapie von Patienten aus familienorientierten Gesellschaften weniger angenommen, was zu einer Fehlinterpretation ihrer Compliance führen kann. Da diese Gesellschaften bei körperlichen und psychischen Beschwerden eher davon ausgehen, dass sich der Körper nicht bewegen darf, sind bei der Diagnose und der späteren Behandlung zunächst die Beziehung zwischen Therapeuten und Patienten sowie vor allem die Akzeptanz seiner Beschwerden wichtig. Erst danach wird die Person bereit sein, den Umgang mit seinen Ängsten zu ändern und zum Beispiel lernen, diese zu kontrollieren.

Der Erfassung individueller und kultureller Ressourcen (externale und/oder internale), die für eine Verhaltensänderung eingesetzt werden können, kommt ebenfalls große Bedeutung zu. Das heißt, die Traumatisierung darf nicht der alleinige Fokus sein, der allgemeine Lebenskontext der Patienten sollte nicht unterschätzt werden. Ressourcen und Belastungen aus der Vergangenheit müssen ebenso wie wichtige Bewältigungsstrategien (spezielle Entspannungsverfahren und Massagetechniken aus dem Herkunftsland, Gebete, Einbeziehung der Familie in die Behandlung etc.) in die Therapie einfließen.

Die problemanalytische Diagnose sollte schließlich durch Fragebogeninstrumente und Verhaltensanalysen ergänzt werden. Dies ist allerdings insbesondere bei Patienten mit geringer Schulbildung problematisch. Nicht selten sind die betreffenden Personen Analphabeten und im Umgang mit psychometrischen Tests völlig unbedarft (Kizilhan 2018a), was die Notwendigkeit einer sehr ausführlichen biografischen Trauma- und Sozialanamnese unterstreicht. Ferner ist bei der Diagnostik auch die Komorbidität (Begleiterkrankungen) zu überprüfen, da sehr oft von mehreren psychischen und physischen Diagnosen ausgegangen werden muss.

7.2.4 Traumabehandlungskonzepte

Wie wir gesehen haben, handelt es sich bei den Migranten um eine äußerst heterogene Gruppe unterschiedlicher Ethnien, Religionen und Subgruppen. Sie weisen unterschiedliche Vorstellungen von Gesundheit und Krankheit auf und verfügen über unterschiedliche kulturelle und traditionell-medizinische Vorstellungen im Umgang mit traumatischen Erlebnissen, die sowohl ein umso höheres Maß an Reflexion und Anpassung westlicher Konstrukte als auch die Integration alternativer Konzepte und Behandlungsansätze für eine transkulturelle Traumapraxis erfordern.

Die Diagnostik von psychischen Störungen und Traumafolgestörungen orientiert sich jedoch grundsätzlich an den Kriterien der ICD-10 *(International Statistical Classification of Diseases and Related Health Problems*, 10. Revision; bald ICD 11) und der DSM-V (*Diagnostic and Statistical Manual of Mental Disorders*, 5. Auflage), die bei allen Menschen vergleichbare Belastungen und Reaktionen nach dem Erleben traumatisierender Erfahrungen voraussetzen. Diese Annahme lässt sich jedoch nach klinischen Erhebungen und den Befunden der transkulturellen Psychiatrie nicht aufrechterhalten (Kirmayer und Young 1998).

Schon das Herausarbeiten von Kognitionen, Emotionen, der Definition des Selbst, individueller und kollektiver Identität sowie der Art und Weise der Beschwerdedarstellung (z. B. berichten einige Patientengruppen zu Beginn der Anamnese nur über Körperschmerzen) können die Behandlung erschweren, da sich oft keine Übereinstimmung mit den bekannten Diagnosekriterien finden lassen (Summerfield 2001). So berichten Therapeuten häufig, dass Patienten aus einer traditionell orientalischen Gemeinschaft bei der Erstanamnese zunächst ausführlich über die Belastungen ihrer Vorfahren erzählen und erst später (vielleicht) einen Zusammenhang mit ihrer Traumatisierung herstellen. Dies kann zu Unverständnis und Ungeduld beim Therapeuten führen (Kizilhan 2012).

Ein weiteres Problem während der Behandlung stellt oft die *Traumakonfrontation* (Reddemann 2004; Neuner 2008) dar. Auch wenn wir von einer grundsätzlich positiven Wirkung der Konfrontation bei der Traumatherapie ausgehen, so ist die Grundvoraussetzung jedoch in jedem Fall eine sichere Umgebung, in der sich die Person nicht von Verfolgung bedroht fühlt oder fürchten muss, in das Exilland abgeschoben zu werden. Erst diese Sicherheit erlaubt ihr, überhaupt über ihre kritischen Lebensereignisse zu sprechen und sich auf die Therapie einzulassen.

Gleichzeitig ist bekannt, dass es in vielen Kulturen nicht üblich ist, die Narration und damit auch traumatische Ereignisse konfrontativ zu behandeln (Bruner 2004). Die Narration selbst kann als ein wichtiges Element einer stabilen Ich-Identität angesehen werden (Kizilhan 2012). Sie steht in enger Verbindung mit dem Gedächtnis, aus dem die eigene Lebensgeschichte und die traumatischen Ereignisse abgerufen werden. Dies geschieht nicht objektiv, sondern ist immer gefärbt von aktuellen und vergangenen Bedeutungen.

Die Erzählformen einer Gesellschaft bestimmen, *wie* die Geschichte erzählt wird und welche Bedeutung den einzelnen Elementen zukommt. Narration ist somit stark kulturell geprägt, ebenso wie die Erinnerung selbst. Erzählstruktur und Zeiterleben unterscheiden sich in den verschiedenen Gesellschaften. In kollektivistischen Kulturen werden Erinnerungen. immer in Verbindung mit dem Kollektiv wiedergegeben und nicht wie in individualistischen Kulturen als individuell erlebtes Ereignis verstanden.

In den vergangenen Jahren haben sich Forscher und Praktiker mit *alternativen Behandlungsansätzen* beschäftigt, die verstärkt kulturelle Faktoren, aber auch das Krankheitsverständnis und Bewältigungsstrategien von Menschen mit Migrationshintergrund berücksichtigen und die wir im Folgenden kurz vorstellen wollen. Bei genauerer Betrachtung können diese Modelle als Zusatzmodule westlicher Therapieansätze gesehen werden, denn alle Konzepte haben mehr oder weniger das Ziel, die Traumapatienten wieder in die Lage zu versetzen, mit ihren erlebten traumatischen Belastungen umgehen und ein menschenwürdiges, funktionales und gesundes Leben führen zu können.

7.2.5 Testimony-Therapie *(Testimonio)*

Die Testimony-Therapie (auch „Testimonio" genannt) ist eine Kurzzeittherapie für traumatisierte Überlebende politischer Gewalt (Cienfuegos und Monelli 1983). Bei dieser Methode erzählen die Betroffenen ausführlich ihre Biografie, wobei sie insbesondere die traumatischen Ereignisse in die Lebensgeschichte integrieren sollen. Die Erzählungen werden auf Tonband aufgezeichnet oder direkt schriftlich festgehalten. Die Patienten lesen den so entstandenen Bericht und unterschreiben ihn als eine Art „Testament". Das Verfahren zielt darauf ab, seelisches Leid zu verringern, wobei die Therapeuten den Ausdruck der Emotion unterstützen. Die Exposition ist hier der entscheidende heilende Faktor, Angstsymptome werden reduziert. Die einfühlsame therapeutische Beziehung zwischen Patienten und Therapeuten trägt ebenfalls zur Heilung bei. Wichtig ist laut Neuner und Kollegen (2004) auch, die traumatisierenden Ereignisse im autobiografischen Gedächtnis zu integrieren. Die Erlebnisse können so gleichzeitig in die eigene Lebensgeschichte und in einen größeren historischen Kontext eingebettet werden.

7.2.6 Narrative Expositionstherapie

Agger und Jensen (1990) empfehlen, die Testimony-Therapie als Element eines umfassenderen Therapie-Verfahrens zu verwenden. Eine Umsetzung dieser Idee ist die Narrative Expositionstherapie (*Narrative Exposure Therapy*, NET), die von Schauer, Neuner und Elbert (2005) etabliert wurde. Die NET verbindet Narration (Testimony) mit Exposition und ist ebenso wie die Testimony-Therapie ein Kurzzeitverfahren, das speziell für die Behandlung traumatischer Stresserfahrung nach Krieg, Terror und Folter entwickelt wurde. Im Gegensatz zu klassischen Expositions-Verfahren, die auf das „schlimmste" traumatische Ereignis fokussieren, wird in der NET ein chronologisches Vorgehen der Testimony-Therapie genutzt, d. h., es wird eine Narration der gesamten Biografie erstellt. Durch die wiederholte Erzählung entsteht eine Habituation, durch die die Patienten lernen, ihr Verhalten, ihre Emotionen und Kognitionen wieder zu kontrollieren und ihre Ängste abzubauen. Gleichzeitig bewirkt die Narration eine adäquate Integration der autobiografischen Erinnerungen. Gute Effekte konnten mit Flüchtlingen (auch in Flüchtlingslagern) erzielt werden (Neuner et al. 2004). Die Autoren entwickelten auch eine abgewandelte Form, um dieses Verfahren bei Kindern anzuwenden (Ruf et al. 2010). Kritik erfolgte am Einsatz des Verfahrens in Krisengebieten mit wenig ausgebildeten Laien (Mundt et al. 2011).

7.2.7 Kultursensitive narrative Traumatherapie

Die vom Autor entwickelte Kultursensitive Narrative Traumatherapie (KNT) (Kizilhan 2009) versteht sich als ergänzendes Werkzeug zu traditionellen Therapieverfahren und nicht als eigenständige Therapie. Die KNT nutzt ebenfalls die heilende Kraft der Narration, mit deren Hilfe die Person ihre Vergangenheit rekonstruiert. Den fragmentarischen Erinnerungen wird Zeit und Raum gegeben, sie sollen formuliert und in eine chronologische Lebensgeschichte eingebettet werden. Durch die Narration wird die Lebensgeschichte als Ganzes gesehen und verstanden; so wird den Erinnerungen Sinn verliehen. Dabei ist es wichtig, immer die gesamte Lebensgeschichte zu erzählen und nicht auf das traumatische Ereignis zu fokussieren. Auch die Biografie der Vorfahren ist Bestandteil der Narration, insbesondere wenn transgenerationale Traumata festgestellt werden. Sie werden in einen größeren gesellschaftlichen Kontext gesetzt. Im Gegensatz zur Testimony-Therapie wird hier der Person selbst überlassen, wann und wie sie von den traumatischen Ereignissen erzählt. Bislang liegen nur einige wenige Studien zur Effektivität der KNT vor (Kizilhan 2009).

7.2.8 Traumapädagogische Ansätze

Sozialpädagogen sowie Sozialarbeiter haben durch ihre tägliche Arbeit in der Beratung und Betreuung immer wieder mit traumatisierten Menschen zu tun. Gerade in der Flüchtlingsarbeit stellt die Betreuung von traumatisieren Menschen auch für die sozialen Berufe eine große Herausforderung dar. So haben Sozialarbeiter in unterschiedlichen Bereichen von Flüchtlingseinrichtungen fast täglich mit diesem Personenkreis zu tun. Die traumapädagogische Arbeit von sozial Arbeitenden erleichtert auch die traumatherapeutische Behandlung durch ärztliche und psychologische Psychotherapeuten.

Traumatische Erfahrungen sind nicht nur individueller Natur, sondern werden innerhalb von Gesellschaften erlitten und sind somit immer ein Teil der kollektiven Leiderfahrungen. Zu berücksichtigen sind hier auch mögliche Strukturen in Institutionen, die ebenfalls zu einer Retraumatisierung von Klienten führen können. Damit die Interventionen in der Alltagspraxis der sozialen Arbeit gelingen können, müssen die gesellschaftlichen und institutionellen Dimensionen und deren Auswirkungen auf den Alltag der Betroffenen berücksichtigt werden.

Dies meint aber nicht den Ausschluss psychotraumatischer Forschungsergebnisse. Für einen interdisziplinären Traumabegriff sprechen die Gemeinsamkeiten im Erleben und Verarbeiten außergewöhnlicher Erlebnisse bei vielen Menschen, auch wenn sich Unterschiede der Verarbeitung zwischen einzelnen Gesellschaften zeigen.

Um ein Trauma zu bewältigen, sind für alle Menschen – in unterschiedlichen Anteilen – folgende Faktoren wesentlich:

- Herstellung von Sicherheit
- Rekonstruktion der Geschichte des Traumas, Biografiearbeit
- Wiederherstellung der Verbindung zwischen Opfer und sozialer Gemeinschaft
- soziale Anerkennung der zugefügten Gewalt bzw. des erlittenen Leids
- (Wieder-)Aneignung der eigenen Geschichte über Sprache und/oder nonverbale Techniken
- Einbeziehung der individuellen und kollektiven Kultur- und Lebenswelt Betroffener

Hierbei kann die soziale Arbeit durch eine Traumapädagogik wesentlich zur Behandlung, Betreuung und Beratung betroffener Menschen beitragen.

Damit öffnet sich der Blick für die Auswirkungen traumatischer Erfahrungen auf die Lebenswelt der Betroffenen. Denn der Umgang mit Traumata ist immer abhängig vom Verhältnis zwischen individuellen Bewältigungsstrategien und gesellschaftlichen Ressourcen, über die Menschen verfügen bzw. an denen sie partizipieren können. Diesen sozialen und kulturellen Bedingungen gilt es in der sozialen Arbeit weiter nachzuspüren und sie in die Beratung und Betreuung traumatisierter Menschen zu integrieren.

Die Aufgabe der sozialen Arbeit besteht darin, ihre Handlungsräume so zu öffnen und ihre Vorstellungen über ihre Aufgaben so zu erweitern, dass sie Menschen mit traumatischen Erfahrungen in ihrer jeweiligen Lebenswelt kompatible Unterstützungen anbieten kann.

Hinter dem Begriff „Traumapädagogik“ verbirgt sich also mehr als die traditionsreiche Sozialarbeit im Krankenhaus, die unter dem Namen „Sozialdienst“ bekannt ist. Bei der Traumapädagogik handelt es sich vielmehr um eine eigenständige Fachsozialarbeit, die sich in sozialarbeitsspezifischen Formen der Behandlung und Prävention von Trauma- und Traumafolgestörungen wie Depressionen, Ängsten, psychosomatischen Erkrankungen und körperlichen Beschwerden entfaltet, psychosoziale Aspekte genauer untersucht und diese effektiv in der Behandlung einsetzt. Der Begriff „Behandlung“ steht in der Traumapädagogik für eine Vielfalt von Handlungskonzepten und Methoden wie etwa Beratung, Sozialtherapie, Case Management und Krisenintervention, die fallbezogen und flexibel eingesetzt werden können.

Die Arbeit der sozial Arbeitenden mit traumatisierten Menschen hat ihren Schwerpunkt nicht in der Behandlung psychischer und psychosomatischer Erkrankungen, sondern in der Aufarbeitung sozialer Konflikte und dem Erwerb neuer Kompetenzen, der Aneignung von (öffentlichen) Räumen und dem Aufbau förderlicher Strukturen zur Integration und aktiven Teilhabe in der Gesellschaft.

8. Kultur- und migrationssensible Behandlung der Posttraumatischen Belastungsstörung

Ein unterschiedliches Verständnis von Gesundheit und Krankheit, die traditionelle medizinische Versorgung des Herkunftslandes und die Rolle des Individuums und Kollektivs können in der Diagnostik wie der Behandlung von Menschen aus anderen Kulturen mit psychischen Reaktionen auf extreme Belastungen eine große Rolle spielen (Haasen et al. 2005). Ein Mensch aus einer traditionell-ländlichen Region mit kollektivistischer Denkweise, für den die persönlichen Wünsche, Interessen und Beschwerden des einzelnen als sekundär gelten, für den Harmonie und Sicherheit in der Familie und der Peergroup wichtiger sind als die individuelle Autonomie (Hofstede 2009), der sich als Teil einer Solidargemeinschaft mit den entsprechenden Aufgaben und Pflichten sieht, der muss dafür sorgen, dass der Solidargemeinschaft, insbesondere der Kern- und Großfamilie, kein Schaden zugefügt wird. Folglich werden dann persönliche Gefühle und Beschwerden nicht geäußert, wenn sie möglicherweise die Familie belasten oder ihr schaden könnten (Kizilhan et al. 2013) – was weitreichende Konsequenzen für den Betroffenen nach sich ziehen kann.

Beispiel

Eine 46-jährige Patientin aus Syrien wurde vor zehn Jahren während einer Hausdurchsuchung von mehreren Soldaten vergewaltigt. Die Hausdurchsuchung erfolgte, weil der Ehemann in der Opposition gegen das herrschende Regime politisch aktiv war; er befand sich zu diesem Zeitpunkt bereits im Ausland. Ihre zwei Kinder waren an diesem Tag bei den Großeltern. Nach dem Ereignis reagierte die Frau mit Angst, Unruhe, Ein- und Durchschlafstörungen, Flashbacks und Intrusionen. Nach einigen Monaten entwickelte sie zusätzlich einen Waschzwang, sie musste sich mehrmals am Tag waschen und war kaum mehr in der Lage, sich im Spiegel anzuschauen, da sie ihren Körper als verschmutzt erlebte und sich vor ihm ekelte. Durch die Vergewaltigung war sie schwanger geworden. Sie ließ einen Schwangerschaftsabbruch vornehmen. Über die Vergewaltigung und die Schwangerschaft sprach sie mit niemandem. Auch die Familie und der Ehemann wussten nichts davon. Nach 18 Monaten konnte sie zu ihm nach Deutschland fliehen und stellte einen Asylantrag, der erst nach acht Jahren anerkannt wurde. Sie klagte nach der Migration während der ambulanten Psychotherapiebehandlung weiterhin über körperliche und psychische Beschwerden. Als besonders belastend erlebte sie ihre Unterbauchschmerzen, wie sie später dem Therapeuten erzählte, weil sie dann immer wieder an das traumatische Erlebnis erinnert wurde. Mit ihrem Körper konnte sie auch weiterhin nicht umgehen und empfand ihn trotz häufigen Duschens als schmutzig und „entehrt". Sie wollte keine Frau mehr sein und ließ ihre Gebärmutter entfernen. Jeglichen sexuellen Kontakt zu ihrem Ehemann lehnte sie mit dem Hinweis auf ihre Krankheit ab, was immer wieder zu familiären Konflikten führte. Mehrere ambulante und stationäre psychiatrische Behandlungen verbesserten die Beschwerden nicht. Schließlich wurde die Patientin zwölf Wochen stationär in einer psychosomatischen Klinik und anschließend ambulant psychotherapeutisch in ihrer Muttersprache behandelt. Zu Beginn war sie kommunikativ eingeschränkt und sprach nur, wenn sie gefragt wurde. Durch zunehmendes Vertrauen und „allgemeine Gespräche" über die politischen und familiären Probleme berichtete sie dann von ihrer Kränkung und Demütigung. Sie sei als Frau „entehrt", könne auf keinen Fall mit ihrem Ehemann oder Verwandten darüber sprechen, da diese sie dann ablehnen und als eine „Schande für ihre Familie" ansehen würden. Durch das tägliche Duschen von manchmal bis zu zwei Stunden erlebe sie eine gewisse Entspannung und habe das Gefühl, etwas sauberer zu sein, was aber nicht lange anhalte. Als ihre kulturelle Vorstellungen von „Ehre" sowie ihre Schuld- und Schamgefühle mit in die Gespräche einbezogen wurden, sie den Zusammenhang zwischen ihren psychischen und körperlichen Beschwerden erkannte und die Erfahrung gemacht hatte, in der Therapie ohne Angst vor Ablehnung sprechen zu können und dort auf Verständnis zu stoßen, reduzierte sich ihr Waschzwang. Erst nach einem Jahr intensiver ambulanter Psychotherapie konnte sie mit ihrem Ehemann über ihre traumatischen Erlebnisse sprechen, der für sie überraschend Verständnis zeigte. Das familiäre Verhältnis besserte sich deutlich. Sie versucht weiterhin, ihr Leben in der Migration trotz dieser traumatischen Erlebnisse zu bewältigen.

Inwieweit eine psychotherapeutische Traumaarbeit möglich ist, scheint also auch davon abzuhängen, wie eine Gesellschaft mit dem Thema „Sexualität" umgeht. Sehr häufig berichten Patienten in diesem Zusammenhang von großer Unsicherheit, wenn nicht gar völliger Tabuisierung. Hohe moralische Vorstellungen und Einschränkungen führen so gerade bei Frauen zu erheblicher Sorge und Angst, da gerade sie der Gefahr kollektivistischer Ausgrenzung ausgesetzt sind. Hierbei spielen auch Schamgefühle eine besondere Rolle (Kizilhan und Klett 2022), denn in einer so genannten „Schamkultur" spielen weniger der Vorgang selbst bzw. das Begehen einer möglichen Normverletzung die entscheidende Rolle als vielmehr die Vorgabe, möglichst das Gesicht vor dem anderen zu wahren. So kann z. B. die Vergewaltigung einer jungen Frau von der Gemeinschaft als kollektive Schande bewertet und das Opfer ausgegrenzt werden, während die Vergewaltigung selbst zwar als Normverletzung bewertet wird, der Rolle des Täters jedoch im Kollektiv nur eine sekundäre Bedeutung zugewiesen wird.

Neben sprachlichen Barrieren und dem kulturspezifischen Verständnis von Krankheit und ihrer Verarbeitung spielen die Unkenntnis vorhandener Beratungs- und Hilfesysteme in Extremsituationen, der Umgang mit Krisen und psychischen Reaktionen (z. B. psychogene Ohnmachtsanfälle, Glaube an die Existenz von Magie und Geistern bei Verlusten, Schamgefühlen und Kontrollverlust bei Schädigungen und Trauer) sowie die Zuordnung von Krankheiten zu bestimmten Organen eine große Rolle (s. Tabelle. 1).

Tabelle 1: Kulturspezifische Syndrome. Auf der Grundlage der traditionellen Medizin haben Menschen in ihren Kulturen bestimmte Beschwerden ganz spezifischen Organen zugeordnet und reagieren ganz spezifisch in bestimmten belastenden Situationen.

Ätiologie		**Beschwerdebild**	**Therapie**	**Assoziationen**
Nabelfall*	Schwer heben, in die Höhe springen, schwere Arbeit, schweres Leben, Stress	Bauch- und Magenschmerzen, Übelkeit, Schwindel, Schwäche, Müdigkeit	Bauch- und Rückenmassage, heiße Teller, Ziehen des Nabels an den richtigen Ort, anschließend Ruhe	Schweres Leben, Verlust der Mitte
Brennende Leber*	Traurigkeit, Sorgen, schweres Leid	Leber- und Oberbauchschmerzen	Rezitationen aus dem Koran, Einnahme von Kräutern und Säften	Kummer, Trauer, Sehnsucht, Verlust oder Liebeskummer
Rückenschmerzen*	familiäre Konflikte, Sorgen, Rollenproblematik, schwere Arbeit	stechende und ziehende Rückenschmerzen, kaum in der Lage, sich zu bewegen oder etwas zu heben und zu tragen	Massagen, wenig Bewegung und viel Ruhe	Halt, Sitz von Stärke und Ausdauer bei Männern, geschwächte „männliche Identität" (Libidoverlust)
Wander- und „Windschmerzen"**	Kummer, Sorgen, Konflikte, Sehnsucht	Müdigkeit, Schwäche, Antriebslosigkeit, jeden Tag schmerzt eine andere Stelle des Körpers	Massage, Ruhe, keine Belastung	wenig Akzeptanz in der Familie oder Gemeinde, schweres Leben
Beklemmungsgefühl*	Kummer, Sorgen, Schuldgefühle, Sehnsucht, Ärger	Kopf- und Halsschmerzen, Enge-, Globus- und Erstickungsgefühl, Kurzatmigkeit	Hodscha, Arzt, Benutzung von „Schutzamuletten"	Ängste, Unsicherheit
Karabasan/ Alpdruck***	Angst, Schuld- und Schamgefühle	Gefühl von einer schweren Last auf dem Körper, wobei der Patient glaubt, sich nicht bewegen zu können	Arzt, Ruhe, Amulette als Schutz vor einem erneuten Karabasan	Ängste, Unsicherheit, Panik, Kummer

Ätiologie		Beschwerdebild	Therapie	Assoziationen
Dissoziatives Haareausreißen (bei Frauen)*	Angst, Schamgefühle, Verlust von Weiblichkeit. Tritt häufig bei Frauen vor dem Hintergrund sexueller Gewalt auf	Hitrionisch anmutende Schreianfälle, Haareausreißen, Kurzatmigkeit, Impulskontrollstörung	Ruhe, Orientierung auf „hier und jetzt"	Ängste, starke Überforderung, alltägliche Dinge zu erledigen
Psychogene Ohnmachtsanfälle*	Angst, Erinnerung an traumatische Erlebnisse, Schamgefühle, starke Überforderung im Alltagsleben	Gefühle von Schwäche	Ruhe, Arzt	Ängste, Unsicherheit, Panik, Überforderung, geringe Akzeptanz
Koro****	Angst, Angst vor Verlust der Genitalien [von mir ergänzt]	Unruhe, Zittern, Schweißanfälle, Agitiertheit	Aufsuchen von traditionellen Heilern, Arzt, traditionelle Medizin	Ängste, Kummer, Trauer, Sehnsucht, Verlust
Susto/nervios***	Schreckhaftigkeit	Unruhe, Zittern, Schweißanfälle, Agitiertheit	Aufsuchen von traditionellen Heilern, Arzt, traditionelle Medizin	Ängste, Kummer, Strafe der Götter, Verlust

Im Nahen und Mittleren Osten, ** in Südchina, ***in Lateinamerika,** weltweit.*

Störungen und Belastungen sind nicht a priori individualisiert und pathologisiert, sondern mit dem sozialen Umfeld vernetzt. Die Geschichte des Individuums wird in Verbindung mit seiner Familie und Gemeinde innerhalb eines kultur-sozial-politischen Kontextes gesehen. Dies gilt vor allem bei politisch motivierten Gewalterfahrungen, denn erst aufgrund ihrer Zugehörigkeit zu einer sozialen oder politischen Gruppe wurden diese Menschen überhaupt zu Gewaltopfern (Utz 2011). Dies zu berücksichtigen, schafft zusammen mit dem Verständnis der Migrationserfahrung als einem notwendigen Entwicklungsprozess die Grundlage für eine produktive Traumatherapie mit Migranten aus familienorientierten Gesellschaften.

Werden die Familie und die jeweilige Rolle aller Mitglieder der Großfamilie einbezogen, kann dies zu einem besseren Verständnis der möglichen familiären Konflikte und Beziehungsabhängigkeiten beitragen. Doch die starke Solidarität der Familie mit einem traumatisierten Patienten kann in Fällen von sexualisierter Gewalt außerhalb oder innerhalb der Familie auch eine Besserung verhindern oder die Symptomatik sogar verschlimmern.

Der Kontakt mit einer anderen Kultur durch Migration hat zwar einen Einfluss auf die Erklärungsmodelle von Krankheit und Gesundheit, scheint aber dabei die Attributionsmuster nicht grundlegend zu beeinflussen. Wie aus Studien zur Migration bekannt ist, neigen Gruppen im Ausland dazu, ihre Werte- und Einstellungssysteme zu verfestigen (Kizilhan und Klett 2022). Andererseits werden positiv erlebte Attributionsmuster übernommen und in das eigene Krankheitskonzept integriert.

Werden sprachliche, kulturelle und migrationsspezifische Aspekte in die Beratung, Behandlung und soziale Unterstützung von Migranten mit einer PTBS einbezogen, ist es möglich, ihre Versorgung und Integration grundlegend zu verbessern. Dies bedarf aber entsprechender Versorgungsstrukturen. So sind u. a. sowohl auf Seiten der Behandelnden als auch der Gesundheitsinstitutionen spezifische transkulturelle Kenntnisse und die Berücksichtigung sozialer und politischer Strukturen der Gesundheitsinstitutionen notwendig, um diese Patienten frühzeitig und adäquat behandeln zu können und so einer Chronifizierung der Krankheit vorzubeugen. Neben dem Aufbau multikultureller Behandlungsteams sind vor allem eine Sensibilisierung aller Mitarbeitender für eine transkulturelle, kultursensible Perspektive für eine gelingende Kommunikation zwischen den Kulturen und den Menschen, notwendig.

8.1 Eine gemeinsame Sprache finden – Dolmetschen in der Psychotherapie und Beratung

Grundvoraussetzung einer Psychotherapie ist, dass Patient und Therapeut sprachlich miteinander kommunizieren können. Auf die Problematik der Sprachbarrieren bei unterschiedlicher Muttersprache von Therapeuten und Patienten ist vielfach hingewiesen worden.

Den Prozess, bei dem Menschen aus verschiedenen Kulturen aufeinander treffen, bezeichnet man als „interkulturelle Kommunikation“ oder „interkulturelle Interaktion“. Die Kommunikation zielt u. a. auf eine wechselseitige Verständigung, um Interaktion im Handeln und Verhalten zu ermöglichen. Allerdings kann es im Rahmen der Kommunikation zwischen Personen aus verschiedenen Kulturen aufgrund unterschiedlicher Denkart, ethnischer, religiöser und sozialer Sozialisationsprozesse mit unterschiedlicher semantischer Bedeutung der Wörter und nonverbaler Kommunikation wie Gestik und Mimik zu Schwierigkeiten oder gar Missverständnissen kommen.

Die interkulturelle Kommunikation stellt einen Bereich dar, der für den Prozess des Dolmetschens von zentraler Bedeutung ist, denn Übersetzung findet immer im Rahmen der Kommunikation zwischen Menschen statt. Damit Kommunikation überhaupt zustande kommen kann, müssen Menschen einander verstehen. Verstehen zwischen zwei Kommunikationspartnern gelingt nicht allein dadurch, dass sie die gleiche Sprache beherrschen, sondern auch das gleiche Hintergrundwissen haben und auf die gleichen soziokognitiven Interpretationsregeln zurückgreifen, um dem Sprechen eine gemeinsame Bedeutung geben zu können. Die Dolmetscher müssen in der Lage sein, Formen des Erlebens, Denkens und Verhaltens aus einer fremden oder der eigenen Kultur in eine andere sprachliche Welt zu übertragen. Das Verständnis in der interkulturellen Kommunikation ist nur dann gewährleistet, wenn den Dolmetschern beide Kulturen bekannt sind. Missverständnisse können nur vermieden werden, indem man sich der eigenen Kultur, der Stereotypen und Vorurteile bewusst wird.

Beim Dolmetschen ist sprachliche Kompetenz eine notwendige, wenn auch keine ausreichende Komponente für das Gelingen von Kommunikation, weil außersprachliche und kulturspezifische Kontexte störende Faktoren beim Prozess des Dolmetschens sein können. Die Verständigung untereinander kann nur erreicht werden, wenn die Botschaft auf der Ebene des kulturellen Hintergrundwissens der Parteien in die Zielsprache übersetzt wird.

Dolmetscher könnten somit auch als Kulturmittler bezeichnet werden, da sie in der Regel bilinguale und bikulturelle Personen sind, die mit dem Grundgerüst beider Kulturen vertraut sind und ihr Wissen für die Behandlung oder Beratung neben dem Dolmetschen gut einsetzen können. Kulturmittler würden neben einer Sprachvermittlung auch eine Brückenfunktion als Kulturvermittelnde einnehmen und dem Gespräch Sinn und Bedeutung geben.

In der Psychotherapie entsteht zwischen dem Patienten, dem Behandelnden und dem Dolmetschenden ein Beziehungssystem (Beziehungstriade), in dem neben sprachlichen und kulturvermittelnden Gefühlen auch Wertungen und Ideen zum Tragen kommen, die sich nicht nur auf die Personen in der aktuellen Situation beziehen, sondern auch eigene vergangene Erfahrungen und Bilder aktiv werden lassen können (Haenel 1997).

Wenn eine junge Frau von ihrer traumatisierenden Gefangenschaft, Vergewaltigung, Demütigung, Gewalt, ihren Ängsten und der Flucht erzählt, entstehen bei den Therapeuten und der Dolmetschenden eigene Bilder der Ereignisse, die von den Patienten erzählt werden und vermischen sich unreflektiert. Die dadurch ausgelösten Gefühle und Erinnerungen können – sofern diese von den Dolmetschenden sich nicht bewusst gemacht werden können – die Beziehungsgestaltung positiv oder negativ beeinflussen. Zu starke Empathie, vielleicht sogar Solidarität oder Mitleid, aber auch Ablehnung des Patienten oder Therapeuten können die Folge sein.

Von Dolmetschenden ist zu erwarten, dass sie bei Gericht, bei Konferenzen und im sozio-medizinischen Bereich neben der Beherrschung beider Sprachen über Selbstbewusstsein, emotionale Stabilität und Toleranz für das „Andere“ auch über einen hohen Grad an Einfühlungsvermögen verfügen, die Gefühle der Menschen verstehen und respektieren, sich in deren Lage hineinversetzen und die Welt mit ihren Augen sehen können. Auch wenn sie viele Denk- und Verhaltensweisen der Klienten, bei denen sie übersetzen, nicht nachvollziehen können, ist eine angemessen distanzierte Wertschätzung notwendig. Daher sollten beim Dolmetschen, vor allem in der Psychotherapie und anderen sehr persönlichen Belangen des Klienten, keine Verwandten oder Bekannten eingesetzt werden. Traumatisierten Frauen sollten nach Möglichkeit weibliche Dolmetscherinnen zur Verfügung gestellt werden. Vorab wäre auch der mögliche ethnische und religiöse Hintergrund der Dolmetscher abzuklären und mit den Patienten bzw. Klienten abzusprechen, um möglichen Ängsten und Stereotypen vorzubeugen. So können Ezidinnen, die durch den islamischen Terror schwer traumatisiert sind, auch arabisch-muslimischen Dolmetscherinnen gegenüber misstrauisch sein und nicht wirklich bereit sein, über ihre vielfältigen Probleme in der Psychotherapie oder Beratung zu sprechen. Dies ist vorher zu klären. Dem Dolmetscher muss auch bewusst sein, dass er kein Behandler und Berater ist und nur das dolmetscht, was der Behandler auch sagt. Das ist besonders zu beachten, wenn Dolmetschende daneben noch andere Funktionen wahrnimmt, sich z. B. mit dem Patienten auch privat trifft oder diesem möglicherweise gut gemeinte Ratschläge gibt, was dieser während der Behandlung sagen oder nicht sagen soll, ohne dass der Behandler davon Kenntnis hat.

Unabhängig von der Persönlichkeit des Dolmetschenden kann dieser aufgrund seiner Kenntnisse beider Kulturen als Begleiter, Fürsprecher, Erklärer, Berater, Bote, Verhandler oder auch Kontrolleur auftreten.

Im Gegensatz zu Konferenzdolmetschern, die sich unsichtbar und neutral im Hintergrund oder in einer Kabine aufhalten, sind die Dolmetscher im medizinisch-psychosozialen Bereich aktiv als dritte Gesprächsteilnehmer im Raum präsent. In manchen Sitzungen wie Supervision oder Teamsitzungen können sie ein Mitglied des Settings sein. Auch hier muss die Rolle der Dolmetschenden definiert sein, inwieweit sie als Kulturmittler ihr Wissen an das Team weitergeben oder sich gar selbst an Analysen beteiligen dürfen.

Gerade im medizinisch-psychosozialen Bereich müssen die Dolmetschenden ausreichende terminologische Kenntnisse in beiden Sprachen besitzen bzw. hierin geschult werden, damit sie unterschiedliche –Krankheiten und die Symptome richtig vermitteln können. Somit ist über die gesprochene Sprache hinaus ein Wissen über die kulturspezifische Bedeutung von Begriffen äußerst wichtig. Der Dolmetschende muss sowohl den linguistischen als auch den kulturellen Sinn der Botschaft übertragen können, so dass sich die Gesprächspartner über die Worte hinaus verstehen können.

Zu Beginn des medizinisch-psychosozialen Gesprächs ist es wichtig, dass der Dolmetscher vom Behandler und Berater über Inhalt, Sinn und Zweck und die voraussichtliche Länge des Gesprächs informiert und auch dem Patienten in seiner Rolle als Dolmetscher vorgestellt wird.

Die Aufgabe der Dolmetschenden ist es u. a., die Interaktion zwischen Therapeuten und Patienten durch die Sprache zu transportieren, Patienten Begriffe und Vorschläge zu beschreiben und ihnen Rollen und Normen der Interaktion sowie den organisatorischen Kontext zu erklären.

Dolmetschende sollten Patienten aktiv und aufmerksam zuhören, Blickkontakt haben und sich nicht gleichzeitig mit anderem beschäftigen.

Dolmetschende sollen einem freundlichen und ruhigen Ton sprechen, dabei auf bestimmte Zeichen und Signale wie etwa die Lautstärke der Stimme des Patienten achten, denn die Art der Argumentation oder Diskussion kann in den verschiedenen Kulturen abweichende Bedeutungen haben.

Durch störende Signale, Töne oder unangenehme Gerüche kann der Kommunikationsprozess negativ beeinflusst werden, jedoch sollten Dolmetschende auf keinen Fall auffällig oder negativ darauf reagieren, um den Patienten nicht in eine peinliche Lage zu bringen.

Dolmetschende sollen immer in der Ich-Form übersetzen und nie „Frau Awda sagt ..." dolmetschen.

Gerade bei schwer traumatisierten Menschen sind die Gefühle der Patienten in medizinisch-psychosozialen Settings von höchster Priorität. Besonders wichtig ist es, dass Dolmetschende beim Gespräch seitlich nach hinten versetzt sitzen, so dass Blickkontakt vorhanden ist. Der Dolmetschende ist wie ein unsichtbares Sprachrohr und sollte unauffällig im Hintergrund bleiben.

Der Behandler sollte dem Patienten leicht seitlich gegenüber sitzen, und es muss deutlich sein, dass er als Behandler die Leitung der Gesprächsführung innehat.

Sollten Dolmetschende das Gefühl haben, dass die Patienten die Informationen über den Behandlungsvorgang nicht verstanden haben, ist der Behandler unmittelbar zu informieren.

Die sprachliche Vermittlung benötigt eine Zeitspanne, die der Dolmetscher jeweils zum Übersetzen braucht. Für den Behandler kann das manchmal den Vorteil haben, diese Zeitspanne zu eigenen Überlegungen und Gedanken über Interventionsmöglichkeiten zu nutzen (Westermeyer 1990). Mit der Übersetzungspause geht allerdings der direkte Dialog zwischen Behandelndem und Patienten und damit die Spontanität einer möglichen emotionalen Erregung, eines Körper- oder Gefühlsausdrucks, bestimmter Mimik oder Gestik etc. verloren, die für eine Analyse, eine Erklärung oder für die Behandlung notwendig sind (Haenel 1997).

In der Psychotherapie können die Sprache und die Eigenheiten des Sprechens, Mimik, Gestik, Weinanfälle, Krisen etc. Rückschlüsse auf den psychischen Zustand der Patienten zulassen, was für die Psychodynamik oder Verhaltensanalyse in der Therapie von Bedeutung ist. Daher sollten Dolmetschende beim Setting nicht aktiv in das Gespräch eingreifen. Auch bei aggressiven, emotionalen oder gar ordinären Bemerkungen ist zu dolmetschen und der emotionale Beiklang, den eine bestimmte Wortwahl mit sich bringt – wenn möglich – zu transportieren. Nur wenn sich im Gespräch kulturspezifische Bedeutungen ergeben, die linguistisch nicht übertragbar sind, in der Zielsprache nicht im gleichen Sinne verstanden werden können oder „kulturspezifische" Tabuthemen der Herkunftskultur der Patienten angeschnitten werden, sollten Dolmetscher das Gespräch unterbrechen.

Dadurch, dass die interkulturelle Therapie durch zwei unterschiedliche Kulturen gekennzeichnet ist, die verschiedene Auffassungen, unterschiedliche Wertesysteme, Ausdrucksweisen usw. beinhalten, können erhebliche Missverständnisse auftauchen und den erfolgreichen Therapieverlauf negativ beeinflussen. Daher ist es wichtig, dass Dolmetscher auf die kulturellen Besonderheiten aufmerksam gemacht werden.

8.2 Kommunikation und Beziehung in der Psychotherapie und Beratung

Genauso von Bedeutung sind die kulturell geprägte (non-verbale) Kommunikation und unterschiedliche Kommunikationsstile. Zum Beispiel unterscheiden sich die Höflichkeits- und Kommunikationsregeln von Asiaten von denen der Europäer. Unterschiede in Gestik, Mimik, Körperkontakt, Lautstärke beim Sprechen etc. können im Rahmen des psychopathologischen Befundes, also der Beobachtung durch den Therapeuten, zu Fehldeutungen führen. So weist die Kommunikation in kollektivistischen Kulturen folgende Eigenarten auf (Kizilhan 2018):

- beziehungsbezogen, personenzentriert (gutes „Klima" in der Beziehung)
- im Vordergrund steht zunächst der Beziehungsaufbau
- indirekt, bildhaft, emotional, persönlich gefärbt
- sachbezogene Themen werden eher über „Umwege" intuitiv gestaltet
- Beziehungsebene wird stark ritualisiert
- Rangordnungen werden eher eingehalten
- teilweise geschlechtlich getrennte Kommunikationswelten (Männer unter sich, Frauen unter sich), geschlechtsspezifische Rollenmuster stark ausgeprägt
- mehr Ausdruck in Mimik und Gestik (Ausnahme: ostasiatische Kulturen)
- Körperhaltungen und Verbalisierung sind Ausdruck von indirekt mitgeteilten Botschaften an den anderen

Bei der Untersuchung und Behandlung im Kontakt mit Patienten aus familienorientierten Gesellschaften sind die in Tabelle 2 dargestellten Aspekte zu berücksichtigen.

Tabelle 2: Interaktion in der Behandlung von Patienten aus familienorientierten Gesellschaften (Kizilhan 2018)

Kontakt	Freundlich, zugewandt, wartend auf Anweisungen und Vorgaben des Psychotherapeuten.
Hierarchie	Konzentriert auf Hierarchie und Status (Psychotherapeut hat eine hohe hierarchische Position).
Respekt	Erwarten Intimität bei ausreichender Distanz und Einhaltung von kulturellen Regeln (z. B. bei Begrüßung von gleichgeschlechtlichen Personen die Hand reichen oder aufstehen, wenn sie in den Raum treten etc.).
Harmonie	In der Beziehung auf Harmonie bedacht. Konflikte und Auseinandersetzungen, Argumentationen werden eher vermieden. Möchten nicht bloßgestellt werden. Widerspricht möglicherweise nicht dem Psychotherapeuten, um dessen Autorität nicht in Frage zu stellen.
Scham statt Schuld	Vor allem islamisch-familienorientierte Gesellschaften verfügen eher über eine Scham- als über einer Schuldkultur. Daher stehen körperliche Beschwerden, die weniger Schamgefühle erzeugen, eher im Vordergrund als psychische Konflikte.
Kollektives Denken	Psychische Konflikte können als eine Schwäche gesehen werden, die wiederum zu einer Ablehnung durch das Kollektiv führen kann. (*Die Person ist schwach und für das Kollektiv nicht zu gebrauchen*). Körperliche Beschwerden sind aber etwas „Sichtbares" und werden als Krankheit akzeptiert.
Erst der Körper, dann die Seele	In den ersten Behandlungsstunden geht es vornehmlich um körperliche Beschwerden, die auch als indirekte Hinweise auf psychische Konflikte verstanden werden können. Bei ausreichendem Vertrauen und entsprechender Beziehungsgestaltung werden dann mögliche psychische Konflikte und Belastungen thematisiert.
Ratschläge und klare Direktiven	Erwartet von dem Psychotherapeuten Informationen über seine Krankheit, Ratschläge auch in Form von Beratung und klare Direktiven, was er in der Behandlung zu machen hat (Medikation, Massagen, körperliche Untersuchung).
Die imaginäre Familie in der Einzeltherapie	Beschwerden, mögliche Konflikte und Belastungen in der Einzelbehandlung werden immer in Relation zu der familiären Situation gestellt (*Mein Rückenschmerz führt dazu, dass ich nicht arbeiten kann und damit nicht in der Lage bin, meine Familie zu versorgen; meine Kinder verlieren den Respekt vor mir, wenn sie erfahren, dass ich noch eine Depression habe etc.*)
Passives Krankheitsverhalten	Nicht der Einzelne mit seinen persönlichen Merkmalen und eigenen Anteilen, sondern außerhalb des Individuums liegende Faktoren – wie familiäre, berufliche oder soziale Bedingungen – werden in hohem Maße verantwortlich gemacht (*Seit meine Tochter eine Beziehung zu einem Mann hat, ohne verheiratet zu sein, sind meine Schmerzen unerträglich geworden. Wenn Sie heiraten, dann muss ich mich in der Gemeinde nicht so schämen und ich könnte die Schmerzen besser aushalten*).

Insgesamt scheint der Aktivitätsaspekt bei einer großen Zahl von Patienten aus familienorientierten Gesellschaften erheblich eingeschränkt zu sein, so dass ihr Leben nur noch um den Schmerz kreist, der zum Zentrum ihres Denkens und Verhaltens geworden ist. Ihre Annahme, dass der Körper bei Schmerzen ruhen müsse, führt zur einen passiven Schonhaltung. Die Ausweitung des Handlungsspielraums ist daher eine große Herausforderung, die zur Aufhebung der behavioralen (geringe Bewegung), emotionalen (Verringerung der Depressivität und Hilflosigkeit) und kognitiven (Einengung auf Schmerzen) Einschränkungen des

Patienten notwendig ist. Der Abbau von Vermeidungsverhalten hat bei der Behandlung somit hohe Priorität.

In familienorientierten Gesellschaften ist infolge der traditionellen Erziehung und Sozialisation die Beziehung zu anderen Menschen überhaupt bedeutsam, so auch zum Behandler; zumal viele Patienten zuvor bereits traditionelle Heiler aufgesucht haben, die über besondere kommunikative Kompetenzen verfügen. Eigenschaften des Behandlers wie Verständnis, Geduld, Respekt, Höflichkeit, Aufmerksamkeit, Freundlichkeit und Offenheit werden deshalb mehr geschätzt als sein Fachwissen (Gilson et al. 1994).

Eine vertrauensvolle Beziehungsgestaltung, was vor allem die Akzeptanz der Beschwerden des Patienten bedeutet, ist besonders wichtig. Bei Patienten aus familienorientierten Gesellschaften wird der Arzt (auch der klinische Psychologe wird als Arzt – „Doktor" gesehen) traditionell als väterlicher Freund der Familie verstanden (Machleidt und Gül 2010). Er stellt eine Autoritätsfigur dar, die einen aktiven, wissenden und beratenden Umgang mit dem Patienten und seiner Familie pflegt. Diese kulturelle Übertragung wird er annehmen müssen, wenn er nicht erhebliche Verunsicherung auslösen will. Im Gegensatz zum Umgang mit einheimischen Patienten, bei denen ein Mobilisieren des eigenen Potenzials im Vordergrund steht, wird bei o. g. Patienten mehr Hilfe durch die Autorität erwartet und angeboten werden müssen (Machleidt und Gül 2010). Dies bedeutet aber, dass der Behandler auch ein Bewusstsein für die eigene kulturelle Gebundenheit entwickeln muss und aus dieser Position heraus in der Lage sein sollte, seine (Gegen-)Übertragungen auf den Patienten, alle individuellen und gesellschaftlichen Vorurteile und Stereotypien, die als kollektive Übertragungen auftauchen, zu entaktualisieren, bevor sie in der Behandlung destruktiv wirksam werden. Erst danach ist eine Bereitschaft des Patienten zur Verhaltensänderung auf psychischer und physischer Ebene möglich.

Im weiteren therapeutischen Prozess wird es dann um die Abklärung einer etwaigen funktionalen Rolle, die dem Schmerz zukommt, gehen. Diese kann in einer „Belohnung" von Schmerzverhalten durch die so erlangte Aufmerksamkeit der Familie bestehen oder in einer negativen Verstärkung, wenn der Schmerz die Vermeidung aversiver Situationen ermöglicht (Krankschreibung bei Konflikten am Arbeitsplatz). Die Rolle der Familie im Sinne einer kollektiven Lebensform ist bei dieser Klientel, vor allem der ersten Generation, zentral und muss bei der Entwicklung eines Behandlungsplans unbedingt berücksichtigt werden. Dabei ist beim ersten Familiengespräch auf die Hierarchie und Familienkonstellation sowie die im Vordergrund stehende Harmoniebedürftigkeit und Vermeidung von Konfliktverarbeitung zu achten. Die Lebenswirklichkeit ist in der Familie immer mit den „anderen" verbunden; der „kollektive Gedanke" überwiegt. Konzepte über das „Ich" sind nicht wie im westlichen Denken individualistisch ausgerichtet.

Tabelle 3: Einstellungsmuster von Behandlern im Kontakt mit Schmerzpatienten aus familienorientierten Gesellschaften

Typologien von Behandlern	**Einstellungs- und Handlungsmuster westlich-individuell geprägter Behandler**
Mütterlich-annehmend, infantilisierend umsorgend	Für diese Behandler entsprechen die hilflosen, vertrauensvollen Patienten dem „Kindchenschema", ein Wahrnehmungsmuster, durch das ein Bedürfnis des Behandlers nach Fürsorge aktiviert und befriedigt wird.
Begrenztes Verständnis für die unterschiedliche Krankheitsverarbeitung und Krankheitsverständnis	Behandler mit begrenztem Verständnis für die unterschiedliche Krankheitsverarbeitung und Krankheitsverständnis und einer erkennbaren Distanz gegenüber dieser Gruppe akzeptieren die vermeintlich stabileren, patriarchalischen Familienstrukturen und sehen in deren fremden Lebensformen einen Ausdruck kultureller Exotik mit einer rückschrittlichen Heilmedizin. Die Behandler werden ungehalten, wenn ihre Arbeit dadurch behindert oder aufgehalten wird.
Solidarisierend mit dem Patienten	Sie solidarisieren sich mit dem Patienten, haben aber Schwierigkeiten, deren anderes Rollenverhalten zu akzeptieren. So können sie z. B. die Beziehungen in einer traditionellen Familie als Sinnbild der Unterdrückung der Frauen wahrnehmen und versuchen, die Patientinnen emanzipatorisch zu „erziehen" oder den vermeintlich patriarchalischen Mann bewusst oder unbewusst unter „Druck" zu setzen, was die Behandlung und Therapeut-Patient-Beziehung gefährden kann.
Ethnozentrische Akkulturation fordernd	Der eher ethnozentrische, Akkulturation fordernde Behandler erwartet von seinen Patienten Anpassung an die hiesigen Verhältnisse, auch medizinisch-psychologisch (z. B. soll der Patient seine Schmerzäußerung nicht so „übertreiben" und endlich „aktiv an sich arbeiten").
Schnell frustriert, sich aus der Beziehungsgestaltung distanzierend	Der Behandler ist schnell frustriert und zieht sich aus der Beziehungsgestaltung zurück, weil der Patient z. B. aktive Handlungen wie Sport und Physiotherapie, die der Behandler verschreibt, nicht annimmt.
Überhöht kultursensibel	Der überhöht kultursensible Behandler versucht, die kulturell-religiösen Verhaltensnormen des Patienten sehr genau einzuhalten, um ihn/sie nicht zu beleidigen. Dies kann zu einer Art „Berührungsangst" führen, indem der Arzt z. B. bei der körperlichen Untersuchung auf das Auskleiden verzichtet.

Der Patient wird in Verbindung zu den anderen gesehen und definiert sich über andere. Einstellungen und Verhalten sind somit primär durch soziale Rollen bestimmt. Die Beschwerden des Patienten können aus dem Bedürfnis heraus, die Familie nicht zu belasten, verschwiegen oder, wenn dies nicht mehr möglich ist, sehr stark zum Ausdruck gebracht werden, um zu zeigen, dass man nicht mehr in der Lage ist, die bisherige Rolle in der Familie auszufüllen. Im Gegenzug reagiert die kollektiv denkende Familie, die nur geringe Kenntnisse über die Beschwerden hat, mit übermäßiger Versorgung wie mit unnötigen Autofahrten und der Begleitung zum Arzt, mit der ständigen Anwesenheit eines Familienmitglieds während der Krankheit und dem Besuch der „Community" zu Hause oder im Krankenhaus, um Mitgefühl und Solidarität zu bekunden.

8.3 Beispiel für eine Traumabehandlung: Die narrative Traumatherapie

Die Krankengeschichte eines Patienten umfasst mindestens zwei Erzählungen: zunächst das zutiefst persönliche Krankheitserleben und auf der anderen Seite eine grundlegende Geschichte der sozialen Netzwerke des Herkunftslandes mit seiner eigenen Deutung von Konflikten, Belastungen und Krankheiten. Die kulturelle Geschichte kann selbst wiederum eine Geschichte über den gesellschaftlichen Kampf um Gesundheit und Ganzheit in einer fremden Welt enthalten.

In den kollektivistischen Gesellschaften ist – entsprechend dem kulturellen Konzept des Individuums – die Gruppenharmonie wichtiger als die individuelle Autonomie, weshalb aus den bekannten Gründen (Scham, Ehrverlust, Schande) persönliche Gefühle oft nicht geäußert werden Diese Anpassung an das soziale Umfeld wird jedoch als Zeichen für persönliche Reife verstanden (Kirmayer und Young 1998). Gleichzeitig kann bei vielen Ethnien, die über mehrere Generationen mit Unterdrückung, Gewalt und traumatischen Erlebnissen konfrontiert wurden, beobachtet werden, dass diese in Vergangenheit oder Gegenwart gemeinsam erlebten Erfahrungen häufig einen entscheidenden Einfluss auf die Art und den Verlauf einer Krankheit haben. Die erfahrenen Traumatisierungen dieser Gruppe erscheinen in unterschiedlicher Stärke in der individuell erlittenen Traumatisierung. Die Behandlung der Familien-, Stammes- oder Gesellschaftsgeschichte kann in vielen Fällen ein wichtiges Element der Traumabehandlung sein (Kizilhan und Klett 2022).

Narration steht in engem Zusammenhang mit dem Gedächtnis. Das Gedächtnis ist selektiv, und seine Selektionsprinzipien sind von sozialen Kräften geprägt. Halbwachs (1985) geht davon aus, dass die Erinnerungen kollektiv bleiben und von den Menschen ins Gedächtnis zurückgerufen werden, selbst dann, wenn es sich um Ereignisse handelt, die jemand allein durchlebt und allein gesehen hat. Das bedeutet nach Halbwachs, dass ein Mensch in Wirklichkeit niemals allein ist.

Für Tonkin (1995) sind Geschichten über die Vergangenheit gattungskonstituierend: Sie sind für den Menschen „ein Modus oder ein Code zur Übertragung von Erfahrungen, und gleichzeitig bewahren sie durch die Übertragung selbst eine Version der Vergangenheit, von der die Menschen zu ihrem eigenen Nutzen Gebrauch machen können" (Tonkin 1995).

Frank (1995) schreibt über das Verlangen des kranken Körpers nach einer Stimme und nennt als die wichtigsten Plots westlicher Krankheitsgeschichten die Wiederherstellungs-, Such-, Chaos- und Zeugnis ablegenden Geschichten.

Die Existenz solcher Plots unterstreicht die Tatsache, dass die persönlichsten Erinnerungen durch die in einer Gesellschaft vorhandenen Gattungen des Geschichtenerzählens geprägt sind. Unsere Erfahrungen können persönlicher Art sein, aber ihr Transfer in Geschichten muss gemeinsam besetzte Elemente enthalten, um verständlich zu sein. Das Maß, in dem der Therapeut diese soziale Dimension des Geschichtenerzählers erkennt, entspricht wahrscheinlich auch dem Grad der Sensibilität, mit dem er auf die kulturellen Unterschiede reagieren kann, die sich im Krankheitserleben und seinen ihm zugeschriebenen Bedeutungen manifestieren. Unsere eigenen paradigmatischen Krankheitsgeschichten, die wir im Kontext der Gesundheitserziehung oder bei dem Versuch, Mitgefühl auszudrücken, verwenden, haben für Patienten aus anderen Kulturen daher vermutlich keine oder nur wenig Bedeutung.

8.3.1 Narration als Spiegelung der Ereignisse

Patienten suchen Hilfe in einem Zustand der Unsicherheit, Orientierungslosigkeit und Ausweglosigkeit. Einzelne Schritte ihrer persönlichen Entwicklung und die der Krankheit müssen zurückverfolgt werden. Die Geschichte des Patienten mit ihren vielen Teilgeschichten, die sich möglicherweise spiegeln, verschwinden und plötzlich wieder auftauchen, sind zunächst durch Narration erkennbar zu machen. Das heißt, es ist eine Geschichte notwendig, die einerseits erklärt, wie der Patient in eine bestimmte Situation gekommen ist und ihm andererseits aber auch den Weg nach vorn weist. Die narrative Therapie hält der gesamten Lebensentwicklung einen Spiegel vor. Der Patient lernt, seine Lebenslinie als Ganzes zu verstehen und die möglicherweise entstandenen „fließenden Lücken“ in Worte zu fassen und für diesen Zustand Gefühle zu entwickeln, mit denen er umgehen kann. Mögliche kollektive und über Generationen hinaus entstandene Traumata werden in die Narration einbezogen.

In der Therapie lernt der Patient, eine „Erzählfunktion“ zu entwickeln. Hierzu ist notwendig, dass der Patient immer seine ganze Lebensgeschichte erzählt, statt nur die Traumaphase zu schildern, da sonst ein Verlust der Erzählbarkeit anderer Lebensphasen sowie die Zentrierung auf das Trauma mit der Gefahr einer Verstärkung und/oder Verharrung in dieser Zeitschleife entsteht.

Therapeutisches Erzählen hat nur Sinn, wenn es getragen wird von der Überzeugung, dass Menschen, die überlebt haben, auch die Kraft, die Fähigkeit und die Bereitschaft im Umgang mit dem Trauma haben, daran zu wachsen. Grundlage dafür ist die durch die Kultur und Sozialisation gegebene Kraft des Erzählens und Heilens.

Aufgrund der Unterschiede in Sozialisation, Kultur und im Umgang mit Erinnerungen ist der Aspekt der Gedächtnisbearbeitung auch bei der Behandlung von Menschen aus anderen Kulturen zu berücksichtigen. Erinnerungen werden z. B. in orientalisch-patriarchalischen Gesellschaften nicht individuell an ein „Punktereignis“ gebunden wiedergegeben, sondern immer im Zusammenhang mit dem Kollektiv, d. h. mit Vorfahren, Familie, Stammesstrukturen etc. erinnert.

Dies kann die zeitlich beschränkten Behandlungen und Untersuchungen sowie die Nachvollziehbarkeit der Erzählungen für den Therapeuten erschweren.

8.3.2 Reflexion der Lebensphasen

Bei der kultursensiblen Behandlung von Menschen aus anderen Kulturen könnte die Idee von einem „Spiegel" mit einer Einteilung der Lebensgeschichte in verschiedene Phasen, die sich gegenseitig reflektieren, hilfreich sein. Diese Grundidee, die ich hier unter kultursensiblen Aspekten erweitert habe, wurde von Gussman et al. (1996) als „Three Way Mirror" entwickelt, wonach die prä-belastenden Ereignisse, die belastenden Ereignisse und die post-belastenden Ereignisse drei Teile eines reflektierenden Spiegels sind. Hierbei soll der Patient (erlebtes Selbst) eine Position ähnlich der der Bildschirmtechnik (Reddemann 2004) einnehmen und versuchen, die Lebensereignisse zu rekonstruieren, als würde er sie in diesem Augenblick erleben (siehe Abb. 3).

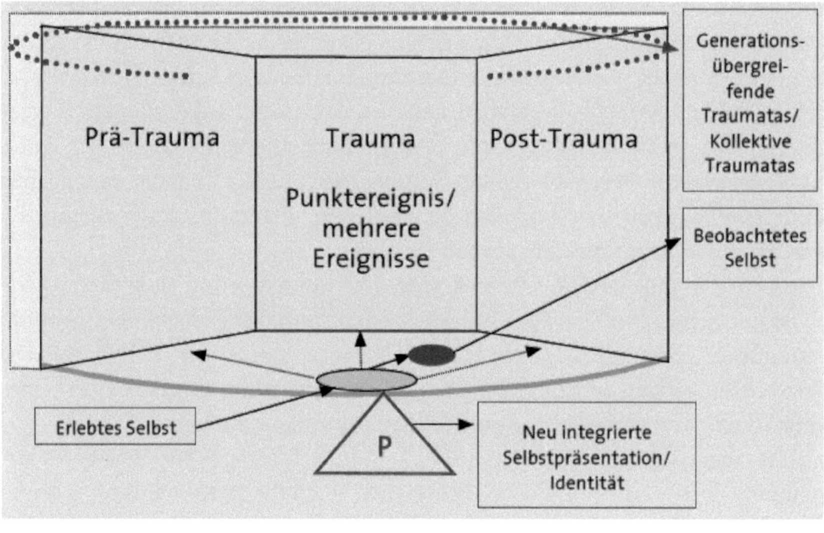

Abbildung 3: Spiegelung der Vergangenheit, Gegenwart und Zukunft

Die Erzählung soll in der Ich-Form möglichst detailliert erfolgen. Sollte es nicht möglich sein, bestimmte Ereignisse zu erzählen, soll der Patient die Position eines „beobachteten Selbst" einnehmen und versuchen, die Ereignisse zunächst als „Rohdaten" oder „Fakten" ohne emotionales Erleben, danach erneut mit den notwendigen und dazugehörenden Emotionen erzählen. Ziel ist es, durch beide Positionen, „erlebtes und beobachtetes Selbst", die brüchige Identität aufgrund von einem oder mehreren Traumata neu zu integrieren. Dabei sind möglicherweise vorhandene generationsübergreifende und kollektive Traumata in der Narration mit zu berücksichtigen. Es kann durchaus vorkommen, dass die Narration eines Patienten nicht bei der Geburt, sondern mit den Erlebnissen und Geschichten der Vorfahren beginnt, dass die bereits vorhandenen Traumata vor der Geburt des Patienten in vielerlei Hinsicht sein Verhalten, Empfinden und Denken beeinflusst haben und er aufgrund dieser Sozialisation auch seine eigenen erlebten Traumata interpretiert und entsprechend versucht, mit ihnen umzugehen.

Da es in vielen Kulturen nicht üblich ist, die Narration und damit auch die Traumata „konfrontativ“ im Sinne einer Exposition zu behandeln (Bruner 2004), ist eine direkte, auf Anweisung erfolgte Exposition zu vermeiden. Die Entscheidung, von den Belastungen und Konflikten erzählen zu wollen, wird vom Patienten getroffen. In der Regel erzählt der Patient zunächst nur ein wenig über schwerwiegende Belastungen, was aus therapeutischer Sicht trotzdem ein großer Fortschritt ist. Unter Einhaltung der bereits beschriebenen Vorgehensweise und bei zunehmendem Vertrauen wird der Patient neben seinen Geschichten auch seine belastende Lebensgeschichte ansprechen. Wichtig dabei ist, dass der Patient wieder lernt sich mitzuteilen und in einen Erzählfluss gebracht wird. Dabei können prä-traumatische Ereignisse eine stabilisierende Funktion einnehmen und als Übungsgegenstand angesehen werden, um das Erzählen wieder zu erlernen.

Aus der Sicht der Therapien, die auf Exposition gründen, kann diese Vorgehensweise als eine narrative, konfrontative Behandlung auf niedrigstem Level angesehen werden. Die kultursensible narrative Therapie baut auf den Grundlagen der allgemeinen Psychotherapie auf und versteht sich als ein weiteres Tool, um mit bestimmten Gruppen die Behandlung noch effektiver zu gestalten.

8.3.3 Therapeutisches Vorgehen

Bei der Behandlung von Migranten mit einer Posttraumatischen Belastungsstörung ist folgendes Vorgehen zu empfehlen: Der Ablauf der Therapie beginnt wie bei anderen Patienten mit einer Aufnahmeuntersuchung und einem Aufnahmegespräch, Diagnostik und Einleitung der Einzel- und Gruppentherapie sowie Psychoedukation, physiotherapeutischen Maßnahmen und Entspannungsübungen. Der Unterschied in der Behandlung liegt in der Durchführung der narrativen Therapie als Einzelpsychotherapie des Patienten.

In der narrativen Einzelpsychotherapie sind folgende Faktoren zu berücksichtigen:

- Narration der prä-belastenden Ereignisse
- Narration der belastenden Ereignisse

- Narration der post-belastenden Ereignisse (u. a. auch Thematisierung von psychosozialen Belastungen, Alltagsbewältigung, Zukunftsplänen)
- Dabei sollen auch generationsübergreifende und kollektive Belastungen in der Narration berücksichtigt werden.

8.3.4 Narrative Techniken als Lebenserzählung

Viele Patienten mit Migrationshintergrund sind erstaunt, wenn man sie auffordert, von ihrem Leben zu erzählen, weil sie es bisher nicht gewohnt waren, dass ein Therapeut oder Arzt bereit ist, ihnen zuzuhören.

Das Interesse am Leben des Patienten führt zu einer erheblichen Wertschätzung und Achtung des Patienten und seiner Erlebnisse.

In der Gruppentherapie gestaltet sich ein solches biografisches Erzählen manchmal als schwierig, da einige Patienten aufgrund ihrer psychischen Erkrankung misstrauisch oder einfach nur zurückhaltend sind. In diesem Fall haben wir gute Erfahrungen gemacht, wenn das Ganze spielerisch gestaltet wird.

In dem Spiel „Mensch, erzähl von dir“ können die Patienten ihr Leben neu entdecken und werden durch die Spielregeln geleitet und geführt, was einigen dabei hilft, besser in den Erzählfluss zu kommen. In lockerer Atmosphäre kann so zwischen den Spielern Vertrautheit entstehen, wodurch wiederum neue Erfahrungen in den Beziehungen gemacht werden können. Das Spiel ist nach dem Prinzip von „Mensch ärgere dich nicht“ aufgebaut. Jeder der Teilnehmer würfelt eine Zahl, bewegt seine Figur entsprechend auf dem Spielbrett und zieht eine dem Feld zugewiesene Fragekarte. Dann soll er aus dem jeweiligen Bereich, z. B. „Jugendzeit“, etwas erzählen. Zu jedem Bereich werden mindestens vier Fragen gemeinsam entwickelt, die dann beantwortet werden können. Dann kommt der nächste Teilnehmer an die Reihe, würfelt und erzählt ebenfalls. Das Spiel kann so bis zu zwei Stunden dauern und begeistert immer wieder die Teilnehmer. Diese berichten oft, dass sie durch das Spiel begannen, sich an Dinge zu erinnern, die schon sehr lange verschlossen waren. Ein ähnlich aufgebautes Spiel namens „Lebensreise“ mit 100 Fragekarten gibt es auf Deutsch und kann im Fachhandel erworben werden.

9. Unterstützende therapeutische Maßnahmen

9.1 Transkulturelle psychotherapeutische Techniken

In diesem Kapitel haben wir einige Beispiele von psychotherapeutischen Techniken zusammengestellt, die durch die Therapeuten jeder Zeit angepasst oder geändert werden können. Diese Beispiele dienen lediglich zur Verdeutlichung, welche weiteren Tools eingesetzt werden können. Diese Techniken sind dem Buch *Kultursensible Psychotherapie* (Kizilhan 2012) entnommen. Die Beispiele können auch von Sozialarbeitern in der Einzel- und Gruppenarbeit zur Anwendung kommen.

Memory-Karten

Um sich an Lebensereignisse zu erinnern und diese ordnen zu können, sind auch Memory-Karten hilfreich. Der Patient wird gebeten, Ereignisse aus seinem Leben zu nennen, die ihm wichtig sind. Unter einem Stichwort soll dann dieses Ereignis auf eine Karte geschrieben werden. Nachdem die Ereignisse auf die Karten geschrieben worden sind, werden diese umgedreht und gemischt. Der Patient soll eine aufdecken und darüber erzählen. Anschließend soll er eine weitere Karte aufdecken, und, nachdem er darüber erzählt hat, versuchen, eine Verknüpfung zu der ersten Karte herzustellen. In der nächsten Sitzung können die Karten erweitert werden, wenn sich der Patient inzwischen an andere Ereignisse erinnert, die ihm wichtig sind.

Stammbaum

> „Wenn ein Baum umgesägt worden ist und seine nackte Todeswunde der Sonne zeigt, dann kann man auf der lichten Scheibe seines Stumpfes und Grabmals seine ganze Geschichte lesen: in den Jahresringen und Verwachsungen steht aller Kampf, alles Leid, alle Krankheit, alles Glück und Gedeihen treu geschrieben, schmale Jahre und üppige Jahre, überstandene Angriffe, überdauerte Stürme." *(Hermann Hesse 1919)*

Für traditionelle Familien sind die Herkunft und das Kollektiv wichtige Bestandteile ihrer Identität. Nicht selten beginnen Patienten aus diesen Gesellschaften, wenn man sie bittet, ihre Lebensgeschichte zu erzählen, zunächst über ihre Vorfahren, ihren Stamm oder Clan zu berichten. Die Lebensgeschichte beginnt somit nicht bei der Geburt des Patienten, sondern schon mit den Vorfahren, deren transgenerationalen Erlebnisse auch für den Patienten von Bedeutung sein können. So berichtet ein traumatisierter Patient, dass die Fluchtbiografie seiner Familie mit dem Zusammenbruch des Osmanischen Reiches begonnen und seine Familie seither in verschiedenen Ländern gelebt habe. So sei sein Großvater von

Bulgarien nach Griechenland ausgewandert und sein Vater später von dort aus in die Türkei. Er sei dann von Libyen aus nach Deutschland migriert. Der Großvater und sein Vater seien aufgrund ihrer ethnischen und religiösen Zugehörigkeit immer wieder zahlreichen Diskriminierungen und Ausgrenzungen ausgesetzt gewesen. Er habe viele Dinge von seinem Vater erfahren, die er nicht vergessen könne.

Eine 68-jährige Armenierin wiederum berichtet von psychischen Beschwerden, die das Vollbild einer Posttraumatischen Belastungsstörung erfüllen. Allerdings habe sie selbst keine unmittelbaren Erlebnisse, die für das Vorhandensein einer Traumastörung sprächen. Daher haben wir die Patientin gebeten, über ihre Herkunftsfamilie zu erzählen. Da es ihr schwer fiel, einen Stammbaum aufzuzeichnen, unterstützte ich sie bei der Zeichnung. Sie begann zunächst, etwas oberflächlich von ihrem Urgroßvater bis zu ihrem Vater und den Verwandten und Geschwistern zu berichten. Nachdem wir die Zeichnung in Form eines Baumes mit vielen Ästen und Zweigen fertiggestellt hatten, ging es darum zu schauen, welche Personen und deren Geschichten sie am meisten beeindruckt hatten.

Beispiel

Fallkasuistik

Sie seien in ärmlichen Verhältnissen als Armenier in der türkischen Stadt Adana aufgewachsen. Sie habe noch vier weitere Geschwister. Ihre Eltern seien in der Osttürkei in den armenischen Gebieten geboren und aufgewachsen. Die Familie ihres Vaters sei bis auf ihn und einen Onkel während der Verfolgung der Armenier zwischen 1915 und 1923 ermordet worden. Ihr Vater habe ihnen jeden Abend vor dem Einschlafen von seiner Geschichte erzählt. Sie seien immer sehr traurig gewesen und sie habe sehr oft geweint. Ihr Vater habe ihr sehr leid getan. So habe er mit ansehen müssen, wie seine ganze Familie hingerichtet worden sei. Er habe sich versteckt und sei dann von einem türkischen Offizier in einem Sack von dort weggebracht worden. Später habe dieser Offizier ihn adoptiert und sie seien nach Istanbul gegangen. Ihr Vater habe ihnen immer wieder gesagt, dass sie vorsichtig sein müssten. Niemand dürfe von ihrer Herkunft wissen und sie sollten miteinander immer türkisch sprechen.... „Ich bin schon seit meiner Kindheit ängstlich und habe die Befürchtung, abgelehnt oder beschimpft zu werden. Deswegen rede ich auch kaum in Gruppen und schaue mir zunächst an, wie sich die Leute verhalten... Jetzt fällt mir gerade eine schlimme Erinnerung, die ich vergessen hatte Ihnen zu erzählen, wieder ein. Es tut mir leid, ich habe es wirklich vergessen... 1956, ich war damals zwölf Jahre alt, gab es Angriffe von muslimischen Gruppen gegen die Armenier in Istanbul. Eine Gruppe stürmte, nachdem wir uns auf dem Dach versteckt hatten, in die Wohnung und zerstörte alles. Wir haben große Angst bekommen, vor allem mein Vater war sehr nervös, hektisch und besorgt, dass uns etwas passiert. Wir verbrachten mehrere Tage auf dem Dachboden. Einige türkische Nachbarn versorgten uns mit Lebensmitteln, und als die Situation sich wieder beruhigt hatte, konnten wir in unsere Wohnung zurück. Später hörten wir, dass einige Christen getötet worden seien... Ich spüre gerade die Angst, die ich erlebte, aber eigentlich mehr die Angst, die mein Vater erlebte. Er hat so viel erleben müssen [Patientin beginnt zu weinen] ... Wir haben 1979 die Türkei verlassen und leben seither in Deutschland. Mein Vater wollte aber seine Heimat nicht verlassen. Er ist 1992 gestorben. Er war sehr krank und immer ängstlich. Sein Tod hat mich sehr mitgenommen. Seine Geschichten kann ich einfach nicht vergessen. Jedes Detail seiner Kindheit erlebe ich wie meine eigene. Ich habe sogar Bilder und Szenen wie in einem Film in meinem Kopf. In der Nacht habe ich oft Albträume und glaube angegriffen und getötet zu werden. Ich sehe auch den Offizier, wie er nicht meinen Vater, sondern mich in diesen Sack steckt und mitnimmt...

Durch eine Zeichnung – in der Regel kann es ein Baum sein, wie oben beschrieben – kann die Familiengeschichte mit den verschiedenen Personen dargestellt und verbunden mit Geschichten über diese und Erlebnissen, die man mit ihnen teilt, besprochen werden. Der Patient kann sich die wichtigsten Lebensereignisse notieren oder lässt sie vom Therapeuten aufschreiben und malt dann seinen Lebensbaum.

Ein Baum besteht aus einer Wurzel, dann einem Hauptstamm, einer Krone, Ästen und Blättern etc., welche die Teile des Lebens und/oder der Familie darstellen. Hier würde etwa das berühmte Gedicht des türkischen Dichters Nazim Hikmet (*„Zu leben, allein und frei wie ein Baum, brüderlich unter den Bäumen des Waldes, das ist unser Traum“*) gut passen, und andere Bäume (Großfamilie, Kernfamilie, Sippe, Clan etc.) könnten mit neuen Zeichnungen und diesem Gedicht besprochen werden.

Lebensbiografie durch aktive Bewegung

Der Patient soll sich im Raum eine Stelle suchen, welche für ihn den Anfang seiner Lebensgeschichte darstellt.

> *Therapeut:* Suchen Sie sich bitte eine Stelle im Raum (bei ausreichender Größe, sonst kann alternativ auch ein Gymnastik- oder Vortragsraum genutzt werden) und beginnen Sie, Ihre Lebensgeschichte zu erzählen. Jedes Mal, wenn Sie von einem neuen Ereignis erzählen, wie z. B. dem Besuch der Schule, machen Sie einen Schritt nach vorne, links oder rechts. Sie können frei entscheiden, wie und in welcher Richtung Sie sich im Raum bewegen. Es geht mir darum, dass Sie beginnen, mir Ihre Lebensgeschichte zu erzählen, und sich dabei bewegen. Sie können mir auch zwischendurch erklären, warum Sie z. B. statt einem Schritt nach vorne einen nach links gemacht haben.

Dann beginnt der Patient sich durch den Raum zu bewegen und erzählt von seinem Leben. Eine solche Übung kann mehrmals durchgeführt und gleich oder nach dem Ende des Erzählens bearbeitet werden.

Seil als Lebenslinie

Im Raum wird ein Seil der Länge nach ausgelegt, welches symbolisch die Lebenslinie darstellen soll. Der Patient soll dann durch verschiedene Symbole (z. B. Steine, Bilder etc.), die er an das Seil legt oder stellt, die verschiedenen Phasen seines Lebens erzählen.

> *Therapeut:* Hier im Korb habe ich Steine, kleine bunte Plastikblumen. Wenn Sie nun beginnen, über Ihr Leben zu erzählen, dann nehmen Sie bitte eine Blume für ein für Sie positives oder einen Stein für ein für Sie schweres, belastendes oder generell negatives Erlebnis. Gehen Sie dann zum Seil und stellen sie es hin.
> *Patient:* Wo soll ich es hinstellen?
> *Therapeut:* Stellen Sie es neben dem Seil an die Stelle, von der Sie glauben, dass es zeitlich passt.
> *Patient:* Kann ich es nachträglich wegnehmen oder woanders hinstellen, wenn ich glaube, dass es doch nicht passt?
> *Therapeut:* Natürlich. Es ist Ihr Leben. Ich würde Sie nur bitten, mir dies dann zu erklären, damit ich es verstehe.

Auch diese Übung kann in mehreren Sitzungen durchgeführt werden, wobei immer wieder neue Variationen von den Steinen und Blumen, neue Erinnerungen sowie eine Umsetzung der Steine und Blumen erfolgen können.

Der Körper erzählt

In der Psychologie wird u. a. davon ausgegangen, dass der Körper ebenfalls eine Form von Erinnerungen aufbewahrt. Dies kann auch durch entstandene Schmerzen, Verletzungen, Operationen etc. in der Vergangenheit als Trigger funktionieren. Wenn der Patient sich an seiner Narbe berührt, erinnert er sich an die Operation und möglicherweise die davor empfundenen Todesängste.

Durch eine Körperanamnese soll der Patient neben seinen möglichen Schmerzen in der Vergangenheit und Gegenwart die damalige Situation mit den entsprechenden Emotionen, Gedanken und Verhalten erzählen. Neben der Schmerzgeschichte können somit auch unterdrückte und unbewusste Erlebnisse aktiviert werden, die möglicherweise eine Erklärung für die jetzigen Beschwerden liefern.

Als zusätzlich nonverbales Medium für die Schmerzen können auch Farben eingesetzt werden. Wir benutzten z. B. Rot für starke Schmerzen, Gelb für mittelstarke Schmerzen, Weiß für leichte und die Farbe Blau für keine Schmerzen. Mit den Farbkarten wird jedes einzelne Körperorgan durchgegangen und nach der Stärke der Schmerzen gefragt. Gerade bei Patienten, die die Sprache des Arztes nicht gut sprechen, kann diese Vorgehensweise eine kleine Hilfe bei der Diagnostik sein.

Eine andere Methode besteht darin, dem Patienten bestimmte Redewendungen anzubieten, die seinem momentanen Gefühls- und Körperzustand entsprechen, wie z. B. „Ich habe keinen Halt", „Das hat mir das Rückgrat gebrochen", „Das schütze ich wie das Licht meiner Augen", „Mein Herz ist gebrochen" etc. Allerdings muss man hier darauf achten, dass die Redewendungen auch in der Herkunftskultur des Patienten einen Sinn ergeben. So wissen wir, dass etwa ein Orientale zu seiner Freundin nicht „Schätzchen" sagt, sondern „Leberchen". Die Leber ist in vielen Kulturen ein Code für Zuneigung und Liebe. Dies gilt auch für andere Körperorgane, die dann in der Behandlung besprochen werden: Wofür steht z. B. das gebrochene Rückgrat?

Gebetskette

Gebetsketten sind häufig in islamischen Ländern, aber auch in Griechenland zu finden. Vor allem Männer halten solche Ketten in der Hand. Diese Gebetsketten könnten 33, 66 oder 99 Perlen haben. Sie werden von religiösen Menschen zum Gebet eingesetzt, indem den Perlen entsprechend „Gott ist groß" laut oder in Gedanken ausgesprochen wird. Diese Ketten sind in diesen Ländern mehr und mehr auch zu einer Art Schmuck und einem Beschäftigungsobjekt geworden. Bei Langeweile oder auch als Alltagsritual werden die Perlen abgezählt oder man lässt die Kette in den Händen kreisen. In der Therapie kann dies helfen, den Erzählfluss, also die Fähigkeit, sich an belastende Dinge zu erinnern und darüber zu sprechen, zu verbessern. Durch das ständige Zählen der Perlen kann ein fast hypnotischer Zustand erreicht werden, in dem es vielen Patienten leichter fällt, über konfliktreiche Erlebnisse zu sprechen.

Stricken

Viele Patientinnen stricken gern und erleben dies als Entspannung. Diese Fertigkeit kann ebenfalls helfen, den Erzählfluss der Patientinnen zu verbessern. Vielen Menschen aus traditionellen Gesellschaften sind Zeichnungen eher fremd, und so können Patientinnen stattdessen oft durch das Stricken ihre Lebensgeschichte erzählen. Die Patientinnen können selbst die Farben der Wolle und die Strickmotive auswählen. Die bekannte und sich wiederholende Handlung des Strickens kann ebenfalls einen hypnotischen Charakter annehmen und damit auch innere Blockaden auflösen und den Erzählfluss positiv beeinflussen.

Bibliotherapie

Der Begriff „Bibliotherapie" stammt aus dem Griechischen (= Buch-Behandlung). Schon in der griechischen Antike war die heilende Wirkung des Lesens bekannt und wurde als therapeutische Methode genutzt. Es wird berichtet, dass Aristoteles seinen Studenten laut vorgelesen habe, um heilende Emotionen zu provozieren. Als Zeitpunkt der bewussten Integration des Lesens als unterstützende therapeutische Maßnahme in der Medizin wird allgemein das 18. Jahrhundert angegeben. Auch heute noch werden unterschiedliche Formen der Bibliotherapie angeboten.

Der Einsatz von Texten zu therapeutischen Zwecken (Kittler 1986) verfolgt das Ziel, Patienten Informationen, neue Einsichten und Einstellungen oder Denkanstöße zu Problemlösungen zu vermitteln. Bibliotherapie kann als eine zusätzliche Leseempfehlung i. S. von Selbsthilfeliteratur oder auch als integrativer Therapiebestandteil einer Gruppen- oder Einzelpsychotherapie angewendet werden. Empirische Daten sprechen für einen positiven Einfluss der Bibliotherapie auf intellektuelle, psychosoziale, emotionale und interpersonale Fertigkeiten.

Es können Erzählungen, Geschichten, Romane, Fabeln, Witze etc. eingesetzt werden. Diese Geschichten können bei der Bewältigung von verschiedenen Lebensaufgaben (Persönlichkeitsentwicklung und -entfaltung) und Lebenskrisen helfen. Literarische Texte können die Therapie unterstützen und zu einem Instrument der Psychotherapie werden; sie können präventiv und rehabilitativ wirken und allgemein eine Hilfe sein, mit Leiden, Krankheit und Tod, mit Lebensproblemen umzugehen. Diese Therapieform setzt voraus, dass die Patienten lesen können, was nicht immer der Fall ist. Dann können auch Hörbücher zum Einsatz kommen. In einigen Fällen können auch die Therapeuten zu Erzählern von Kurzgeschichten werden, was wir später noch diskutieren werden.

Beispiel

Sehr beliebt ist in den letzten Jahren das Buch *Der Drachenläufer* von Khaied Hosseini (2003) gewesen, mit dessen Hauptperson Amir sich die Patienten sehr gut identifizieren können. Dieses Buch gibt nicht nur einen erhellenden Einblick in die historische Entwicklung Afghanistans der letzten dreißig Jahre und die kulturellen Differenzen zwischen Paschtunen und Hazara, sondern erzählt zugleich eine Geschichte über Scham und Schuld und deren Überwindung in einer patriarchalisch strukturierten Gesellschaft.

Die Geschichte beginnt 1975 in Afghanistan. Trotz ihrer unterschiedlichen Herkunft sind Amir, der Sohn eines stolzen Paschtunen, und Hassan, der Sohn eines Angehörigen der verachteten Minderheit der Hazara, Freunde. Aber Amir, der um die Zuneigung und Anerkennung seines Vaters kämpft, empfindet auch Neid und Eifersucht auf seinen Freund, da Amirs Vater diesem große Aufmerksamkeit zuteilwerden lässt.

Amir beschreibt seinen Vater als jemanden, der die Welt nach seinem Geschmack um sich forme, dessen Blick auf die Welt nur Schwarz und Weiß kenne und der dabei selber entscheidet, was Schwarz und was Weiß sei. So kommt Amir zu der Erkenntnis, dass man einen solchen Mann wie seinen Vater, der auf solche Weise lebt, nicht lieben kann, ohne ihn zugleich zu fürchten oder gar ein wenig zu hassen.

Am Ende eines für ihn erfolgreichen Drachenwettkampfes verrät Amir die Freundschaft zu Hassan auf schreckliche Weise. Erst Jahre nach dem Tod seines Vaters und der Aufdeckung eines Familiengeheimnisses kann Amir seine Schuld wiedergutmachen, indem er Suhrab, den Sohn des von den Taliban getöteten Hassan, aufnimmt.

Neben Amir als Identifikationsfigur bietet sich auch der Vater – ein Mann mit starken traditionellen Vorstellungen von Ehre, Stolz und Anerkennung, stets bemüht, die Familie und den Stamm zu schützen, dabei aber den eigenen Sohn vernachlässigt – als Thema in einer

Behandlung an, da die Patienten teilweise ähnliche Erfahrungen mit eigenen Bezugspersonen gemacht haben.

Ethische und moralische Verhaltensweisen, Scham- und Schuldgefühle, Trauer und Verlust sind Themen, die die Patienten sehr berühren und sie dazu inspirieren, ihre eigene Geschichte zu erzählen.

Auch das Aufschreiben der eigenen Geschichte kann für den therapeutischen Prozess sehr wirksam sein. Aus unseren Erfahrungen ist es aber eher so, dass Patienten lieber erzählen, lesen und/oder zuhören, als zum Stift zu greifen.

Folgende unterschiedliche Formen der Bibliotherapie können genannt werden (Cohen 1994):

- *Intentionales Lesen* ist zielgerichtet, aufgabenbezogen, thematisch spezifiziert, ggf. wiederholend und memorierend.
- *Relationales Lesen* ist die gemeinsame Beschäftigung mit demselben Text bzw. derselben Information mit Mitpatienten oder dem Therapeuten. Das gemeinsame Befassen mit derselben Information ermöglicht es, das eigene Verständnis von Problemen mit den anderen Personen zu vergleichen oder individuelle Erfahrungen und persönliches Erleben mit anderen zu teilen.
- *Transponierendes Lesen* ist die Aufnahme von Informationen, die dem Leser erlaubt, sich gedanklich in eine Vorstellungswelt zu vertiefen oder sich sogar vorübergehend darin zu verlieren bis hin zur Flucht in die Fiktion. Dies ermöglicht kognitives Probehandeln, neue Sichtweisen auf die eigenen Probleme, neue emotionale Erfahrungen oder auch die vorübergehende Distanzierung.

Grundsätzlich soll die Bibliotherapie mit fiktionalen Texten eine Interaktion zwischen Leser und Literatur ermöglichen, in der Emotionen frei werden, die zur persönlichen Entwicklung des Lesers beitragen können. Diese müssen aber professionell, wenn es um Patienten geht, besprochen und bearbeitet werden. Fiktionale Literatur wie Biografien, Romane, Dramen oder Gedichte, die eine dramatische Präsentation menschlichen Verhaltens mittels Fiktion vornehmen, kann zur Diagnose und Behandlung von emotionalen Problemen genutzt werden. Bibliotherapie mit didaktischen Texten dagegen zielt auf Informationsvermittlung und kognitives Lernen ab und wird vor allem in der somatischen Medizin und der Verhaltenstherapie angewandt, wobei die erlernten Informationen mit einem Experten detailliert besprochen werden sollten.

Die Texte sollten als integraler Bestandteil der Therapie und im Rahmen der therapeutischen Aktivität wie Hausaufgaben etc. eingesetzt werden. Selbstverständlich können und müssen z. B. Informationsmaterialen Patienten zur Verfügung gestellt werden, die die Psychoedukation als einen Baustein der Psychotherapie unterstützen. Dies ersetzt aber nicht das psychotherapeutische Gespräch, um etwa ausgelöste Emotionen und Kognitionen durch einen Roman zu besprechen und auf die eigenen sehr persönlichen Erlebnisse folgerichtig zu beziehen.

Ziel der Bibliotherapie ist es also, u. a. Informationen über Probleme oder Diagnosen zu liefern, Einsicht in Probleme zu bieten, Diskussionen zu Problemen anzuregen, neue Werte und Einstellungen zu vermitteln, ein Bewusstsein dafür zu schaffen, dass andere Menschen mit den gleichen Problemen kämpfen und Problemlösungen anzubieten. Weiter geht es darum, das Verhalten von Patienten in eine normative Richtung zu führen, ihr Selbsthilfepotenzial zu stärken und die Bewältigung kritischer Lebensereignisse zu meistern (Orth und Petzold 1995) und den Transfer in den Alltag zu verbessern. Durch diese Therapieform sollen dem Patienten ein Gefühl von Kontrolle sowie Kenntnisse und Bewältigungsverhalten vermittelt, die Achtsamkeit und Selbsthilfekompetenz erhöht und das psychische und körperliche Wohlbefinden gefördert werden.

Geschichten und Erzählungen aus dem Herkunftsland

Patienten mit Migrationshintergrund sind mit ihren eigenen Erzählungen und Geschichten aufgewachsen, die sich mit der Zeit internalisiert haben. Sie haben zu diesen Geschichten eigene Bilder und Vorstellungen entwickelt. Hier ist der Prozess des Wiedererkennens von Bedeutung, und in einem weiteren Schritt wäre auch eine Ähnlichkeit der Geschichte des Patienten mit der eines Romans wünschenswert, sollte aber keine Voraussetzung darstellen. Patienten, die sich in den beschriebenen Charakteren oder Problemen wiederfanden, profitierten am stärksten vom Lesen (Cohen 1994). Sie können dann die Texte differenzierter verstehen und Hilfestellungen für die eigene Situation ableiten. Lesestoff ermöglicht auch eine psychologische Distanzierung. Der Patient kann unbewusste oder auch unterdrückte Gefühle und Gedanken nachempfinden, erkennen, benennen und sie dadurch relativieren, sie besser akzeptieren und sich davon lösen. Dies geschieht auch dadurch, dass der Patient durch das Lesen erkennen kann, dass sein Problem nicht einzigartig ist, sondern dass auch andere Menschen davon betroffen sind und dass es dazu strukturierte Überlegungen gibt. Ebenso gilt, dass schriftlich formulierte Aussagen in höherem Maße als verbindlicher und vertrauenswürdiger angesehen werden als rein mündliche Mitteilungen. Dies kann die Kooperationsbereitschaft des Patienten fördern.

Wenn diese Geschichten – Romane, Fabeln, Gedichte, Sprichwörter und sogar Witze – vertraut sind, erfolgen schnell neuronale Verschaltungen, die eine Bereitschaft des Zuhörens und des Sprechens ermöglichen. Als ein Beispiel ist hier Nasreddin Hodscha, ein Hauptcharakter der satirischen Literatur im Orient, zu erwähnen. Es gibt kaum jemanden im Nahen und Mittleren Osten, der nicht die witzigen, amüsanten und lehrreichen Geschichten von Nasreddin Hodscha kennt.

Die Texte sind in der Regel kurz und verständlich und beschreiben alltägliche Situationen, mit denen sich Patienten schnell identifizieren können. Die Geschichten sind zugleich angefüllt mit philosophischen und nachdenklich stimmenden Lektionen. Die Geschichten von Nasreddin Hodscha können als ein kollektives Ergebnis von Humor und Satire des Osmanischen Reiches aus mehr als 500 Jahren gesehen werden.

Sprichwörter

In vielen orientalischen Kulturen, vor allem in wenig schriftorientierten Gesellschaften, in denen das Erzählen und weniger das Lesen eine große Bedeutung hat, werden auch Sprichwörter eingesetzt, um Lösungen für Probleme zu finden oder ein Nachdenken über bestimmte Dinge anzuregen. Wir haben weiter unten einige wenige Beispiele ausgesucht, die uns Patienten in den Gesprächen mitteilten. In einigen Gruppengesprächen entwickelte sich ein regelrechter Wettbewerb zwischen den Patienten, wer noch mehr Sprichwörter zu einer bestimmten Thematik kennt. Die Atmosphäre wurde dadurch deutlich entspannter, Patienten hörten aktiv zu oder beteiligten sich und andere, die zuvor kaum lachten, begannen zu schmunzeln und zeigten einen deutlich wacheren Zustand.

Beispielhafte Sprichwörter:

- Als du den Stein erhobst, ahntest du nicht der Erde Gewicht.
- Achte nicht auf den, der spricht, achte auf das, was gesprochen wird.
- Die Wunde vom Schwert heilt aus, die Wunde von der Zunge nicht.
- Wenn der eine isst und der andere zuschaut, geht die Welt zugrunde.
- Wer einen Freund ohne Fehler sucht, bleibt ohne Freund.
- Der Kluge will wissen, der Dumme will reden.
- Es ist leicht, tausend Herzen zu brechen, aber schwer, eines zu gewinnen.
- Ein Esel, wenn auch mit goldenem Sattel, bleibt letztendlich ein Esel.
- Den wahren Freund erkennt man in schlechten Tagen.
- Böse Worte bringen den Menschen um seinen Glauben, süße Worte bringen die Schlange aus ihrem Loch.
- Hör hundertmal, denk tausendmal, sprich einmal.
- Verzeih, aber vergiss nicht.
- Verletzen ist leicht, heilen schwer.

Gedichte

Eine ähnliche Bedeutung haben auch Gedichte, die viele Patienten selbst auswendig kennen oder die, wenn man sie ihnen vorliest, sofort erkannt werden. Auch auf dieser Grundlage können mit den Patienten ihre Konflikte besprochen werden. Sie haben damit einen kulturellen Zugang, der ihnen die Psychotherapie vereinfacht.

Schimpfen lernen

In traditionellen Gesellschaften ist die Angst vor einem Gesichtsverlust von großer Bedeutung. Sein „Gesicht zu wahren" und andere nicht zu beleidigen oder zu blamieren wird den Kindern früh beigebracht. Die eigenen Eltern und Verwandte erwachsene Personen dürfen insbesondere von Jüngeren nicht bloßgestellt oder ihre Meinung in Frage gestellt werden. Auf Verwandte oder Familienmitglieder „böse" zu sein und diese damit zu konfrontieren oder sie zu beschimpfen, wird als unangebracht angesehen, worauf das „Kollektiv" in der Regel mit Ablehnung und Bestrafung bis zur Ausgrenzung reagiert. Nett und höflich zu sein wird in allen Kulturen als etwas Positives gesehen, aber was ist, wenn z. B. ein junges Mädchen von seinem Vater missbraucht wurde, sie aber gelernt hat, nicht auf den Vater „böse" sein oder ihn beschimpfen zu dürfen?

Nicht selten erleben wir, dass die Patienten erhebliche Probleme haben, überhaupt auszusprechen, dass sie einen „schlechten" Vater, Onkel, Bruder, Tante etc. haben. Sie haben seit ihrer Kindheit gelernt, „dass es sich nicht gehört", auf den Vater „böse" zu sein. In einem Fall brauchte ich mehrere Sitzungen, bis eine Patientin sich überhaupt mit dem Gedanken beschäftigen konnte, einmal den ganzen Frust heraus zu lassen und den Vater zu beschimpfen. Sie konnte erst auf einem Papier einige Sätze wie „du Schwein", „verrecke!", „stirb", „Idiot" und „Kinderschänder" aufschreiben. Erst dann konnte die Patientin mit Unterstützung ihrer jahrelang unterdrückten Aggression Frust und Wut freien Lauf lassen und begann – zunächst etwas leise und zurückhaltend und dann laut bis schreiend – den Täter, hier den Vater, zu beschimpfen. Sie war danach völlig erschöpft, aber erleichtert. Der Vater war nun der Täter.

In solchen, aber auch in anderen Fällen kann ein bewusstes und kontrolliertes Schimpfen als heilsam erlebt werden.

9.2 Metaphern in der Psychotherapie

In der Sprachforschung wird die Metapher als ein bewusst genutztes Stilmittel der Rhetorik oder des Sprechens allgemein verstanden, bei der ein Wort nicht in seiner wörtlichen, sondern in einer übertragenen Bedeutung gebraucht und dies auch so verstanden wird.

Im psychotherapeutischen Kontext wird der Begriff der Metapher in Form von Redewendungen, Parabeln, Anekdoten, Mythen, Sagen, Märchen, Träumen oder Imaginationen verwendet. Alle diese Formen der Kommunikation können in der Psychotherapie dazu verwendet werden, Lebensereignisse so darzustellen, dass sie ein Bild ergeben und vom Patienten klar verstanden werden. Es geht immer darum, dass der Psychotherapeut versucht, komplexe Dinge wie ein Trauma, Arbeitsplatzkonflikte, familiäre Belastungen mit entsprechendem kulturellem Hintergrund des Patienten zunächst selbst zu verstehen und dann auch dem Patienten verständlich zu machen. Daher kann die Metapher als eine Art Kommunikationsform oder Sprache verstanden werden, in der in hervorragender Weise die Sinne des Patienten angesprochen werden und sich neue Bilder entwickeln, in denen das Problem und deren Zusammenhänge erkannt werden. Der Patient soll die in der Metapher versteckte Bedeutung erkennen und daraus neue Assoziationen entwickeln, die wiederum zu neuen kognitiven Zusammenhängen führen, also Wissen fördern.

Ein Beispiel sind die „guten Ratschläge" des Therapeuten, an die er sich vielleicht selbst nicht hält. So berichtete mir ein Patient von seinem Arzt, der selbst jeden Tag 30 bis 40 Zigaretten rauchte und ihm, dem Patienten, dringend empfahl, mit dem Rauchen aufzuhören. Hier fiel mir die folgende Metapher ein, die ich irgendwo gehört hatte, und erzählte sie dem Patienten: „Stellen Sie sich vor, Sie sind auf einer Bergwanderung und kennen sich dort überhaupt nicht aus. Sie merken nach einiger Zeit, dass Sie sich verlaufen haben und versuchen, irgendwie wieder zurückzufinden. Sie kommen an eine Stelle, an der Sie mehrere Möglichkeiten haben, einen Weg einzuschlagen, sind aber unsicher, welcher der richtige ist. Sie sehen einen Wegweiser, der auf die jeweiligen Richtungen und Orte verweist. Der Wegweiser zeigt Ihnen somit den Weg. Aber der Wegweiser geht nicht diesen Weg. So ist es auch vielleicht mit Ihrem Arzt, der tatsächlich viel zu viel raucht. Er weiß, dass das Rauchen Ihnen schadet und sagt es Ihnen. Sie müssen nun entscheiden, ob Sie aufhören oder nicht. Der Arzt ist für seine Gesundheit verantwortlich und Sie für die Ihre."

Besonders interessant ist, dass die Metapher auch eine versteckte und subtile Kraft hat, die die entwickelten Bilder im Gedächtnis festschreiben. So können in einer einzigen Umschreibung eine Vielzahl von verschiedenen Informationen vermittelt und erfahrbar gemacht werden. Sowohl emotionale als auch kognitive Prozesse sprechen darauf sehr effektiv an. Hierdurch können bestimmte Dinge mit einem Mal angesprochen werden, was zuvor nicht möglich war.

Eine Krankheit selbst kann als etwas Böses und Negatives gesehen werden, das wir loswerden wollen. Diese Vorstellung führt zu Ängsten, Unruhe, Anspannung und Nervosität. Das, was wir nicht verstehen und was als nicht „normal" bezeichnet wird, macht uns einfach Angst. So kann dieser Zustand reflexartig Widerstand in uns hervorrufen bzw. den Wunsch auslösen, dagegen zu kämpfen, ohne zu wissen, wie dagegen zu kämpfen ist. In traditionellen Kulturen kann dies schnell als Bestrafung durch Gott oder als ein Schicksalsschlag verstanden werden, der fatalistisch angenommen wird, und dies vielleicht umso eher, je weniger die Krankheit – gerade bei psychischen Erkrankungen – bekannt ist oder sie schon einmal selbst erlebt wurde. Gefühle von Leere, Sinnlosigkeit, Lustlosigkeit, einhergehend mit vielen negativen Gedanken wie Hoffnung- und Perspektivlosigkeit, Müdigkeit, Erschöpfung, Vergesslichkeit, Vermeidung sozialer Kontakte und viele andere Symptome verunsichern die Menschen und führen zu Ängsten, nicht mehr gesund zu werden. Man glaubt sogar, daran zu sterben, die Menschen geben sich dieser Krankheit hin, wodurch sie sich verstärkt und ggf. chronifiziert. Selten wird die psychische Erkrankung als Teil der Persönlichkeit akzeptiert, für die man sich nicht schämen muss, sondern von der ein jeder in einer bestimmten Situation betroffen sein kann. Und was noch wichtiger ist: Ebenso selten kommt es zu der Erkenntnis, dass die Krankheit behandelbar ist.

Die richtige Wortwahl in der Benennung einer psychischen Erkrankung, wie z. B. statt „verrückt zu sein" die Begriffe „überlastet", „erschöpft" oder „erkrankt" zu wählen, ermöglicht m. E. das Verwenden verschiedener Interventionsformen, mit denen die von den Patienten eingebrachten Metaphern produktiv genutzt werden können. Mit Hilfe dieser Interventionsformen soll und kann der latente Inhalt der Metaphern herausgearbeitet werden, um dann in weiteren Schritten von den Patienten in ihren Lebensraum integriert werden zu können. So kann z. B. die gestalttherapeutische Technik des „leeren Stuhls" helfen, die Rolle vor, während und nach dem Kranksein zu identifizieren.

Die Konfrontation mit der Erkrankung, in welcher Form, mit welcher Metapher sie auch immer repräsentiert wird, soll der Stärkung der „Kontrolle" dienen, d. h. dem Patienten ermöglichen, sich selbst nicht nur als „passiv" Beteiligten, als ohnmächtiges Opfer der Erkrankung zu sehen, sondern als aktive Person, die in der Lage ist, die Beschwerden so zu reduzieren, dass ein akzeptables und einigermaßen zufriedenes Leben auch mit der Krankheit möglich ist. Es geht um die Bewältigung von Angst, die sehr oft eine Angst vor der Angst ist. Angst, sich mit sich selbst auseinanderzusetzen und Verantwortung für vergangene und vor allem zukünftige Handlungen zu übernehmen.

Durch die Auseinandersetzung mit dem metaphorisch individuellen und gesellschaftlichen Verständnis von psychischen Erkrankungen werden Themen, die für den Patienten von großer Wichtigkeit sind, in das Zentrum der Aufmerksamkeit gerückt.

Das Buch als Symbol des Lebens

Ein Buch kann symbolisch für die Bearbeitung vergangener Ereignisse genutzt werden, um zu lernen, unsere Gedanken zu kontrollieren und sich ihnen nicht hilflos ausgeliefert zu fühlen. Der Patient soll dadurch den Umgang mit der Vergangenheit und die Einordung von Gegenwart und Zukunft erleben und üben, wie folgendes Beispiel verdeutlicht.

> *Therapeut:* Stellen Sie sich dieses dicke Buch symbolisch als ihr Leben vor, all das, was Sie erlebt haben und was sie noch erleben werden. Das, was Sie noch erleben werden, wissen wir nicht, das sind diese Blätter, alles noch weiß und ohne Schrift.
> Können Sie mir sagen, was sie aus der Vergangenheit noch am meisten beschäftigt und was Sie nicht vergessen können?
> *Patient:* Das schlimme Erlebnis vor zehn Jahren kann ich nicht vergessen.

Therapeut: Nehmen Sie bitte das Buch in die Hand und schlagen Sie eine Seite auf, auf der ungefähr das Ereignis von vor zehn Jahren sein könnte.
[Der Patient nimmt das Buch in die Hand und schlägt eine Seite auf.]
Patient: Hier etwa könnte es sein.
Therapeut: Jetzt schauen Sie sich diese Seite an und erinnern Sie sich an dieses Ereignis. Wenn es Ihnen schwer fällt, dann sagen Sie einfach nichts. Wenn Sie fertig sind, dann markieren Sie diese Seite.
[Der Patient schaut dann den Therapeuten an, bekommt einen Klebemarker und befestigt ihn an der Seite.]
Patient: Es ist nicht einfach, ich bekomme diese Seite nicht aus dem Kopf.
Therapeut: Wollen Sie sie herausreißen?
Patient: Wenn das geht, schon.
Therapeut: Sie können es gern machen, aber werden Sie es dann vergessen? Was ist, wenn Sie das Buch ein anderes Mal durchblättern und die Stelle sehen, an der der Riss ist?
Patient: Ich werde mich wieder erinnern.
Therapeut: Ja genau. Ich möchte, dass Sie lernen, die Kontrolle über diese Erinnerung zu bekommen. Diese Seite ist seit zehn Jahren jeden Tag und jede Nacht offen, und Sie schauen sich diese Seite immer und immer wieder an.
Patient: Ja, das ist richtig. Aber ich kann nichts dafür. Die Erinnerungen kommen einfach. Ich will es vergessen, kann es aber nicht.
Therapeut: Können Sie es wirklich nicht vergessen?
Patient: Nein, eigentlich nicht.
Therapeut: Sie sollten aber in der Lage sein, wieder Kontrolle über ihre Erinnerungen zu bekommen.
Patient: Wie?
Therapeut: Schließen Sie das Buch. [Patient schließt das Buch.] Die Seite ist jetzt verschlossen, aber damit sind diese und alle anderen Erinnerungen, die sie erlebt haben, in diesem Buch. Sie können das Buch jederzeit öffnen und, das ist jetzt neu, auch schließen. Sie entscheiden, wann Sie sich erinnern wollen und wann nicht. Sie bekommen die Kontrolle über ihre Erinnerungen. Lassen Sie das Buch nicht mehr die ganze Zeit offen. Sie können, wann immer sie wollen, die bestimmten Seiten im Buch aufschlagen, sie lesen und, das ist wichtig, wieder schließen und sich mit anderen Dingen beschäftigen.

Eine alte Zeitung

Ein traumatisierter Patient hatte bei jedem Behandlungsbesuch eine Plastiktüte in der Hand, was mich erst einmal kaum verwunderte. Ich dachte, er habe irgendwelche wichtigen Dinge darin und nutzt die Plastiktüte als Tasche. Zufällig, als er die Tüte neben meinen Stuhl legte, sah ich, dass sich ein Stapel Zeitungen in der Tüte befand. Ich fragte ihn nach den Zeitungen, und der Patient holte Zeitungen heraus, die mehr als acht Jahre alt waren und legte sie auf den Tisch. Er berichtete, dass es sich um Zeitungen handele, die aus der Zeit stammten, als er im Krieg war, und dass einige sogar über ihn berichteten. Er schaue sich jeden Tag diese Zeitungen an und bewahre sie auf. Er trage sie überall mit hin. Sie seien für ihn wichtig. Er wolle diese Zeit nicht vergessen, leide aber auch daran, nicht alles hinter sich lassen zu können.

Aufgrund dieses Ereignisses kam ich auf die Idee, einige alte Zeitungen aufzubewahren und diese in der Therapie einzusetzen. Der Gebrauch einer alten Zeitung, von vor fünf oder acht Jahren, kann manchmal hilfreich sein, um zu sehen, inwieweit der Patient in der Vergangenheit „hängen" geblieben ist und daher auch keine wirkliche Perspektive entwickeln kann.

In solchen Fällen kann man eine solche Zeitung den Patienten in die Hand geben. Sie sollen sich das Datum der Zeitung anschauen und darin herumblättern.

Im Folgenden ein Beispiel für die Umsetzung in der Therapie:

> *Therapeut:* Wie alt ist diese Zeitung, die Sie in der Hand halten?
> *Patient:* [Schaut auf das Datum, überlegt kurz.] Mehr als fünf Jahre.
> *Therapeut:* Jetzt stellen Sie sich vor, Sie würden diese Zeitung fünf Jahre lang jeden Tag zwei bis drei Mal lesen. Was würde passieren?
> *Patient:* Ich hätte vermutlich schon alles auswendig gelernt.
> *Therapeut:* Ja. Wie interessant wären die Themen noch für Sie?
> *Patient:* Ich kann mir vorstellen, dass es irgendwann einmal langweilig werden wird.
> *Therapeut:* Und wenn Sie trotzdem jeden Tag diese Zeitung lesen und nichts anderes machen, als diese Zeitung erneut und erneut zu lesen, was könnte noch neben der Langeweile entstehen?
> *Patient:* Ich verstehe jetzt. Unruhe, Nervosität, Anspannung, Ärger usw.
> *Therapeut:* Vielleicht sollten Sie langsam diese alte Zeitung aus der Hand geben und versuchen, jeden Tag die Tageszeitung zu lesen...

Tonbandaufnahmen als Mittel zur Reflexion

Nicht nur im Rahmen von Traumata haben einige Patienten Schwierigkeiten, vergangene Belastungen richtig aufzuarbeiten. In meiner Arbeit mit psychisch erkrankten Menschen habe ich oft beobachten können, wie Menschen schwer enttäuscht und verbittert von Familienmitgliedern oder allgemein von „der Welt" gewesen sind. Solche Patienten oder Klienten erzählen immer wieder nach einem gleichen Muster von ihren belastenden Erlebnissen. Bei jeder Frage oder Bemerkung des Therapeuten reagieren diese Patienten wie auf ein Stichwort und erzählen ohne jegliche Reflexion und Introspektion ihre Geschichten. Diese Patienten reden in der Psychotherapiesitzung in der Regel viel und lange, aber ohne einen wirklichen Effekt von Veränderung oder Erkenntnis ihrer möglichen innerpsychischen Konflikte. Diese festgelegten Erzählmuster kann man manchmal auch bei einigen älteren Menschen beobachten, die bei einem bestimmten Stichwort zu sprechen beginnen, ohne allerdings nach einigen Stunden oder Tagen zu erkennen, dass sie diese Geschichte bereits erzählt haben. Hier scheint eine fluide Verschaltung des Gedächtnisses, die den Zusammenhang zwischen den psychischen Beschwerden und erlebten Belastungen herstellt, nicht zu funktionieren.

In solchen Fällen nutze ich immer wieder gern ein Tonband und nehme die Gespräche auf, um den Patienten zu zeigen, wie oft sie sich wiederholen, ohne dies selbst zu erkennen. Erst danach bespreche ich mit dem Patienten, dass ich unsere Therapiegespräche dahingehend ändern möchte, dass ich zwar gern zuhöre, aber um sie besser verstehen zu können, zukünftig vermehrt Fragen stellen und öfter unterbrechen muss. Die Patienten dürfen nicht das Gefühl bekommen, man möchte ihnen nicht zuhören und sei an ihrer Geschichte nicht interessiert. In solchen Fällen ist das „lange und wiederholte Erzählen" nicht effektiv für die Behandlung. Ziel ist hier, die vorhandenen und zum Teil fast zwanghaften und starren Erzählmuster aufzubrechen. Hierzu ist die Nutzung eines Tonbandgerätes sehr hilfreich.

Die heiligen Bücher in der Psychotherapie

Die heiligen Bücher wie die Bibel, der Koran, die Thora oder die ezidischen Gebete sind voller Geschichten von Leid, Kampf und Glauben an das Gute. Vielen Menschen sind diese Geschichten vertraut. Sie geben ihnen Kraft, bestimmte Probleme ihres Lebens zu bewältigen. Der Therapeut muss nicht religiös sein oder dem jeweiligen religiösen Glauben angehören, um diese Ressource zu nutzen. Es geht schließlich um den Patienten, um dessen Beschwerden und Ressourcen. Aus der jüdischen, christlichen und islamischen Perspektive ist die Gesundung des Menschen von großer Bedeutung. Im jüdischen Glauben wird sogar so weit gegangen, dass der gesunde Körper und im weitesten Sinne auch seine Seele „Eigentum Gottes" seien, und im Falle einer Erkrankung der Erkrankte verpflichtet sei, sich behandeln zu lassen, um wieder gesund zu werden.

Auch für das islamische Glaubensverständnis gilt Ähnliches: Der Mensch ist Gottes Geschöpf und seine Gesundheit wird als eine wichtige Gottesgabe gesehen (Ilkilic 2002). Das höchste Ziel für einen Muslim ist es, durch sein Verhalten und seine Lebensweise das Wohlgefallen Gottes zu erreichen. Einer Krankheit kann in diesem Kontext mit Geduld begegnet werden, sie kann akzeptiert oder als Strafe Gottes gedeutet werden.

Um allerdings eine Verhaltensänderung im Sinne einer Psychotherapie zu erreichen, sind grundlegende Kenntnisse der Lebenswelt der Patienten notwendig (Assion 2005; Aman 2009).

10. Rituale in der Psychotherapie

Das Ritual ist die wohl älteste Form von Psychotherapie. Oft handelt es sich um einen feierlichen Brauch mit einer festen, vorgegebenen Ordnung, die kulturspezifisch abläuft. Wichtig ist dabei die Handlungskomponente, der Prozess des „Tuns und Verhaltens", wobei Symbole und Objekte innere Zustände darstellen können. Ein Ritual dient dazu, die persönlichen Erfahrungen zu verallgemeinern und ihnen einen Platz in einer größeren Ordnung, in einem kollektiven Kontext zu verschaffen, womit es dem menschlichen Bedürfnis nach Identität und Anerkennung gerecht wird.

Rituale verleihen dem Individuum einen Status des Besonderen, der Einmaligkeit. So versteht Gilligan (1991) Rituale als Verdichtungen von Abläufen, die sich im Sinne einer zentrierten, kollektiven und symbolischen Handlung wiederholen. Rituale werden also u. a. als effektive nichtverbale Handlungsformen verstanden, die für die Aufrechterhaltung von Ordnung und Struktur sorgen (Kruse und Dreesen 1995), die möglicherweise seit Jahrhunderten existieren, womit sie eine konservierende Funktion haben.

Rituale umfassen nicht nur religiöse und allgemeine kulturelle Verhaltensweisen. So unterscheiden Imber-Black und Kollegen (1993) folgende Rituale:

- Mitgliedschaftsrituale weisen auf Zugehörigkeit oder nicht mehr bestehende Zugehörigkeit hin (Taufe, Beschneidung, Einschulung, Heirat, Pensionierung, Begräbnis)
- Gratifikationsrituale: Leistungen oder Entbehrungen werden geehrt (Diplomurkunde, Muttertag, Lohnerhöhung etc.)
- Rituale zur Strukturierung der Zeit (Geburtstagsfeiern, Weihnachten, Ramadan, Gebet, Meditation, Neujahrsfeier etc.)
- Rituale des Zusammengehörens (Begrüßung von neuen Nachbarn, Teilnahme an bestimmten Veranstaltungen, Besuche zu bestimmten Ereignissen, Tagungen etc.)
- Rituale der Machtentfaltung (Militärparade, Nationalfeiertage etc.)
- Intime Rituale (unterschiedliche Formen von Zärtlichkeiten und Berührungen)
- Übergangsrituale (Einschulung, Beruf- und/oder Studienbeginn, Auszug aus dem Elternhaus, Heirat, Trennung, Umzug etc.)

10.1 Rituale als Unterstützung von Veränderungsprozessen

Aus ethnosoziologischer Sicht zeichnen sich Veränderungen von menschlichen Lebensphasen durch Riten der Trennung und Ablösung vom Bisherigen, vom gewohnten alten Zustand, aus; schließlich folgt eine Art Suche nach eigenen Interessen und Wünschen und anschließend erfolgt die Integration in einen sozialen Raum der Erwachsenenwelt (Gennep 1986).

In diesen neuen Phasen mit neuen Kontexten und verändertem Status bekommen die Menschen neue Rollen übertragen, die wiederum mit entsprechenden Rechten und Pflichten verbunden sind (Durkheim 1981). In der Regel wird der Statuswechsel durch einen inszenierten feierlichen Akt vollzogen, an dem die Gemeinschaft teilnimmt wie der Beschneidung des Jungen als Aufnahme in die religiöse Gemeinschaft oder einer Hochzeit. Solche Übergangsrituale sind daher kollektive Mechanismen, die sowohl die gesellschaftliche und institutionelle als auch die persönliche Bewältigung von Statuspassagen durch äußere, symbolische Zeichen sichtbar machen.

Unter psychologischer Perspektive helfen diese Rituale dem Menschen, mit Wandlungsprozessen besser zurechtzukommen. Sie nehmen ihm die Angst, wenn es z. B. um den Verlust eines geliebten Menschen geht oder jemand seine Eltern verlassen muss. Abschiedsfeiern, Trauerarbeit etc. unterstützen den Menschen in bestimmten Situationen, mit Belastungen umgehen zu können.

Durch Entwicklung neuer Rituale und Alltagsgewohnheiten sollte beispielsweise eine Patientin neue Erfahrungen machen und eine veränderte Perspektive entwickeln. Ihre zeremoniellen Elemente wie die Veränderung des Raumes und der Umgang mit den Hinterlassenschaften des Verstorbenen berührten etwas bisher für die Patientin Unantastbares, etwas gleichsam Heiliges. Gleichzeitig veränderten sich Schritt für Schritt ihre Alltagsrituale mit der Möglichkeit einer Erweiterung durch weitere Dinge. Sie konnte in ihrem Ritual die Macht, mit der ihre Vergangenheit ihr gegenwärtiges Leben beeinflusste, anerkennen und gleichzeitig die Möglichkeit der Veränderung ihres Lebens in Betracht ziehen. Die Trauer und Leere wurden schrittweise bearbeitet und symbolisch in einem Karton verpackt mit der Möglichkeit, jederzeit diesen Karton zu öffnen und zu schließen. Hierbei kommt dem Aspekt des Schließens eine große Bedeutung zu. Die Patientin gewinnt somit Kontrolle über ihre Trauer und kann ihren unbewussten Anteil auf eine bewusstere Ebene bringen, in dem sie täglich eine halbe Stunde trauert und durch das Schließen des Kartons die Trauer vorübergehend beendet. Mit anderen Worten, durch eine transformierte Vergangenheit entstehen neue Realitätskonstruktionen, die eine weniger belastende Zukunftsperspektive ermöglichen.

Im therapeutischen Prozess ist die Einführung von Ritualen nur effektiv, wenn sie oft genug wiederholt werden (Handlung), sie einem bestimmten Zeitfenster unterliegen und wenn das Ritual für den Patienten einen Sinn ergibt. Die Rituale erfahren eine bessere Verstärkung, wenn diese vom Kollektiv unterstützt werden.

Wichtige gesellschaftliche Rituale:

- Taufe, Beschneidung, Hochzeit, Bestattung, Geburtstagsfeier, religiöse Feste, Einladungen, Feiern, Besuche, Essen und Trinken etc.
- Religiöse Rituale wie Reinigungshandlungen können bei Gefühlen von Schuld oder, religiös ausgedrückt, Sünde, hilfreich sein. So wiesen Zhong und Liljenquist (2006) die Bedeutung von Reinigungshandlungen für das seelische Befinden im Sinne eines „Reinigens der Seele" bei einer psychisch unauffälligen Stichprobe nach. Die Körperreinigung als „Abwaschen der Sünden" ist in vielen Kulturen bekannt und wird entsprechend eingesetzt.
- Wenn Menschen der Meinung sind, sich moralischer Verfehlungen schuldig gemacht zu haben, kann in der Psychotherapie der Akt der Reinigung besprochen und der Patient dazu bewegt werden, dieses Ritual durchzuführen, um wieder ein Gefühl der Reinheit und damit eine Reduzierung der Schuldgefühle zu erreichen. Dies kann allerdings nur dann Erfolg haben, wenn diese religiösen Rituale und damit auch der religiöse Glauben eine zentrale Stellung im Leben des Patienten einnimmt.

10.2 Wiederholungen von Ritualen

Aus den antiken Kulturen wie Babylon, Mesopotamien oder auch Kulturen in Afrika oder Amerika ist bekannt, dass Heilungszeremonien durch Wiederholungen sehr effektiv sind. So berichten Hypnosewissenschaftler wie Bongartz und Bongartz (2000) über afrikanische Medizinmänner, dass diese Spruchtexte in einer weichen, tranceähnlichen Sprache und durch Wiederholungen zum Ausdruck bringen:

> „Krankheit, die lösch ich, so wie der Regen den Steppenbrand auslöscht. Krankheit, die verwehe ich, wie der Wirbelwind aufweht das Dürrblatt und in die Flucht treibt. Du, Krankheit, sollst auch wehen und fliehen. Ich treib dich von dannen, Krankheit im Leibe…" (ebd.:41).

Auch die heutigen bekannten Religionen legen sehr viel Wert auf Wiederholungen von Gebeten sowie die Einhaltung bestimmter Verhaltensrituale. Lerntheoretisch sollen die Menschen schon im Kindesalter bestimmte Ideen und Verhaltensweisen erlernen.

Die Form von Texten mit Wiederholungen gibt es seit Menschengedenken. Schon die alten Babylonier hatten ca. 650 v. Chr. feste Ritualtexte, wenn es um die Gesundheit ging:

> „…mögen Gott und Göttin mich gnädig behandeln, möge die Krankheit meines Körpers fortgerissen werden, möge das Stöhnen meines Fleisches beseitigt werden, möge die Zerstörung meiner Muskeln aufgehalten werden, … möge der Bann von mir gerissen werden“ (ebd.:42).

In der Psychotherapie sollte daher auch bei den Geschichten, Gedichten und Sprichworten auf Wiederholungen geachtet werden. Für manche Therapeuten mag es „langweilig“ sein, aber die Effekte zeigen sich, wenn manchmal auch erst spät. In der Regel merken wir nach 10 oder 15 Sitzungen, dass diese Wiederholungen, die wir in den ersten Stunden durchführten, plötzlich zur Sprache kommen oder das Verhalten sich daran ausrichtet.

11. Therapeutische Anwendungsbeispiele

Sorgenpuppen

Dabei handelt es sich ursprünglich um einen Brauch der Indianer: Diese erzählten den kleinen Püppchen vor dem Schlafengehen alles, was sie bedrückte. Dann wurden die Püppchen in einen Stoffbeutel gelegt. Am nächsten Morgen waren nur noch die Puppen im Beutel, die Sorgen waren fort. Die Technik ist sowohl bei Kindern als auch Erwachsenen mit starker Neigung zum nächtlichen Grübeln hilfreich.

Schwamm

Dieses hervorragende Beispiel habe ich in einem Buch von Beaulieu (2010) entdeckt und möchte es hier modifiziert wiedergeben: Nehmen Sie einen Schwamm, wie er etwa zum Abwischen von Schultafeln oder auch in der Küche benutzt wird. Der Patient soll zunächst den trockenen Schwamm in die Hand nehmen und spüren, wie leicht er ist. Dann soll der Patient den Schwamm in Wasser tauchen, und wenn er durchtränkt ist, wieder herausholen. Der Patient soll spüren, wie schwer der Schwamm geworden ist. Nun kann man den Patienten fragen, was sich geändert hat. Er wird vermutlich sagen, dass er schwerer geworden ist, wie der folgende Therapiedialog zeigt:

> *Therapeut:* Versuchen Sie bitte, dass der Schwamm noch mehr Wasser aufnimmt.
> *Patient [versucht es]:* Er nimmt kein Wasser mehr auf. Es wird nur noch überall nass.
> *Therapeut:* So ist es manchmal auch mit Problemen und Belastungen, die sich über die Jahre sammeln.
> *Patient:* Ja. Bei mir ist der Schwamm schon lange voll. Was ich alles erlebt habe...
> *Therapeut:* Was müssen wir jetzt machen, damit der Schwamm wieder etwas Wasser aufnehmen kann?
> *Patient:* Durch Ausdrücken kann das Wasser wieder raus.
> *Therapeut:* Ja, es geht darum, dass Sie lernen, einige Ihrer Probleme in der Vergangenheit zu bearbeiten, um damit Raum zu schaffen, sich mit anderen Dingen zu beschäftigen. Wenn der Schwamm wieder etwas Wasser aufnehmen kann, dann können Sie vielleicht wieder mehr Platz, mehr Freiheit haben.

Luftballon für Probleme

Ein anderes gutes Beispiel ist die Arbeit mit einem Luftballon als Symbol für den Umgang mit Problemen und Sorgen, wie das nachfolgende Beispiel illustriert:

> *Therapeut:* Nehmen Sie sich bitte aus dieser kleinen Tüte einen Luftballon. Sie können selbst entscheiden, welche Farbe Sie nehmen, sonst gibt es keine Unterschiede zwischen den Ballons.
> [Patient nimmt sich einen Luftballon.]

Nun bitte ich Sie, auf den Luftballon ihr Problem mit einem oder zwei Wörtern zu schreiben.
Patient: Ich habe einige Probleme. Welches soll ich denn darauf schreiben?
Therapeut: Welches Problem beschäftigte Sie in den letzten Tagen?
Patient: Ach ja, mein Sohn. Wir können nicht miteinander. Er tut nicht, was ich ihm sage. Er macht was er will ... er macht seine Zukunft kaputt. Ich mache mir große Sorgen. Ich kann deswegen auch nicht schlafen und muss den ganzen Tag grübeln.
Therapeut: Dann schreiben Sie doch einfach „Sohn-Konflikt".
[Patient nimmt einen Stift und schreibt „Sohn-Konflikt"].
Können Sie nun den Luftballon aufblasen, bis es nicht mehr geht. Er soll aber nicht platzen. Dann halten Sie bitte den Luftballon unten an der Schleife fest, damit die Luft nicht ausströmt. Was sehen Sie jetzt?
Patient: Ja, das Problem ist wirklich so groß.
Therapeut: Was ist mit der Schrift passiert?
Patient: Sie ist jetzt riesengroß. Genauso wie ich das Problem sehe. Es ist ein großes Problem.
Therapeut: Ja. Es sieht riesengroß aus, aber ist es tatsächlich so?
Patient: Ja. Natürlich. Was wollen Sie damit sagen?
Therapeut: Wir sprechen später noch darüber. Aber wie können Sie diese Schrift auf dem Ballon wieder klein bekommen oder das Problem lösen?
Patient: Mit einer Nadel zum Platzen bringen?
Therapeut: Ist das Problem dann gelöst?
Patient: Nein.
Therapeut: Können Sie bitte jetzt versuchen, etwas Luft aus dem Ballon zu lassen, aber nicht alle. Was passiert jetzt? Schauen Sie sich die Schrift an.
Patient: Sie ist jetzt kleiner geworden.
Therapeut: Wer hat sie kleiner gemacht?
Patient: Ich, mit meiner Hand.
Therapeut: Richtig. Wenn Sie nun noch mehr Luft herauslassen...
Patient: Ich habe es verstanden, Sie wird dann kleiner.
Therapeut: Die Schrift ist wieder in ihrer Ursprungsgröße, wenn keine Luft mehr im Ballon ist. Ist das richtig?
Patient: Ja, aber ich fühle es nicht so.
Therapeut: Darum geht es im ersten Schritt, das Problem so zu erkennen, wie es eigentlich ist.
Patient: Was ist der nächste Schritt?
Therapeut: Dann blasen Sie den Luftballon erneut voll.
Patient: Ja.
Therapeut: Nun versuchen Sie, kontrolliert die Luft etwas herauszulassen. Darum geht es im zweiten Schritt: Wenn es Probleme gibt, zu lernen, schrittweise selbst das Problem zu lösen. Sie haben es in der Hand, wie viel Luft Sie herauslassen. Zumindest können Sie aus Ihrer Sicht versuchen, das Problem mit Ihrem Sohn nicht zu vergrö-

ßern und Ihren Beitrag dazu leisten, wie es weniger und nicht mehr wird. Das Problem werden wir nun im Detail besprechen und vielleicht auch später Ihren Sohn zu einem Gespräch einladen, vorausgesetzt, er ist einverstanden...

Zugfahrt

Es ist manchmal schwierig, eine Antwort auf die Frage „Was ist denn Psychotherapie?" zu finden. Hierzu passt das Bild von einer Zugfahrt mit den entsprechenden Haltestellen:

Beispiel

Stellen Sie sich vor, Sie fahren mit einem Zug und ich steige ebenfalls ein und wir fahren einige Stationen gemeinsam. Wir unterhalten uns, und ich begleite Sie. Dabei versuche ich, Ihnen soweit möglich zu helfen, zuzuhören und Sie zu verstehen. Es ist aber von Anfang klar, dass ich nach einigen Stationen aussteigen muss. Nun hängt es von uns ab, was wir mit der begrenzten Zeit machen. Ich werde dann aussteigen, und Ihr Zug fährt weiter. Sie werden noch an vielen anderen Stationen anhalten, neue Menschen werden einsteigen, und Sie werden in diesem Zug, Ihrem Leben, vieles erleben und erfahren. Es geht nur darum, was Sie in diesem Zug, d. h. mit Ihrem Leben machen und wie Sie die Zeit für sich nutzten, bis Sie die nächste Station anfahren...

Familienaufstellung

Wir haben wiederholt die Bedeutung der Familie für Menschen aus traditionellen Gesellschaften hervorgehoben. Die Visualisierung der Familienzusammenstellung und die Beziehungen ihrer Mitglieder zueinander können besonders bei Familienkonflikten sehr hilfreich sein. Hier sollen die Techniken das *Familienbrett* und die *imaginäre Familie* vorgestellt werden.

Familienbrett

Generell können durch das Aufstellen von Systemen, Familien oder Aspekten verborgene Dynamiken, Bindungen zwischen Personen, Problemfelder und ihre verborgenen Ressourcen und Lösungen auf einfache Weise sichtbar gemacht werden.

Auf einem Brett oder Tisch sollen dem Patienten z. B. Steine zur Verfügung gestellt werden. Jeder Stein soll ein Familienmitglied symbolisieren. Im Falle von traditionellen Familien sollte, falls notwendig, auch die Großfamilie oder Sippe mit einbezogen werden. Wie auf einer Bühne können nun die aufgestellten Personen in ihrer Beziehung zueinander, in ihren Positionen und etwaigen Subsystemen beobachtet und analysiert werden.

Das Familienbrett bewährt sich auch insofern, als es unkompliziert und jederzeit einsetzbar ist, mitunter zeigt sich auf ihm schon nach kurzer Zeit die

Dynamik innerhalb des Familiensystems, was in großen Aufstellungsgruppen (aufgrund der Vielzahl von zu artikulierenden Eindrücken und Wahrnehmungen) mitunter schwieriger zu erreichen ist. Hier sollte man sich dann mehr Zeit nehmen, damit Patienten die unerwünschte Rolle und das Einwirken von Familienmitgliedern erkennen und dadurch neue Lösungsansätze entwickeln können.

Die Anwesenheit der imaginären Familie

Menschen aus traditionellen Kulturen definieren ihre Identität über ihr Kollektiv wie die Kern- und Großfamilie. In einigen Fällen spielt sogar ein Clan bei Entscheidungen des Einzelnen eine wichtige Rolle. Bei stark traditionell-kollektiven Denkstrukturen stehen auch die Interessen des Kollektivs vor denen des Individuums. Insofern kann bei Entscheidungsprozessen des Patienten von Bedeutung sein, danach zu fragen, was diese Entscheidung für seine Familie oder gar Großfamilie zu bedeuten habe. Mit welchen Reaktionen müsse der Patient bei Vater, Mutter, Onkel, Bruder etc. rechnen? Könnten diese Reaktionen eine Belastung oder Gefahr darstellen?

Das Wissen über die Funktion und die Rolle der gesamten Familie kann in anderen Fällen bei Patienten mit traditionellen Familienstrukturen von Bedeutung sein und sollte immer einen Teil der Anamnese bilden.

Karton (Box)

Stellen Sie einen kleinen geschlossenen Karton oder eine Box auf den Tisch und fragen Sie den Patienten, was sich in dem Karton befindet. Er wird wahrscheinlich sagen, dass er es nicht weiß, weil er geschlossen ist, wie der folgende Dialog zeigt:

Therapeut: Was müssen Sie tun, um zu sehen, was in der Box ist?
Patient: Ich muss die Box öffnen.
Therapeut: Wenn Sie nun glauben, dass unter dem Deckel etwas Gefährliches ist, was können Sie tun?
Patient: Ich bleibe im Raum.
Therapeut: Wie werden Sie sich fühlen?
Patient: Ich bekomme Angst, wie schon in vielen anderen Situationen.
Therapeut: Gibt es Anzeichen dafür, dass etwas Gefährliches unter dem Deckel ist?
Patient: Eigentlich nicht. Aber ich habe einfach diese Gedanken.
Therapeut: Haben Sie schon eine solche gefährliche Erfahrung gemacht?
Patient: Nein.
Therapeut: Für wie wahrscheinlich, von 0 bis 100 %, halten Sie es, dass unter dem Deckel etwas Gefährliches ist?
Patient: Vielleicht 20 bis 30 %.
Therapeut: Könnten Sie mit diesem Risiko versuchen nachzuschauen, ob unter dem Deckel etwas ist?

Patient: Ist schwierig.

Therapeut: Wenn wir jetzt die Box als Beispiel nehmen, was könnten wir tun?

Patient: Öffnen und nachschauen.

Therapeut: Richtig. Wollen Sie die Box öffnen?

Patient: O. k. [Patient öffnet die Box.] Sie ist leer.

Therapeut: Ja. Wenn Sie sie nicht geöffnet hätten, dann hätten Sie es nicht gewusst und wären vielleicht angespannt. Könnten Sie sich jetzt vorstellen, die Tür aufzumachen?

Patient: Ja.

[Der Patient steht auf, geht langsam in Richtung Tür und kann sie schließlich aufmachen. Er schaut sich um und sieht nichts. Er macht die Tür wieder zu und kommt zurück, setzt sich auf seinen Stuhl. Der Therapeut bespricht mit ihm seine Gefühle, seine körperlichen Reaktionen und Gedanken und bittet ihn, die Tür einige Mal zu öffnen. Wieder werden seine Gefühle, Gedanken und Verhaltensweisen besprochen, dabei geht es darum, wieder die Kontrolle über seine Ängste zu bekommen.]

Die Box ist ein Einstieg in den Umgang mit Dingen, von denen wir davon ausgehen, dass sie existieren, aber nicht wirklich wissen, ob sie existieren. Durch dieses Beispiel können auch sehr gut dysfunktionale Gedanken im Rahmen einer Angststörung, Depression oder andere Konflikte bearbeitet werden.

Wunschbaum

Wunschbäume gibt es in zahlreichen Kulturen. In vielen Ländern des Nahen und Mittleren Ostens sowie Asiens sind sie Bestandteile alter Traditionen. Die Menschen „knoten ihre Wünsche“ in Form von farbigen Stoffstreifen an die Äste der Wunschbaume. So umrunden die Eziden im Heiligtum Lalisch drei Mal das Grab ihres Reformators Scheikh Adi und machen mit Stoffen, die über dem Grab liegen, Knoten und wünschen sich dabei etwas. Diese bunten Stoffstreifen sind ein ritualisierter Ausdruck für die Sorgen, Nöte und Wünsche der Menschen.

Der Wunsch kann der Heilung der eigenen Krankheit oder der eines Verwandten oder Bekannten gelten, eine reiche Ernte zum Gegenstand haben oder die Partnerwahl betreffen. Die Personen behalten ihre Wüsche für sich und erzählen sie nicht weiter. Der Wunschbaum steht in der Regel an einem öffentlichen Ort und kann von jedem besucht werden. Ein solcher Wunschbaum kann aber auch neu „entdeckt“ und dazu erkoren werden, wenn die Leute an seine Wirkung glauben.

In der Psychotherapie können solche Wunschbäume für unerfüllte oder gar unterdrückte Wünsche und Sehnsüchte eingesetzt werden. Dabei kann ein Baum von den Patienten ausgesucht werden, an dem dann ein Stoffknoten an einem Ast befestigt wird. Beim Befestigen des Stoffes an dem Ast soll der Patient sich seinen Wunsch bildlich vorstellen und fest daran denken. Dieses Ritual kann mehrmals durchgeführt werden.

Blauer Stein (böser Blick)

Ein „Nazar" (= Blick), Nazar-Amulett oder auch eine Nazar-Perle ist ein Amulett aus dem mediterranen Raum, das gegen den „bösen Blick" schützen soll. Der blaue Stein wird aber auch im Mittleren Osten und in Asien häufig zu Heilungszwecken eingesetzt. Kleine Kinder, die wegen ihrer „Schönheit" Neid erwecken könnten, tragen kleine blaue Steine bei sich, um sich so zu schützen. Die Angst, dass der Neid anderer einen Fluch und damit auch Krankheiten auslösen kann, führt dazu, dass viele Menschen solche Steine bei sich tragen oder zu Hause als Schmuck oder Dekoration aufbewahren.

Psychotherapeutisch können diese Steine gegen Djinnen und Geister, die manche Patienten aufsuchen, angewendet werden. Auch bei Ängsten, vor allem Panikattacken in der Nacht, kann das Tragen eines solchen Steins bei manchen Patienten eine gewisse Reduzierung der Angst erzielen.

So empfahl ich einer Patientin, die in der Nacht immer wieder starke Ängste hatte und panikartig aufstand, schrie und die ganze Familie in Angst und Schrecken versetzte, einen Stein bei sich zu tragen. Zuvor wurden ein Aufmerksamkeits- und Atemtraining sowie ein Entspannungsverfahren durchgeführt. Nachdem sie mir nun mitteilte, dass Sie daran glaube, dass dieser Stein helfen könne, bat ich sie, aus meinem Kasten mit zahlreichen Steinen einen zu wählen und diesen nun bei sich zu tragen. Weiter bat ich sie, wenn Sie wieder Ängste bekommen sollte, sofort den Stein anzufassen, genau die Übungen, die wir gelernt hatten, auszuführen, und die Augen zu öffnen, sich gerade hinzusetzen, tief ein- und auszuatmen, und, sobald sie den Stein berühre, an das, was wir besprochen hatten, zu denken.

Nach einigen Versuchen hatte die Patientin zwar immer noch Angst, schrie aber nicht mehr und konnte innerhalb von zehn Minuten ihre Angst deutlich reduzieren. Sie hatte nun Angst, im Bett ihren Stein nicht zu finden, weswegen Sie mit Strümpfen schlief und den Stein in einen der Strümpfe tat. Diese „Nebenwirkung" war aus meiner Sicht akzeptabel.

20-Euro-Schein/100-Euro-Schein

Über diese Technik habe ich in verschiedenen Büchern gelesen und sie häufig eingesetzt. Bevor ich dieses Beispiel darstelle, möchte ich aber meine Beobachtung mit einer türkischen Gruppe in einer psychosomatischen Klinik wiedergeben. Ich nahm einen 20-Euro-Schein und führte die Übung durch. Die Wirkung war auch zum Teil wie erwartet, aber einige hatten mit dem 20-Euro-Schein Probleme, da er nicht „so viel wert" sei. Sie hätten lieber einen 50- oder 100-Euro-Schein gehabt. Diese Übung machte ich dann mit einer anderen Gruppe und benutzte diesmal tatsächlich einen 100-Euro-Schein, was eine sehr gute Wirkung zeigte – niemand fragte nach dem Wert des Geldscheins.

Mit dieser Übung ist es tatsächlich möglich, eine intensive und nachhaltige Wirkung bei den Patienten zu erzielen, da Geld und Geldscheine im Alltag permanent direkt oder indirekt ein Thema sind, wie im folgenden Fallbeispiel erkennbar wird.

Beispiel

Fallkasuistik:

Eine 30-jährige Patientin, die auf Empfehlung ihrer Ärztin in die Behandlung kam, berichtete von erheblichen traumatischen Erlebnissen in der Vergangenheit, mit denen sie nicht umgehen könne.

„Ich kann einfach nicht vergessen, was mir in der Heimat angetan wurde. Ich fühle mich schmutzig, hasse meinen Körper und lebe nur noch wegen meiner Kinder." Sie sei vergewaltigt worden und könne mit dieser Schande nicht leben. Durch die Vergewaltigung sei sie schwanger geworden. Es sei dann ein Schwangerschaftsabbruch eingeleitet worden. Sie habe ihren Körper so sehr gehasst, dass sie auch ihre Gebärmutter habe entfernen lassen.

Seit diesem Erlebnis fühle sie sich nicht mehr wohl, sei ein anderer Mensch geworden, erlebe in Gedanken und Bildern wiederholt diese Traumata und die sich aufdrängenden Erinnerungen. Die Vergewaltigung sei eine tiefe Kränkung und Ehrverletzung gewesen, mit der sie einfach nicht zurechtkomme. Sie versuche, dieses Ereignis vor der Familie geheim zu halten, was sie erheblich belaste. Wenn die Erinnerungen hochkämen, würde sie sich am liebsten umbringen. Aktuell habe sie Suizidgedanken, könne sich aber davon distanzieren. Sie verspüre innerlich sehr starke Wut, Ärger und Hassgefühle gegenüber den Tätern, wisse aber nicht, wie sie damit umgehen solle.

Sie fühle ihren Körper als beschmutzt und könne sich nicht vorstellen, eine Beziehung zu einem Mann einzugehen.

Wie in diesem tragischen Beispiel deutlich wird, ist ein wichtiges Thema, das die Patientin beschäftigt, ihr zuvor entwickeltes Selbstbild und ihr Selbstwert nach der Vergewaltigung. Durch die Vergewaltigung ist sie zu der Überzeugung gelangt, keine Frau mehr zu sein und hat, um ihre Weiblichkeit zu „töten", ihre Gebärmutter entfernen lassen. Sie kommt aus einer traditionell-patriarchalischen Familie aus dem Mittleren Osten und hat neben den Schuld- und Schamgefühlen ein Gefühl von Ehrverlust, der Gegenstand folgenden Therapeut-Patienten-Dialogs ist:

Therapeut: Glauben Sie, dass Ihre Ehre verletzt worden ist?
Patient: Ja.
Therapeut: Hatten Sie denn die Möglichkeit, sich zu wehren oder wegzulaufen?
Patient: Nein.
Therapeut: Warum ist dann Ihre Ehre verletzt?
Patient: Das ist bei uns so. Ich kann nichts dafür. Aber ein sexueller Kontakt ist entstanden.
Therapeut: Aber nicht freiwillig?

Patient: Das ist unwichtig.

Therapeut: Okay. Ich habe es verstanden. Sie erwähnen aber immer wieder das Wort „Ehre". Was wäre, wenn wir mal theoretisch davon ausgehen, dass die Schwester des Täters auch vergewaltigt werden würde. Ist das für den Täter und seine Schwester auch eine Ehrverletzung? Der Täter weiß, dass er etwas Unehrenhaftes macht?

Patient: Ja.

Therapeut: Hat dann nicht eigentlich er seine Ehre verloren?

Patient: Ja, schon. Aber ich auch, und ich bin jetzt ein Nichts...

Therapeut: Sie glauben, dass Sie nichts wert sind. Dann geben Sie mir bitte die Zeit, Ihnen eine Übung zu zeigen. [Therapeut holt einen 100-Euro-Schein.] Sagen Sie mir, wie viel dieser Geldschein wert ist?

Patient: 100 Euro. [Sie schaut etwas überrascht.]

Therapeut: Ja. Das ist richtig. [Therapeut nimmt den 100-Euro-Schein, wirft ihn auf den Boden, tritt mehrmals darauf, während die Patientin verwundert zuschaut. Dann zerknittert der Therapeut den Schein, wirft ihn erneut auf den Boden und tritt so lange darauf herum, bis er richtig zerknittert und gebraucht aussieht. Dann faltet der Therapeut den 100-Euro-Schein auseinander und zeigt ihn der Patientin.] Wie viel Wert ist der Geldschein jetzt?

Patient: 100 Euro.

Therapeut: Warum? Sie haben gesehen, was ich damit gemacht habe.

Patient: Ja. Ich verstehe, was Sie jetzt meinen...

Therapeut: Wenn Sie nur ansatzweise darüber nachdenken, dass möglicherweise der Täter und nicht Sie ihre Ehre verloren haben, dann wäre es wirklich gut. Sie sollen nur darüber nachdenken ... und wie diese 100-Euro-Schein-Übung gezeigt hat, haben Sie nicht Ihren Wert verloren. Auch darüber sollten Sie vielleicht nachdenken.

Seil gegen „Loslassen"

Auch der Einsatz eines einfachen Seiles kann sich als überaus hilfreich erweisen. Der Patient erkennt durch einfache Übungen, dass das Festhalten an Dingen für ihn nicht immer gut ist, sogar Schaden zufügen und ein zufriedenes Leben verhindern kann. Hierzu folgendes Beispiel aus der Praxis:

Patient: Ich kann einfach nicht vergessen. Meine Frau hat mich vor vier Jahren verlassen, und es kommt mir vor, als sei es gestern gewesen. Es beschäftigt mich jeden Tag. Warum? Warum? Warum?

Therapeut: Wie geht es Ihnen, wenn Sie sich damit beschäftigen?

Patient: Na, wie wohl, nicht gut. Ich kann nicht schlafen, fühle mich traurig, es schmerzt einfach.

Therapeut: Wollen Sie diese Schmerzen loswerden? [Patient schaut verwundert und leicht verärgert in Richtung des Therapeuten.]

Patient: Wer will das nicht?

Therapeut: Was machen Sie denn, um die Schmerzen, die Sie haben, loszuwerden?

Patient: Verstehe ich nicht.
Therapeut: Sie haben etwas, was sie nicht wollen, und werden es nicht los. Oder sie wollen es nicht loswerden.
Patient: Nein, meine Frau, oder Ex-Ehefrau hat schon einen Lebenspartner. Es ist vorbei. Ich will es loswerden.
Therapeut: Okay. Hier habe ich ein Seil, wie es zum Klettern benutzt wird. Ich würde Sie bitten, genau das zu machen, was ich Ihnen jetzt sage.
Patient: In Ordnung.
Therapeut: Nehmen Sie bitte jetzt das Seil in die Hand. Ich werde es ebenfalls am Ende festhalten. Nun sollen Sie, ohne das Seil loszulassen, mit beiden Händen, beginnend von meiner Seite bis zum Ende (2 m), das Seil leicht durch die Hand ziehen lassen. Es soll also eine Reibung entstehen. Machen Sie es schnell. Sie machen bitte die Übung, solange ich es Ihnen sage.
[Der Patient beginnt, an dem Seil zu ziehen, und die Handflächen reiben sich an der rauen Seiloberfläche. Schon nach wenigen Sekunden lässt der Patient das Seil los.]
Therapeut: Warum haben Sie losgelassen?
Patient: [Zeigt seine Innenhände, welche leicht rot geworden sind.] Es brennt fürchterlich. Ich kann nicht mehr.
Therapeut: Warum nicht?
Patient: Es schmerzt, und ich will mich nicht verletzen.
Therapeut: Warum können Sie ihre Ex-Ehefrau nicht loslassen? Es „brennt" doch auch?
Patient [nickt]: Ja. Ich muss loslassen. Es reicht einfach. Vielleicht sollte ich mir eine Freundin suchen.
Therapeut: Vielleicht?

Perlenkette

Eine Kette mit 10 bis 20 Perlen repräsentiert eine Person, die immer wieder die gleichen Dinge tut und sich langweilt, deswegen aber auch keine neue Perspektive für die Lösung ihrer Probleme sieht. Eine Perlenkette mit 20 bis 60 Perlen (es können auch mehr sein) steht für eine Person mit vielen Erfahrungen und Erlebnissen, aus denen heraus sie auch Lösungsansätze für neue Probleme findet, und diese Person ist ruhiger, entspannter und hat einen abwechslungsreichen Alltag.

Beispiel: Patient weiß nichts mit sich anzufangen
Patient: Ich weiß nichts mit mir anzufangen. Alles ist sinnlos, und ich habe schon vor dem nächsten Tag Angst, da sich alles wiederholt.
[Therapeut legt eine Schnur mit vielen Perlen auf den Tisch.]
Therapeut: Beschreiben Sie mir doch Ihren Alltag. Nehmen Sie für jedes Ereignis – vom Aufstehen bis zum Schlafengehen – eine Perle.
Patient: Ich stehe um 6.30 Uhr auf [nimmt eine Perle], dann frühstücke ich [nimmt eine weitere Perle] usw. ...
Therapeut: Sie haben jetzt wie viele Perlen?

Patient: Wenn ich das Essen am Morgen und Abend zusammenfasse und den Spaziergang mit Einkaufen und das Den-halben-Tag-auf-dem-Sofa-Liegen, dann komme ich gerade auf zwölf Perlen.

Therapeut: Wie lange leben Sie denn schon so?

Patient: Seit fünf bis sechs Jahren.

Therapeut: Könnten Sie sich vorstellen, jeden Tag noch zwei bis drei neue Perlen in ihrer Kette aufzunehmen?

Patient: Was meinen Sie?

Therapeut: Überlegen Sie sich neue Aktivitäten, Interessen, Besuche [Therapeut legt eine mögliche Aktivitätenliste vor], und wenn Sie etwas Neues machen, dann bekommen Sie eine neue Perle. [Therapeut nimmt eine Kette mit ca. 60 Perlen und zeigt sie der Patientin.] Diese Perlenkette steht für eine Person, die auch Schwierigkeiten und Probleme hatte. Sie verfügte aber über mehr Erfahrung, weil sie im Alltag ihr Leben selbst gestaltet. Durch die längere Kette mit mehr Perlen, als Zeichen für mehr Erfahrung, hat sie auch gelernt, geduldiger zu sein und an ihren Problemen zu arbeiten. So wurde mit der Zeit die Kette mit den Perlen immer länger. Die Kette ist lang, und sie hat Geduld und viel Erfahrung gesammelt, so dass sie nun mehr Möglichkeiten hat, anders mit Problemen umzugehen. Versuchen Sie doch auch, Ihre Kette durch mehr Perlen zu verlängern. Stellen Sie sich vielleicht noch folgende Frage: Welche Person, die mit der kurzen Kette oder die mit der langen Kette und den vielen Perlen ist besser auf das Leben und die kommenden Probleme vorbereitet?

Zerbrochenes Glas

Der Einsatz eines Glases eignet sich besonders für das Thema „Wenn etwas passiert ist, dann kann man es nicht mehr rückgängig machen!“ Ein Becher aus Glas – oder besser aus Ton – soll auf den Boden geworfen werden. Nachdem er zerbrochen ist, versucht der Patient, die Bruchstücke wieder zusammenzukleben. Das Ergebnis ist dann zwar immer noch ein Becher, aber nicht mehr der gleiche, weil man um den Vorfall weiß und vielleicht die Bruchstellen sieht. Es geht darum zu lernen, Dinge, die in der Vergangenheit geschehen sind, zu akzeptieren.

Aggressionsabbau

Personen, die innerlich unruhig, angespannt, aggressiv oder impulsiv sind, sollten etwas an die Hand bekommen, um sich zu entspannen. Hier helfen vor allem Stressbälle, lautes Schreien im Wald, Bewegung oder in manchen Fällen auch Schlagen gegen einen Boxsack oder gegen ein Kissen. Hier ist die Fantasie gefragt, wie Menschen lernen können, ihre Aggressionen abzubauen, ohne sich oder andere zu verletzten. Elemente des Skills-Trainings etwa aus dem Bereich der Behandlung der Borderline-Persönlichkeitsstörung sind sehr hilfreich.

Die Orange

Fallbeispiel: Nehmen Sie zwei Orangen. Der Patient soll versuchen, die erste Orange mit einer Hand zu zerquetschen.

> *Therapeut:* Können Sie ein Beispiel geben oder eine Situation beschreiben, in der Sie einen Druck spüren und das Gefühl haben, etwas zerstören zu müssen?
> *Patient:* Das geht sehr schnell, ich bin impulsiv, habe keine Geduld, handele einfach, verletze z. B. auch Personen durch Beschimpfungen, ohne es wirklich zu wollen, und dann bereue ich es.
> *Therapeut:* Was denken Sie, wie fühlen sich diese Personen?
> *Patient:* Natürlich nicht gut. Meine Familie zieht sich sofort zurück. Die Kinder meiden mich sowieso, weil sie mit meiner Impulsivität einfach nicht umgehen können.
> *Therapeut:* Es geht also darum, wie Sie lernen, mit ihrer Wut und Aggression umgehen zu können. Über die Gründe haben wir gesprochen und werden es in der Therapie noch genauer tun. Es ist wichtig zu wissen, warum man in sich so viel Wut gesammelt hat und damit nicht umgehen kann. Ich möchte aber mit Ihnen eine kleine Übung machen. Sind Sie einverstanden?
> *Patient:* Ja. Wenn es hilft?
> [Der Therapeut holt zwei Orangen und legt sie auf den Tisch.]
> *Therapeut:* Nehmen Sie bitte jetzt eine Orange und versuchen Sie, mit einer Hand diese Orange zu zerquetschen.
> [Der Patient schaut etwas erstaunt, folgt aber den Anweisungen. Dabei wird die Hand des Patienten nass und klebrig. Er legt dann die zerquetsche Orange auf dem Tisch.]
> *Therapeut:* Könnte sich so Ihre Familie fühlen wie diese Orange?
> *Patient:* Ja. Ich glaube schon.
> *Therapeut:* Wie ist es, diesen klebrigen Saft an der Hand zu haben?
> *Patient:* Unangenehm.
> *Therapeut:* Wie das Gefühl nach Ihren Impulsdurchbrüchen?
> *Patient:* Ja. Das passt ganz gut.
> *Therapeut:* Versuchen Sie bitte jetzt, die zweite Orange zu schälen. Sie sollten aber vorher ihre Hände waschen.
> [Patient geht zum Waschbecken, wäscht sich die Hände und kommt wieder zurück.]
> *Patient:* Wie soll ich die Orange schälen? Mit der Hand oder mit einem Messer?
> *Therapeut:* Versuchen Sie es mit der Hand.
> [Patient schält die Orange relativ schnell und legt die Frucht getrennt von den Schalen auf den Tisch.]
> *Therapeut:* Wie war diese Situation für Sie?
> *Patient:* Deutlich angenehmer. Ich habe mehr Zeit gebraucht. Es ist aber alles sauberer.
> *Therapeut:* Stellen Sie sich nun eine Situation vor, in der Sie die Kontrolle verlieren. Und nun unsere Übung. Was könnten Sie dann in einer solchen Situation machen?

Patient: Versuchen, ruhig zu bleiben, mir Zeit zu nehmen und erst dann zu reagieren. Das mit den klebrigen Händen und der zerquetschen Orange hat mich beeindruckt, weil ich mir vorstelle, wie es meiner Familie in einer solchen Situation geht und wie ich mich dann fühle – wie diese klebrigen Hände...

Zwei Personen wollen unbedingt das Gleiche haben

Auch hier können Sie das Beispiel der Apfelsine nutzen. Therapeut legt eine Apfelsine auf den Tisch.

Therapeut: Stellen Sie sich nun vor, dass wir beide auf jeden Fall diese Apfelsine haben wollen.
Patient: Ja.
Therapeut: Was machen wir jetzt?
Patient: Wir können Sie uns teilen?
Therapeut: Ja. Das wäre möglich. Aber vielleicht möchte ich es nicht.
Patient: Das wird schwierig. Wir können vielleicht darum losen?
Therapeut: Auch das wäre möglich, aber ich könnte verlieren.
Patient: Ja. Das ist richtig. Ich auch. Was wollen Sie denn überhaupt mit der Apfelsine?
Therapeut: Genau das ist die Frage. Vielleicht müssen wir gar nicht teilen und auf etwas verzichten. So könnte ich die Apfelsine nur haben wollen, weil ich die Schalen für meinen Kuchen brauche und Sie wollen die Apfelsine einfach essen. So müsste niemand auf etwas verzichten, weil wir damit unterschiedliche Dinge vorhaben...

Der Joghurt ohne Geschmack

Menschen lassen sich leicht von anderen beeinflussen, und die Meinung anderer kann manchmal wichtiger werden als die eigene. Dies erlebe ich oft bei Patienten aus familienorientierten Gesellschaften, die ihr Verhalten häufig an der Meinung ihrer Gemeinde orientieren. Zu dieser Gemeinde können zunächst die eigene Familie und Großfamilie, aber auch Nachbarn und entfernte Bekannte zählen. Jede Entscheidung, die sie treffen, wird immer mit der Frage: „Was denken die Leute darüber?" verknüpft. Dies kann schon mit dem morgendlichen Aufstehen und der Auswahl der Kleidung beginnen. Sie sind bemüht, unauffällig und angepasst zu leben, was wiederum zu Unterdrückung innerpsychischer Bedürfnisse und allgemein der Einengung des Lebensraumes führt.

Gummiband

Dem Patienten wird ein dickes Gummiband in die Hand gegeben, und er wird gebeten, daran zu ziehen. Anschließend hält der Therapeut das Gummiband an beiden Enden fest, und der Patient soll es nach unten drücken und dann ruckartig loslassen. Das Gummiband schwingt elastisch auf und ab. Anschließend wird die gleiche Übung mit einem deutlich dünneren Gummiband durchgeführt.

Therapeut: Was haben Sie gespürt, als Sie das dicke Gummiband auseinandergezogen haben?
Patient: Es hat Widerstand geleistet. Es war ziemlich stark und wirkte kräftig.
Therapeut: Wie war es bei dem dünnen Gummiband?
Patient: Der Widerstand war schwach, es schwingt nicht so stark.
Therapeut: Stellen Sie sich nun das starke Gummiband vor, wie Sie jeden Tag mehrmals daran stoßen oder ziehen. Vielleicht bis zu tausend Mal. Was passiert dann?
Patient: Irgendwann wird es seinen Widerstand verlieren und nicht mehr so stark sein.
Therapeut: Was passiert...
Patient: Ach ja, ich habe es verstanden, es wird so wie das dünne Gummiband.
Therapeut: Richtig. Was bedeutet das für ihre Erkrankung?
Patient: Ich habe zu lange und zu viel Stress gehabt, ohne dagegen etwas zu unternehmen.
Therapeut: Was passiert nun, wenn Sie weiter an dem dünnen Gummiband ziehen?
Patient: Es wird irgendwann reißen.
Therapeut: Ja. Wenn Sie an dem dünnen Gummiband nur noch ein wenig ziehen, dann kann es vielleicht reißen, oder jede kleine Berührung schwächt die Widerstandsfähigkeit, wie vielleicht bei ihrer Depression, die Sie seit sechs Jahren haben.

Gummiband und Panikanfall

Viele Therapeuten nutzen das Gummiband auch bei plötzlichen Panikanfällen, wenn der Patient vergisst, seine erlernten Techniken in dieser Situation anzuwenden.

Zunächst lernt der Patient z. B. Techniken wie richtiges Atmen, Konzentration auf einen Gegenstand, lautes Zählen oder erlernte Sätze wie „ich bin ruhig, atme ein und aus, mir kann nichts passieren" etc., bis er sich beruhigt. In einigen Fällen funktioniert diese Anwendung nicht, da seine Gedanken nur noch um die Angst kreisen. In diesem Moment soll der Patient ein Gummiband, das er an der Hand trägt, kurz ziehen und loslassen. Dies verursacht einen kleinen Schmerz auf der Haut, und der Patient wird durch diesen Schmerz von seinen nur um die Angst kreisenden Gedanken abgelenkt. Er kann die erlernten Techniken anwenden.

Gummibänder können auch zur Visualisierung von Anspannung oder bei Phobien genutzt werden. So können Patienten ihre momentane Anspannung durch das Auseinanderziehen eines Gummibandes symbolisieren und versuchen, in diesem Zustand erlernte Techniken wie z. B. Entspannungsübungen anzuwenden.

Glas Wasser

Holen Sie ein Glas und füllen sie es mit Wasser, bis es wirklich randvoll ist. Dann soll der Patient versuchen, noch einige Tropfen Wasser in das Glas zu schütten. Irgendwann wird bei jedem Tropfen Wasser das Glas überlaufen.

Auch hier ist es das Ziel, mit dem Patienten die zahlreichen Belastungen ohne Verarbeitung zu besprechen, weswegen Körper und Psyche so sensibel auf jeden Stress reagieren und möglicherweise dekompensieren. Danach sollte der Frage nachgegangen werden, wie etwas Wasser aus dem Glas geholt werden kann, damit ausreichend Raum für Entlastung im Umgang mit neueren Belastungen vorhanden ist.

Beispiele mit Gläsern oder Bechern werden in der Fachliteratur immer wieder als sehr effektiv beschrieben (Beaulieu 2010; Caby und Caby 2011). Das folgende Beispiel ist an Beaulieu (2010) angelehnt und zeigt anhand eines konkreten Falles, wie ein Patient – er beklagt sich in der Psychotherapie ständig über seine Großfamilie, diese würdige ihn nicht ausreichend – seine dysfunktionalen Kognitionen erkennt.

Patient: Ich bin schon vier Tage in der Klinik und niemand von meinen Geschwistern oder Onkels hat angerufen. Ich selbst wäre schon ein bis zwei Mal bei ihnen in der Klinik gewesen. Ich habe das Gefühl, nicht ausreichend wahrgenommen zu werden.
Therapeut: Von wem?
Patient: Von allen...
Therapeut: Hat Ihre Frau Sie schon angerufen?
Patient: Ja.
Therapeut: Ihre Kinder?
Patient: Ja, auch. Aber meine Kinder sind schon erwachsen, sie hätten mich auch besuchen können. Es sind ja nur 60 km. Das ist nicht einmal eine Stunde Fahrt.
Therapeut: Haben Sie auch zu Hause das Gefühl, dass ihre Kinder sich nicht oft um sie kümmern?
Patient: Ja. Ich habe so viel für alle getan. Ich war immer der Sklave für alle. Ich habe meinen Brüdern Geld gegeben, für meinen Vater habe ich bis zu meinem 26. Lebensjahr gearbeitet. Aber sie wollen nur haben und nichts geben...
Therapeut: Wie oft besuchen ihre Eltern Sie?
Patient: Regelmäßig, aber das bedeutet nichts.
Therapeut: Was ist mit Ihren Geschwistern? Kommen Sie zu Besuch oder rufen sie an?
Patient: Ja, schon. Aber ich bin der Älteste, und es ist Ihre Pflicht, immer nach mir zu fragen.
Therapeut: Wir nehmen hier mal einen Plastikbecher und schneiden ein bis zwei Löcher hinein. [Therapeut bittet jetzt den Patienten, Wasser einzufüllen, was er auch tut.]
Was passiert jetzt?
Patient: Das Wasser fließt heraus. Der Becher hat Löcher.
Therapeut: Kann dieser Becher jemals richtig voll werden oder voll bleiben?
Patient: Nein. – Aha! Sie meinen, ich fordere zu viel von meiner Familie und bin mit allem, was sie eigentlich geben, nicht zufrieden?

Therapeut: Ja. Vielleicht. Wir sollten uns über Ihre Zufriedenheit, Erwartungen und unerfüllten Wünsche unterhalten.

Becher und Tinte

Es gibt viele Patienten, die eigene Probleme nur ungern gegenüber der Familie oder Freunden ansprechen. Sie schämen sich, können aber die Probleme nicht vergessen. Dies führt häufig zu Grübelneigung und damit auch zu Schlafstörungen, Müdigkeit, Lust- und Freudlosigkeit. Wenn sich nun Probleme häufen, was im Leben eben passiert, und die Person nicht darüber spricht, dann kann dies in der Folge zu einer Dekompensation führen, was sich z. B. in einer Depression und/oder diversen körperlichen Beschwerden äußern kann.

In einem solchen Fall habe ich einmal einen Becher genommen und den Patienten gebeten, etwas Wasser hineinzufüllen, stellvertretend für die positiven Erlebnisse in seinem Leben. Anschließend gab ich ihm eine kleine Flasche mit Tinte, vermischt mit einer Substanz, die wirklich sehr unangenehm roch. Der kleinen Flasche konnte man dieses Gemisch tropfenweise entnehmen. Ich bat ihn nun, für jedes belastende Ereignis, über das er bisher nicht gesprochen hatte, einen Tropfen davon ins klare und saubere Wasser zu geben. Der Patient gab mehr als zwanzig Tropfen hinein, und die Farbe und der Geruch änderten sich. Dies führte dazu, dass der Patient sich etwas nach hinten lehnte, um nicht diesem Geruch ausgesetzt zu sein.

Der Patient verstand die Übung, und er konnte erstmalig über einen mehrfachen sexuellen Missbrauch in der Kindheit und Jugend und weitere für ihn beschämende Belastungen berichten. Durch das Wissen darum können die Patienten über ihre angestauten und über eine längere Zeit angesammelten belastenden Ereignisse sprechen und damit auch diesen „unangenehmen Geruch" loswerden.

Eintopf

Dieses Beispiel kann für Fälle genutzt werden, in denen Patienten ihre vergangenen Erlebnisse in Frage stellen und sich wünschen, dieses oder jenes nicht gemacht zu haben („Wenn ich nicht…"). Sie könnten dem Patienten Folgendes vorschlagen:

Nehmen Sie Tomaten, Kartoffeln, Zucchini, Auberginen, Zwiebeln, schneiden sie alles klein und nehmen sie noch etwas Fleisch und Butter dazu. Legen sie alle Zutaten in einen Topf und lassen sie den Inhalt eine Stunde kochen. Dann pürieren sie alles. … Können Sie nun die einzelnen Kartoffeln zeigen oder herausnehmen? Nein? Warum nicht? …

Sehr berühmt ist im Mittleren Osten auch die Geschichte von *Joghurt und Sirup*. Dieses Beispiel kann ebenfalls dazu dienen, über Probleme zu sprechen, die nicht mehr veränderbar sind. Es geht dann darum zu schauen, wie man dennoch einigermaßen mit diesen Problemen leben kann.

Ein Kind steht morgens auf und möchte gern Joghurt essen. Der Joghurt ist aber etwas säuerlich, und das Kind beginnt zu weinen. Nachdem die Mutter erfährt, dass das Kind den Joghurt als zu sauer empfindet, holt sie nun Traubensirup und mischt ihn dem Joghurt bei. Sie ermuntert das Kind zum Essen. Wieder beginnt das Kind zu weinen. Jetzt fragt die Mutter erneut: „Was ist denn?" Das Kind weint weiter und sagt: „Ich will es nun doch nicht so. Nimm den Sirup wieder heraus", und weint weiter.

Dieses Beispiel kann konkret in der Therapie durchgeführt werden, indem der Therapeut dem Patient zunächst etwas Joghurt gibt und danach löslichen Zucker und ihn bittet, beides zu vermischen. Der Patient soll, nachdem der Zucker sich im Joghurt aufgelöst hat, ihn wieder herausnehmen. Diese Übung kann auch mit Wasser und Zucker oder anderen Materialien, die gerade zur Verfügung stehen, durchgeführt werden.

Wollknäuel

Mit einem Wollknäuel kann man sehr schön eine Depression oder falsche Problemlösungsstrategien, die noch mehr Probleme verursachen, erklären. Wenn Sie kein Wollknäuel zur Verfügung haben, dann versuchen Sie den Patienten dazu zu animieren, sich Folgendes vorzustellen:

Therapeut: Stellen Sie sich ein Wollknäuel vor. Sie sehen, dass in dem Wollknäuel ein Knoten durch das Hin- und Herziehen der Wollschnur entstanden ist. Sie versuchen nun den Knoten aufzulösen, indem Sie daran ziehen, und erzeugen so unbeabsichtigt einen weiteren Knoten. Jeder weitere Versuch, wenigstens einen Knoten aufzubekommen, führt zu einem anderen Knoten, bis Sie nicht mehr wissen, wo der Anfang und das Ende ist, geschweige denn noch einen Knoten aufbekommen. So kann man sich manchmal auch eine Depression vorstellen, in der ein Problem zum anderen führt und Sie dann nicht wissen, wo Sie überhaupt mit der Problemlösung anfangen sollen. Sie fühlen sich so überfordert, dass nun jedes einzelne Problem, das Sie früher im Handumdrehen gelöst hätten, unlösbar erscheint und nun Gefühle von Versagen, niedrigem Selbstwert und, und, und … erzeugt.

Erschöpfung und Machtlosigkeit

Einem Patienten, der durch zu viel Arbeit und Verantwortung überlastet ist, diese nicht abgeben will, aber dennoch darunter leidet, können Sie einen Zahnstocher geben und ihn auffordern, damit in eine Kartoffel hineinzustechen und so zu halten, dass die Kartoffel oben steht. Hier könnten Sie den Patienten fragen, ob er den Zahnstocher loslassen könne, ohne dass die Kartoffel umkippt. Er wird mit nein antworten müssen. Sie fordern ihn nun auf, noch eine Kartoffel symbolisch für eine andere Belastung auf den Zahnstocher zu stecken usw. Irgendwann wird der Zahnstocher nicht mehr zu sehen sein. Der Patient soll sich nun vorstellen, selbst dieser Zahnstocher zu sein. Er ist durch die vielen Probleme so sehr eingeengt, ja gleichsam verschwunden, dass er eigentlich nichts machen kann. Diese Vorgehensweise ist aufbauender, als nur Erschöpfung und Machtlosigkeit zu thematisieren. Diese Art der Intervention spricht die Ressourcen des Klienten an und erleichtert den Veränderungsprozess.

Die Finger sind nicht alle gleich lang

Sehr häufig berichten Patienten über Konflikte mit nur einem Sohn oder einer Tochter, während die anderen Kinder keine Probleme machen.

> *Patient:* Seit mein Sohn mit den Drogen angefangen hat, kann ich nicht mehr schlafen.
> *Therapeut:* Warum nicht?
> *Patient:* Ich mache mir Sorgen. Er kann abhängig werden und auf die schiefe Bahn geraten.
> *Therapeut:* Haben Sie mit ihm gesprochen und ihm das auch gesagt?
> *Patient:* Ja, er hört ja nicht auf einen. Er hat keinen Respekt mehr vor mir. Dabei sind meine drei anderen Kinder so toll. Sie gehen zur Schule oder haben eine Ausbildung begonnen. Was habe ich nur falsch gemacht?
> *Therapeut:* Glauben Sie, den Sohn falsch erzogen zu haben?
> *Patient:* Ja. Sonst würde er sich nicht so verhalten.
> *Therapeut:* Sehen Sie bitte auf meine Hand.
> [Therapeut hebt die Hand nach oben und spreizt die Finger auseinander.]
> Sehen Sie meine Finger?
> *Patient:* Ja.
> *Therapeut:* Sind alle Finger an meiner Hand gleich?
> *Patient:* Nein.
> *Therapeut:* So kann es auch mit den Kindern sein. Sie haben Sie auf die Welt gebracht und gleich erzogen, und doch sind alle verschieden.

Schrank und Schubladen

Das Bild „Schrank mit Schubladen“ kann helfen, Ordnung in ein „Meer von Problemen“ zu bringen, entsprechende Herausforderungen zu formulieren und Ressourcen zu ihrer Bewältigung zu identifizieren. Man sortiert sozusagen Problemfelder in einzelne Schubladen, die man je nach Ressourcenlage (Bewältigungspotenzial) schließen oder öffnen kann. Herausforderungen werden „portioniert“ und so leichter bearbeitbar. Hierzu folgendes Beispiel:

> *Patient:* Ich habe so viele Probleme. Ich weiß nicht, wo ich anfangen soll. Alles, was ich mache, funktioniert einfach nicht mehr. Ich kann nicht mehr... Ich kann auch keine Entscheidungen mehr treffen, weil sich alles gegenseitig beeinflusst ... negativ...
> *Therapeut:* Geben Sie mir doch einige Beispiele, damit ich eine Vorstellung davon habe, was Sie so belastet.

[Patientin berichtet über zahlreiche Belastungen, die schon im Alter von 14 Jahren angefangen hätten und dass immer wieder neue hinzugekommen seien, ohne dass die früheren Probleme wirklich gelöst worden waren.]

Therapeut: Dann würde ich Sie bitten, sich einen Schrank vorzustellen. Sie entscheiden, wie groß und breit dieser Schrank ist. Es gibt keine Grenzen. Es ist ein Schrank in Ihrer Vorstellung, und Sie können ihn nach Belieben gestalten. Nun stellen Sie sich diesen Schrank mit hunderten, vielleicht tausenden oder mehr Schubladen vor. Jede dieser Schubladen symbolisiert ein Ereignis in Ihrem Leben...

Patient: Da werden es aber viele Schubladen ... was ich alles so erlebt habe...

Therapeut: Genau deswegen können Sie sich so viele Schubladen vorstellen, wie sie für richtig halten. Jetzt versuchen Sie sich vorzustellen, was sich in einigen dieser Schubladen befindet. Können Sie mir etwas sagen?

Patient: Ja. Da ist meine Krankheit, als ich zehn Jahre alt wurde. Meine Schulzeit, Kinder, Ehemann, Eltern, Arbeit, Personen, die mich gekränkt haben, es ist so viel...

Therapeut: Wenn Sie sich jetzt für jedes Problem symbolisch Kleidungsstücke vorstellen, wie z. B. Strümpfe, Unterwäsche, Hemden, Hosen, Mützen usw. – sind alle diese Kleidungsstücke in ihren bestimmten Schubladen, wo sie auch hingehören?

Patient: Oh, nein. Es ist alles durcheinander.

Therapeut: Es kann z. B. sein, dass ein Teil der Strümpfe bei den Hemden gelandet ist und die Mütze bei der Unterwäsche. Es ist einiges durcheinandergeraten. Die Schubladen sind vielleicht halb offen, einige Sachen liegen auf dem Boden. Es ist einfach alles durcheinandergeraten. Genau so fühlt man sich manchmal und glaubt nicht in der Lage zu sein, die ganzen Probleme zu lösen.

Patient: Ja, das ist richtig, und was soll ich machen? Ich stehe jetzt vor diesem großen Schrank mit diesen tausenden von Schubladen und mir wird richtig schwindelig [kurze Pause].

Therapeut: Wir können nicht alle Schubladen, es sind ja wirklich viele, schnell und kurzfristig ordnen. Was ich Ihnen aber vorschlagen kann, ist, dass wir uns zunächst nur eine Schublade anschauen. Nehmen wir als Beispiel die Schublade mit den Strümpfen. Wir suchen jetzt alle Strümpfe in den verschiedenen Schubladen oder auf dem Boden, und Sie legen sie in die Schublade für die Strümpfe. Die ersten Schubladen in Ordnung zu bringen braucht immer etwas Zeit. Dann wird es schneller gehen, weil wir dann geübter sind und wissen, wie es funktioniert. Aber die erste Schublade in Ordnung zu bringen braucht Zeit und Geduld.

Patient: Das ist richtig. Das kenne ich auch von meiner wirklichen Haushaltsarbeit.

Therapeut: Stellen Sie sich doch bitte vor, wir haben nun diese Schublade mit den Strümpfen geordnet, und nun nehmen Sie beide Hände und machen die Schublade zu. Was ist das für ein Gefühl?

Patient: Ein sehr gutes Gefühl. Etwas Erleichterung ... das Gefühl, etwas Gutes getan zu haben.

Therapeut: Genau darum geht es. In der Therapie können wir uns vielleicht gemeinsam einige Schubladen anschauen, sie ordnen und zumachen. Wenn Sie gelernt haben, wie es funktioniert, können Sie ohne fremde Hilfe alles in Ordnung bringen.

Die Last loswerden

Um eine Last loszuwerden, kann man einen Sack nehmen und alle belastenden und unerwünschten Dinge hineintun und irgendwo an einem Ort begraben, zu dem niemand Zugang hat, um ihn jemals wieder zu öffnen. Dieser Sack kann nicht mehr aufgemacht werden… Man kann auch eine schwere Last auf den Rücken nehmen und einen Berg hochsteigen…

Therapeut: Sie berichteten, viele Probleme zu haben?
Patient: Ja.
Therapeut: Wenn Sie sich diese Probleme als ein Gewicht, als eine Last auf ihren Schultern vorstellen, wie viele Kilogramm sind es etwa? Sie sollen nicht an ein reales Gewicht denken, sondern von ihren Gefühlen ausgehen und können ein unbegrenztes Gewicht angeben.
Patient: Ich fühle mich, als hätte ich 1.000 kg auf den Schultern.
Therapeut: Diese 1.000 kg haben Sie jeden Tag auf Ihren Schultern?
Patient: Ja. Jeden Tag.
Therapeut: Es muss sehr schwer sein, mit dieser Last seinen Alltag zu erledigen.
Patient: Ja. Mit dieser Last schaffe ich es auch kaum, neue Probleme oder Arbeiten, die täglich auftreten, zu erledigen.
Patient: Ich würde Sie nun bitten, die Augen zu schließen und sich nur auf meine Stimme zu konzentrieren. [In einer leichten hypnotischen Trance lasse ich dann den Patienten einen Berg besteigen und nach und nach das Gewicht auf den Schultern verringern. Hier werden immer wieder die Gefühle nach Erleichterung abgefragt. Wenn der Patient nun auf dem Berg angelangt ist, dann fühlt er sich entspannt und erleichtert darüber, dass dieses Gewicht von 1.000 kg nicht mehr auf seinen Schultern lastet. Er soll dann von einer schönen und hohen Aussicht aus sich die Umgebung, die Täler, Bäume etc. anschauen und sich noch mehr entspannen.]

Hypnotische Entspannungsverfahren

In der Therapie können Imaginationen, Vorstellungen von Bildern und positiven Ereignissen benutzt werden, um anstehende Probleme zu lösen, zum Beispiel Beziehungsprobleme oder auch die ständige Unruhe und Anspannung, von denen Patienten immer wieder berichten. So könnte in der bildhaften Vorstellung der Ablauf eines bevorstehenden Konfliktes mit dem Ehemann visualisiert werden oder auch eine einfache Landschaft, die dem Patienten hilft, sich zu entspannen.

Eine Patientin berichtete von zahlreichen familiären Konflikten und Problemen an ihrem Arbeitsplatz. Sie könne sich nicht mehr entspannen, habe immer wieder Weinkrisen und fände keine Ruhe. Sie sei schnell gereizt, nervös und mache sich große Sorgen um ihre Zukunft. Seit ihrer Migration vor zwanzig Jahren habe sie nie wirklich das Gefühl gehabt, angekommen zu sein. Sie habe ohne einen wirklichen Grund eine starke Sehnsucht nach ihrer Heimat. Im Urlaub, einmal im Jahr, da gehe es ihr für einige Wochen ganz gut, und dann sei sie wieder im Alltag, und schnell seien die Bilder der Landschaft, der Berge, der Bäche, dort wo sie geboren und aufgewachsen sei, wieder verschwunden.

Aufgrund dieser Informationen wollten wir mehr über diese Bilder wissen, die sie entspannen ließen.

> *Therapeut:* Sie haben mir schon sehr viel von ihren Konflikten und Belastungen im Leben erzählt. Ich möchte versuchen, Ihnen zu helfen und Sie zu verstehen, daher sind mir nicht nur die Momente Ihres Lebens, die Sie als belastend erlebt haben und unter denen sie deswegen leiden, wichtig, sondern auch Situationen, in denen Sie sich wohlfühlen oder wohlgefühlt haben. Ich habe gemerkt, wie sich, als Sie über ihren Heimatort sprachen, Ihr Gesichtsausdruck geändert hat, Sie strahlten richtig und redeten plötzlich ruhiger und wirkten entspannter auf mich.
> *Patientin:* Ja, das ist richtig. Wenn wir so darüber reden, dann habe ich einfach schöne Erinnerungen an diese Zeit. Vor allem diese Natur, die Landschaft ... es ist richtig entspannend.
> *Therapeut:* Können Sie mir genauer von diesen Bildern, die Sie im Kopf haben, berichten?
> *Patientin:* Es sind die Berge, die mir Kraft geben, es sind die Blumen auf den Feldern im Frühling oder die Bäche in den Bergen, die fließen, und ihr Geräusch ist so beruhigend... Es sind die Vögel und andere Tiere, die alles lebendig machen. Der Wald, die Bäume...
> *Therapeut:* Sie klagen ja auch über vielfache körperliche Schmerzen wie z. B. Nacken-, Schulter-, Rücken- und Beinschmerzen. Wie reagiert ihr Körper in dieser für Sie angenehmen Umgebung?
> *Patientin:* Sie werden es nicht glauben, es ist wie Zauberei ... kaum bin ich dort, sind nach zwei oder drei Tagen alle Schmerzen weg. Ich fühle mich so leicht, kann endlich richtig atmen und merke, wie ich immer mehr Kraft spüre...

Angesichts der Informationen der Patientin modifizierten wir eine Entspannungsszene in den Bergen aus dem Buch von Bongartz und Bongartz (2000). Es ging darum, der Patientin durch Entspannung und Imagination das Gefühl zu geben, wieder in den Bergen zu sein. Wir wählten eine direkte Formulierung, weil wir bisher damit gute Erfahrungen gemacht haben. Die indirekte Formulierung funktionierte bei einigen Patienten nicht, die sich aufgrund ihrer passiven Grundhaltung mehr konkrete und direkte Anleitung wünschten.

Entspannungsszene und „Entspannungstext Natur" (auch in der Gruppe möglich)

Ich möchte Sie nun bitten, sich bequem hinzusetzen. Nehmen Sie die gesamte Sitzfläche ein, lehnen Sie sich an die Sitzlehne an, stellen Sie die Beine schulterbreit auseinander, um sie nicht zusammenhalten zu müssen. Die Beine können rechtwinkelig auf dem Boden stehen, die Hände liegen auf den Oberschenkeln, der Kopf wird zwischen den Schultern getragen. Ich würde Sie nun bitten, die Augen zu schließen. Achten Sie bitte auf Ihren Atem, wie er wie von selbst, ohne unser Zutun, ein- und ausfließt. Konzentrieren Sie sich auf Ihren Atem und spüren Sie, wie Sie ein- und ausatmen. Es ist wie eine Welle, die kommt und geht, die kommt und geht ... *[Pause]* ... die kommt und geht. Konzentrieren Sie sich auf Ihren Atem und spüren Sie, wie Sie zu einer inneren und tiefen Ruhe kommen. Mit jedem Ein- und Ausatmen kommen Sie in eine noch tiefere Ruhe ... *[Pause]* ... Atmen Sie ein und aus, atmen Sie ein und aus. Spüren Sie Ihre Ruhe. Lassen Sie sich von den Geräuschen, die von draußen oder woanders herkommen, nicht stören. Diese Geräusche kommen und gehen, sie kommen und gehen, und Sie bleiben in Ihrer Ruhe und Entspannung. Atmen Sie tief ein und aus und gehen Sie noch tiefer in ihrer Entspannung.

Wenn Sie müde sind und glauben einzuschlafen, dann wehren Sie sich nicht. Sie hören meine Stimme und können ruhig müde sein oder auch einfach schlafen. Hören Sie nur auf meine Stimme. Sie spüren nun, wie Ihr Körper schwerer wird und Sie müde werden. Lassen Sie den Köper schwer werden. Sie spüren auch eine Wärme an Schultern, Nacken und Rücken. Es ist eine angenehme Wärme. Atmen Sie ein und aus, atmen Sie ein und aus und gehen Sie noch tiefer in die Entspannung. Ihre Schultern, Nacken und Rücken spüren die angenehme Wärme, und die Muskeln öffnen sich, und Sie spüren, wie durch jeden Atemzug und durch die Wärme die Muskeln entspannter werden. Sie spüren in Schultern, Nacken und Rücken die angenehme Wärme, und der Körper wird schwer, schwer, ganz schwer.

Sie werden müde und spüren ein angenehmes Gefühl von Leichtigkeit und Wohlsein. Lassen Sie diese Gefühle von Leichtigkeit und Wohlsein zu. Ihre Schultern, Nacken und Rücken sind angenehm warm. Auch ihre Hände, Beine und Füße sind angenehm warm. Sie spüren die Wärme und fühlen sich wohl. [Diese Einführung kann beliebig erweitert werden.]

Versuchen Sie nun, sich mit allen Ihren Sinnen die inneren und angenehmen Bilder vorzustellen. Ich werde Ihnen helfen, sich die Bilder so vorzustellen, als würden Sie sich jetzt wirklich dort in diesen Landschaften befinden. Die Bilder werden lebendig, und Sie befinden Sich dort und spüren mit all ihren Sinnen diese Landschaft, die Luft, den Geruch... *[Pause]* ...

Sie sind nun im Wald und erholen sich dort nicht nur körperlich, sondern auch seelisch. Sie schauen sich die Bäume, die Blätter, das Moos an und spüren die frische und saubere Luft und atmen tief ein. Sie hören den Gesang der Vögel und spüren ein Gefühl von Freude und Erleichterung. Ihr Herz geht auf, und Sie spüren einen unmittelbaren Zugang zu einem lebendigen, sinnlich erfahrbaren Ausdruck von Freude und Losgelöstheit. Schauen Sie sich um, fassen Sie vielleicht den Baum an oder gehen Sie um ihn herum. Spüren Sie den Baum mit der Kraft seiner Wurzeln, seinen festen Stand und seine Haltung. Atmen Sie tief ein und aus und spüren Sie mit allen Sinnen den wunderbaren Geruch des Waldes. Sie sind losgelöst, erleichtert, und Ihr Körper ist völlig entspannt... *[Pause]* ...

Sie schauen sich weiter in dem Wald um und gehen leicht, weich und entspannt über den Boden des Waldes in Richtung des Berges. Sie hören weiterhin den Gesang der Vögel und nun auch das Rauschen eines Baches, der entlang des Weges verläuft und Ihnen entgegen tost. Sie erreichen den Bach und sehen das saubere, reine und frische Wasser. Sie schauen, wie es fließt und fließt. Sie spüren die Leichtigkeit des Fließens, ohne jegliche Anstrengung fließt Wasser den Bach entlang. Sie nehmen etwas und kühlen damit Ihr Gesicht und Ihren Nacken und spüren die Frische und Erleichterung des Körpers. Sie sehen im Bach ein Blatt auf dem Wasser schwimmen, wie es langsam mit dem Wasser den Bach herunter treibt. Sie verfolgen den Lauf des Blattes und sehen, wie es immer kleiner und kleiner wird, bis Sie es nicht mehr sehen können. Alles fließt, fließt und fließt. Sie sind frei und entspannt. Sie fühlen sich hier gut aufgehoben... *[Pause]* ...

Sie verweilen dort einen Moment und lassen sich erneut erfrischen. Sie spüren das kalte Wasser auf der warmen Haut ... [Pause] ... Sie haben einen deutlichen Eindruck von der Frische und Kühle des Wassers auf Ihrer erhitzten Haut. Und nun erleben Sie, wie diese Erfahrung von einer Gelöstheit, Ruhe und Gelassenheit von den Schultern bis herunter zu den Füßen geglitten ist... *[Pause]* ...

Hören Sie mit geschlossenen Augen deutlich das Geräusch des Baches, das wie ein Murmeln ist, das Ihnen etwas Beruhigendes und Befreiendes zuflüstert. Hören Sie einfach zu und erleben Sie die Frische des Wassers. Spüren Sie, wie das freie Tosen und Springen des Baches Sie fröhlich und heiter stimmt. Sie spüren eine angenehme, entspannende Schwere und sind völlig gelöst und ruhig. Sie empfinden im ganzen Körper eine völlige Ruhe und Entspannung... *[Pause]* ...

Nun sind Sie am Fuße des Berges angelangt und schauen nach oben und sehen, wie der Gipfel des Berges in den blauen Wolken verschwindet. Sie gehen Schritt für Schritt langsam und sicher weiter. Sie spüren eine Kraft in den Beinen und im Rücken und sind gleichzeitig voller Freude und Neugier, den Berg zu entdecken. Sie sind völlig entspannt, ruhig und gelassen... *[Pause]*...

Und während Sie nun immer höher in die Berge kommen, bemerken Sie nur noch wenige Bäume und sehen stattdessen die Wiesen, die hier noch saftig und voller Blumen sind. Schauen Sie nun auf die Blumen und bemerken Sie, dass einige rot sind, andere hingegen gelb oder blau. Aber Sie sehen auch andere Blumen, die gerade jetzt im Frühsommer in die Höhe geschossen sind. Sie fühlen sich leicht, heiter und gelassen in der hellen Stille, die Sie umgibt... *[Pause]*...

Betrachten Sie nun die Wiese. Und während Sie den Blick über sie schweifen lassen, erscheint sie Ihnen wie ein großer bunter Teppich. Sie nehmen auf ihm Platz, um hier zu rasten und alle Glieder von sich zu strecken und dabei zu bemerken, wie nach dem Aufstieg nun eine angenehme wohlige Entspannung durch den ganzen Körper zieht. Sie sind völlig gelöst und entspannt... *[Pause]* ...

Sie bemerken den feinen Duft der Blumen: Sie atmen tief den Geruch des Grases und der Blumen ein. Dabei spüren Sie, wie sich ein entspanntes Gefühl im ganzen Körper verbreitet, das Sie insbesondere beim Ausatmen noch intensiver erleben. Und Sie spüren nun, wie angenehm und gelöst sich Beine und Arme anfühlen ... gelöst, ruhig und gelassen... *[Pause]*...

Sie erleben jetzt einen Aufstieg aus dem Tal und atmen dabei die frische Luft ein. Sie fühlen sich wohl und nehmen die Farben der Umgebung wahr. Sie sehen das Grün der Bäume und das Blau der Berge. Sie sehen die Farben der Bergwelt und Sie spüren einfach, wie es Freude macht, diese Farben auf sich wirken zu lassen. Sie sehen hoch oben in der Gipfelregion das helle, saubere Weiß des Schnees und Sie spüren bei Betrachtung der Berge, die völlig in sich ruhen, eine innere abgeklärte Ruhe. Schauen Sie in das intensive Blau des Himmels und erleben Sie dabei eine innere Heiterkeit und eine optimistische Stimmung. Schauen Sie nun einfach in die Höhe, in die Weite und spüren Sie dabei, wie sich eine Leichtigkeit und Heiterkeit im Körper bemerkbar macht. Sie empfinden nun beim Einatmen, wie sich eine innere Tür öffnet zu eigenen Erfahrungen von Heiterkeit, Freude und Lachen... *[Pause]*...

Sie sehen jetzt zu Beginn des Aufstiegs noch Bäume und sehen zwischen den grünen Blättern Vögel sitzen. Sie hören den Gesang der Vögel und erleben dabei, wie Ihnen geradezu das Herz aufgeht und Sie eine unmittelbare Freude spüren. Dabei erleben Sie ein Gefühl von Leichtigkeit und innerer Gelöstheit, die Sie in Armen und Beinen spüren. Sie sehen oben am blauen Himmel zwei Vögel, die leicht und entspannt ihre Flügel bewegen. Die beiden Vögel spielen miteinander und fliegen von der einen Seite zu der anderen. Sie verfolgen die beiden Vögel mit den Augen und erleben die Leichtigkeit, die spielerische Bewegung und Fröhlichkeit, die Sie auch bei den Vögeln sehen. Und bei jedem Atemzug spüren Sie diese Gelöstheit im ganzen Körper, eine tiefe Erleichterung und Entspannung... *[Pause]* ...

Sie gehen nun weiter, sehen um sich die wunderschöne Landschaft, die Blumen, das Grün der Wiesen und gehen den Berg weiter hoch. Sie sehen diese majestätische Ruhe und Kraft des Berges. Ein Berg voller Geschichten, Erzählungen und Ereignisse... Wenn der Berg erzählen könnte... Der Berg steht ruhig und gelassen da, voller Kraft, mächtig... Es regnet, und der Berg steht voller Ruhe und Kraft, es schneit und der Berg steht gelassen und entspannt, der Wind tobt, aber kann dem Berg nichts anhaben. Der Berg ist ruhig und mächtig. Menschen kommen und gehen, Völker kommen und gehen, doch der Berg steht ruhig und gelassen, mächtig über allen Dingen stehend, voller Kraft und Gelöstheit. Spüren Sie diese Kraft, diese Ruhe, die Gelöstheit in Nacken, Schultern und Rücken. Spüren Sie diese Kraft und Entspannung in den Beinen... *[Pause]*...

Schritt für Schritt wandern Sie den Bergpfad entlang. Auch wenn Sie etwas müde sind, so sind Sie doch voller Tatendrang und Kraft. Bei jedem Schritt und Atemzug spüren Sie die Verbindung zu dem Berg. Sie werden eins. Sie spüren die Kraft und Entspannung...

Mit jedem Schritt kommen Sie dem Gipfel näher und spüren einen Willen, es zu schaffen. Sie sind entspannt und gelöst, Sie spüren eine innere Freude, fast wie ein Kind, und könnten einfach nur lachen. Ihr Gesicht strahlt vor Freude, Ihre Mundwinkel gehen auseinander, und Sie spüren eine innere Freude und Erleichterung.

Sie sind nun auf dem Berg angekommen und können fast den Himmel berühren. Sie sind müde, aber begeistert und voller innerer Freude und setzen sich auf einen Stein, von dem aus Sie das Tal, die Wiesen, den Wald, die ganze Gegend sehen können. Sie spüren nun noch mehr die Kraft des Berges. Schauen Sie nach unten und sehen Sie, wie klein alles im Augenblick für Sie ist und keine Bedeutung hat. Sie sind auf dem Berg und spüren Freude, Kraft und eine tiefe Entspannung. Alles andere hat keine Bedeutung. Nur Sie sind im Augenblick wichtig. Schauen Sie nach unten, wie alles klein und im Augenblick unbedeutend ist. Sie haben es geschafft, Sie sind auf dem Berg und fühlen eine tiefe Zufriedenheit und Entspannung... *[Pause]* ...

Sie werden immer leicht den Zugang zu einer tiefen Entspannung auch im Alltag finden. Sie werden künftig mehr und mehr entspannt sein.

Gut, ich werde nun von eins bis drei zählen. Bei drei werden Sie die Augen öffnen, tief durchatmen und wieder ganz im Hier und Jetzt sein.

Situationen, die bei Patienten zur Entspannung führen, sind individuell verschieden, so dass wir nicht für jeden Patienten dieselbe Entspannungsszene verwenden können. Wenn wir seine Individualität berücksichtigen wollen, müssen wir natürlich wissen, welche Umgebung überhaupt für ihn entspannend ist, welche Aspekte dieser Umgebung für ihn besonders wichtig sind und wie er Entspannung erlebt. Auch die Dauer der Entspannung kann sehr unterschiedlich sein. Bei einigen Patienten reichen schon 15 Minuten, während andere erst nach 40 Minuten von einer guten Entspannung sprechen. Dies sollte ebenfalls mit den Patienten besprochen werden.

Wenn Sie für die Behandlung wenig Zeit haben und merken, dass der Patient sehr angespannt ist, weil sich vielleicht kurz vor der Sitzung etwas ereignet hat, dann empfehle ich eine kurze Entspannungseinheit mit dem Patienten durchzuführen. Es gibt unterschiedliche Verfahren wie einen Stressball, kurze imaginative und hypnotische Techniken oder einfache kognitive Ablenkungsstrategien etc.

Meine Erfahrungen mit Atmen und Klopfen in Verbindung mit Entspannung waren bisher sehr positiv. Da wir zu unterschiedlichen Zeiten und an unterschiedlichen Orten unter Stress geraten können und wir nicht immer die Zeit haben, uns vielleicht 30 Minuten oder länger zurückzuziehen, hier ein Vorschlag, in dem Sie sich in fünf Minuten etwas entspannen können.

Entspannung in fünf Minuten (auch in der Gruppe möglich)

Ziehen Sie sich an einen Ort zurück, wo Sie ungestört sind. Es kann das Auto, eine Bank im Park oder auch die Toilette sein.

Setzen Sie sich hin und schließen Sie die Augen. Beginnen Sie lang, aber tief einzuatmen und auszuatmen. Konzentrieren Sie sich auf Ihre Atmung und stellen Sie sich nun die stressauslösende Situation mit allen Ihren Sinnen vor. Atmen Sie weiterhin tief ein und aus. Jetzt nehmen Sie ihre Hand und klopfen in einem langsamen, aber klaren Rhythmus auf Ihren Oberschenkel. Sie atmen ein und aus, denken an die stressauslösende Situation und klopfen leicht in einem Sekundenrhythmus auf Ihren Oberschenkel.

Diesen Ablauf, Atmen, an die stressauslösende Situation denken und Klopfen auf den Oberschenkel, führen Sie drei bis fünf Minuten aus und machen dann Ihre Augen auf.

Der psychotherapeutische Koffer

Sollten Sie sich entscheiden, mit diesen Techniken zu arbeiten, so ist es empfehlenswert, dass Sie sich mit der Zeit einen „psychotherapeutischen Koffer“ anlegen. Welche Gegenstände Sie nutzten, hängt ganz von Ihren Vorlieben und Erfahrungen mit den unterschiedlichen Materialien ab. In diesem Buch haben wir nur einige Materialien ausgewählt, die fast grenzenlos ausgeweitet werden können.

Folgende Materialien neben einigen Imaginationstechniken habe ich in diesem Buch erwähnt: Seil, Becher, Gummiband, Würfel, Brett, Wasser, Ballon, Puppen, Steine, Papier, Stifte, Buch und Bücher.

Gruppenanwendungen

In den Gruppenanwendungen wie in der Gruppenpsychotherapie sollen idealerweise der Umgang mit psychosozialen Problemen (Trauma und Gesellschaft, Scham- und Schuldgefühle, Familie, Migration und Integration etc.) und Belastungen behandelt werden, die aus einer Lerngeschichte mit der sozialen Umgebung stammen (Tschuschke 2001).

In einer Gruppe von drei bis maximal zwölf Mitgliedern, die sich zunächst kennen lernen und durch Gespräche bestimmte Gruppenziele entwickeln, sollen über einen längeren Zeitraum verschiedene Themen bearbeitet werden (Antons 2000).

Dieses Grundmuster ist in zahlreichen Modellen des Gruppenprozesses weiter ausdifferenziert worden (der Gruppenprozess als Problemlösung, der Gruppenprozess als Beratungsprozess etc.). In der Gruppenpsychotherapie sind Gruppenaktivität (Passivität, Offenheit, Widerstand) und Gruppendynamik (Prioritäten können sich im Verlauf der Gruppentherapie ändern) wichtige Elemente, um die Behandlung effektiv zu gestalten. Die Kenntnis dieser Muster ermöglicht das Verständnis und die Klärung schwieriger und problematischer Gruppenprozesse.

Gruppentherapie kann im weitesten Sinne als ein Mikrokosmos (Yalom 2003) der Mitglieder der Gruppe angesehen werden, die durch ihre Lerngeschichte und Sozialisation die Gruppendynamik beeinflussen (Fiedler 2001) und durch Konflikte bewusst oder unbewusst neue Fertigkeiten (Emotionen, Kognitionen und Verhalten) erlernen.

Einer der wichtigsten therapeutischen Wirkfaktoren der Gruppentherapie ist das interpersonale Lernen. Das Feedback anderer Menschen ermöglicht es dem Einzelnen, mehr über sich selbst zu erfahren und eine realistischere Sicht auf die eigene Persönlichkeit zu erlangen. Interpersonales Lernen beinhaltet Identifizierung, Klärung und Modifizierung unangepasster interpersoneller Beziehungen.

In der Gruppe ist es nicht nur wichtig, dass die einzelnen Gruppenmitglieder einen guten Kontakt zu den Gruppenleitenden herstellen, sondern auch untereinander Vertrauen entwickeln. Dieses „Wir-Gefühl" hat schon an sich therapeutische Qualität, stellt aber auch eine Basisvariable für die Gewinnung von Vertrauen, das möglicherweise durch das Trauma vermindert oder zerstört worden ist.

Voraussetzungen und Vorbereitung

Damit eine Gruppe und die Interaktion funktionieren können, ist ein Minimum an Selbstöffnung und Beteiligung wichtig.

Als „Kontraindikationen“ für die Teilnahme an einer Gruppenanwendung können folgende Faktoren gesehen werden:

- akute Psychose
- akute Suizidalität
- starke Impulskontrollstörung
- starke Affektlabilität
- verbale und oder nonverbale Gewaltausbrüche
- Gewaltanwendung
- Unfähigkeit, die Gruppensituation zu tolerieren
- potenzielle Noncompliance mit Gruppennormen
- zu starke Konflikte mit einem oder mehreren Gruppenmitgliedern
- keine Fähigkeit zur Selbstöffnung
- Schwierigkeiten mit Nähe und Intimität
- exzessiver Gebrauch von Verleugnung
- keine Überwindung von ethnischen und religiösen Konflikten aus dem Herkunfts- und Aufnahmeland

Grundsätzlich sollten vor Beginn der Teilnahme eines Patienten an einer Gruppentherapie folgende Punkte geklärt werden:

- Motivation des Patienten
- ausreichende Compliance
- ausreichende Umgangskompetenz (Fähigkeit/Bereitschaft, zuzuhören und andere Meinungen zu akzeptieren) mit anderen Gruppenmitgliedern
- ausreichende Bereitschaft zur Unterstützung anderer Gruppenmitglieder
- ausreichende Arbeitsbeziehung zwischen Patienten und Therapeuten
- regelmäßige Teilnahme an den Gruppensitzungen
- keine Schädigung des Patienten durch die Gruppentherapie

Traumatisierte Personen können möglicherweise zu Beginn einer Gruppenanwendung aufgrund von Folter, Kriegserlebnissen und sexualisierter Gewalt im Herkunftsland nur schwer mit anderen Personen aus dem gleichen Herkunftsland in der Gruppe arbeiten, da sie misstrauisch sind oder andere Patienten ihre traumatischen Erlebnisse ablehnen, wenn diese nicht in ihre kulturellen, religiösen oder politischen Vorstellungen hineinpassen.

Man muss wissen, dass viele Menschen aus nichtwestlichen Ländern nur ein geringes Wissen über die westeuropäische Bürokratie, asyl- bzw. aufenthaltsrechtliche Bestimmungen und möglicherweise Psychotherapie haben und oft versuchen, diese Themen in der Gruppe in den Vordergrund zu rücken. Ebenfalls können Patienten in der Gruppenpsychotherapie sehr stark auf körperliche Beschwerden fixiert sein und nur noch über ihre Schmerzen sprechen. Hier wären eine genaue Aufklärung und Informationen über die Gruppentherapie notwendig.

Durchführung

In der Gruppe kann es vorkommen, dass einige Patienten aufgrund ihrer eigenen Erzählstruktur langatmig zu erzählen beginnen und diese Art des Sprechens vielleicht für die europäische Denkkultur keinen „Sinn" ergibt. Hier sind sehr viel Geduld und eine gewisse therapeutische Sensibilität notwendig, wenn ein Gespräch unterbrochen werden soll, da eine Unterbrechung als Respektlosigkeit oder ein Nicht-ernst-genommen-Werden empfunden werden kann. Wenn man derartige Erzählungen bis zu Ende anhört, ergeben sie oft einen Sinn; allerdings kann dies die vorgegebene Zeit der Gruppentherapie sprengen. Hier sind je nach Indikation durchaus Gruppentherapiezeiten von ca. 90 Minuten oder mehr einzuplanen.

Des Weiteren ist zu berücksichtigen, dass bestimmte Begebenheiten für die Patienten aus ihrem kulturellen Selbstverständnis heraus als bekannt und nicht erwähnenswert angesehen werden. Eigene Erfahrungen werden hin und wieder in der Wir-Form ausgedrückt, was zum Teil mit der kollektivistischen Kultur zu tun hat.

Politische Konstellationen wie ethnische oder religiöse Konflikte werden oft weit wichtiger genommen als die eigene Befindlichkeit und können den Rahmen einer Gruppentherapie sprengen.

Dem Gruppenleitenden muss zudem klar sein, dass eine Reihe von traumatisierten Patienten aufgrund ihrer Störung und damit einhergehendem Misstrauen und eigener Unsicherheit nicht in der Lage sein wird, sich in der Gruppe aktiv zu beteiligen. Ebenso bleibt oft die Tatsache unbeachtet, dass traumatisierte Menschen ihre erlittene Geschichte oder auch andere Vorkommnisse aus ihrem Leben meist nur fragmentarisch darstellen können.

Eine interaktionelle Gruppe konnte wie folgt beginnen:

Ich möchte Sie bitten, uns in ein bis zwei Sätzen mitzuteilen, wie es Ihnen geht und vielleicht welche Gedanken Ihnen durch den Kopf gehen. Das Vortragen körperlicher Beschwerden oder Fragen zu Medikamenten bitte ich hier zu unterlassen. Diese Themen sollten Sie mit ihrem Therapeuten oder Arzt besprechen. Wir wollen, dass alle kurz zur Sprache kommen und mitteilen, wie sie sich gerade fühlen. Danach können wir uns gemeinsam ein Thema aussuchen, über das wir uns dann austauschen werden. Ich bitte alle Teilnehmenden, zuzuhören und niemanden zu unterbrechen. Erst wenn jemand fertig ist, kann der nächste das Wort ergreifen. Wir können unterschiedlicher Meinung sein, sollten diese auch äußern, aber die Meinung der anderen respektieren. Es geht hier nicht um richtig und falsch, sondern darum, dass wir voneinander lernen. Gerade durch das Zuhören und den gemeinsamen Austausch können wir neue Gedanken entwickeln. Als Gruppenleiter werde ich mich nur soweit beteiligen, als ich darauf achte, dass die Regeln eingehalten werden und wir beim Thema bleiben, es sei denn, die Gruppe möchte das Thema wechseln. Jetzt fangen wir an.

Nach einer Befindlichkeitsrunde, bei der zu beachten ist, dass die Teilnehmenden nicht anfangen, zu detailliert über ihre körperlichen Beschwerden zu sprechen, könnten folgende Themen mit den Teilnehmenden besprochen und bearbeitet werden: psychische Erkrankung und Trauma, Gesundheitsversorgung, Gesundheit und Prävention, Familie, Kinder, Generationskonflikte, Herkunftsland, kulturelle Unterschiede zwischen Herkunfts- und Ankunftsland, Geschlechterunterschiede, Ehre und „Ehrverlust“, Migration und Integration etc.

So können z. B. Märchen, Legenden, Mythen und andere Geschichten der Herkunftskultur, welche die Patienten als Kinder gehört haben, als „Modell für Problemlösungsstrategien“ eingesetzt werden. In vielen Geschichten geht es um Helden, die leiden und kämpfen und die es zum Schluss schaffen, wieder anerkannt zu werden. Themen wie Ungerechtigkeit, Verbitterung, soziale Isolierung, Unverständnis der Anderen, Trauer und Verlust etc. können durch eine Geschichte, die ein Patient oder der Therapeut erzählt, in der Gruppe bearbeitet werden. Beispielhaft können bekannte Märchen in der Gruppe vorgelesen und anschließend besprochen werden.

Die bisher beschriebenen Themen können auch als „Warm up“ zur Einleitung bei eher schwierigen Themen dienen.

Themen und Methoden

In der Gruppe wird es dann darum gehen, Themen wie z. B.

- Stabilisierung der Geschlechtsidentität (Selbstbild, positives Körpergefühl),
- Verbesserung des Selbstwertgefühls,
- Eigenverantwortung und Selbstständigkeit
- Entwickeln von Kompetenzen
- Erkennen eigener Stärken
- Reduzierung von Einsamkeit,
- Umgang mit Überforderungssituationen,
- Partnerschaft,
- Sexualität

zu besprechen.

Mit den eigenen Problemen nicht mehr allein zu sein, sondern sich mit anderen zu identifizieren und Unterstützung zu erleben, kann als sehr erleichternd empfunden werden.

Die Verbindung von nonverbalen mit verbalen Techniken ist ebenfalls von Bedeutung. Die Arbeit mit Ton, Holz, Farben etc. assoziieren viele mit ihrer eigenen Arbeit und Lebenserfahrung im Herkunftsland, z. B. als Landarbeiter, Maurer, Kraftfahrer etc. Die Bearbeitung der Biografie und vorhandene innerpsychische Konflikte werden aufgedeckt und können in der Therapie dann bearbeitet werden. Es gilt, wieder die Phantasie und Kreativität anzuregen, die Fähigkeiten zu wecken, die Denken, Fühlen und Handeln aktivieren und in Einklang bringen. Verloren geglaubte Ressourcen werden wieder sichtbar gemacht, wodurch eine schöpferische Lebenseinstellung gefördert wird, die Voraussetzung für Lebensfreude schafft. Als nonverbale Therapieform ist die *Gestaltungstherapie* hierfür hervorragend geeignet.

12. Psychoedukation

In der Psychotherapie und der sozialarbeiterischen Tätigkeit mit traumatisierten Menschen ist die Psychoedukation (Gruppenarbeit) ein wichtiger Bestandteil der Behandlung und Betreuung. Sie hat u. a. das Ziel, den Patienten sowie deren Angehörigen uneingeschränkten Zugang zum Wissen über die Diagnose, den persönlichen Krankheitsverlauf, die Entstehungs- und Aufrechterhaltungsbedingungen, die Minimierung der Rückfallrisiken, anschließende Behandlungsschritte und allgemeine gesundheitsfördernde und -erhaltende Maßnahmen zu verschaffen, damit die Teilnehmer der Psychoedukation Klarheit über ihre Erkrankung erlangen, um so verantwortlich mit dieser umgehen und deren weiteren Verlauf selbst mit verbessern zu können. Die Psychoedukationsgruppe leistet damit einen wichtigen Beitrag der „Hilfe zur Selbsthilfe" und bietet einen Rahmen für Teilnehmende, sich auszutauschen und gegenseitig zu unterstützen.

Es erfolgt eine umfangreiche Informationsvermittlung, beispielsweise über:

- Berufsbezeichnungen der in der Psychiatrie Tätigen, wie beispielsweise Psychiater, Psychologe, Psychotherapeut, Ergotherapeut
- Diagnosen und den Prozess des Diagnostizierens
- Ursachen psychischer Störungen anhand von Erklärungsmodellen
- Auslösende und aufrechterhaltende Faktoren psychischer Störungen
- Mögliche Krankheitsverläufe
- Frühwarnzeichen und Frühsymptome
- Behandlungsverfahren und deren Wirkungsweisen
- Medikamentöse Therapie
- Psychotherapie
- Supportive Therapieverfahren wie Ergotherapie und Bewegungstherapie
- Den Umgang mit Belastungen und Stressmanagement
- Gesundheitsförderndes Verhalten
- Sozialpädagogische Unterstützung
- Weitergehende Hilfsangebote

Die gelernten Inhalte der Psychoedukation sollen Betroffene im Anschluss an die Sitzungen in ihrem Alltag erproben und trainieren, um so die theoretische Grundlage mit praktischen Erfahrungen zu verknüpfen.

Im Zusammenhang mit der Traumastörung ist Psychoedukation eine Übergangsform zwischen Schulung und Beratung, die nicht eine Krankheitsentwicklung, sondern die psychischen Auswirkungen eines potenziell traumatogenen Ereignisses in den Mittelpunkt stellt. Gerade dysfunktionale Bewertungen des Traumas und seiner Folgen führen zu einer hohen emotionalen Belastung und manchmal zu einer Verstärkung bzw. Aufrechterhaltung der Symptome wie Ängste, Anfälle, unkontrollierte Wut, soziale Isolierung etc. Es ist wichtig, dass Menschen mit einer Traumastörung ihre Symptome als Teil ihres Genesungsprozesses verstehen und daraus lernen, diese zu minimieren und mit ihnen umzugehen. Die ständige Angst, erneut einen dissoziativen Krampfanfall in der Öffentlichkeit zu erleben, kann dazu führen, Gemeinschaftszusammenkünfte zu meiden und ständig panikartig darauf zu warten, dass dieser Fall eintritt. Der richtige Umgang, aber auch das Wissen um diese Symptome sind schon ein Teil des Heilungsprozesses (Steil und Ehlers 2000; Bering und Zurek 2006).

Kurzmanual einer Psychoedukation mit traumatisierten Frauen

Grundsätzlich sind Patienten, die neben dem Trauma noch psychotisch geworden sind, möglicherweise stark aggressiv oder suizidal. Wenn sie mit streitsüchtigem Verhalten gegenüber anderen Teilnehmern auftreten sowie häufige dissoziative Anfälle während der psychoedukativen Seminare haben, sind sie für eine Gruppenpsychoedukation noch nicht geeignet.

Neben einer ausführlichen Beschreibung des natürlichen Traumaverlaufs sollten traumaspezifische Symptome, die die Betroffenen selbst schildern, ätiologisch zugeordnet werden. Die Betroffenen sollten auch für einen Übergang zur Erholung oder für den chronifizierenden Prozess sensibilisiert werden. Möglichkeiten und Grenzen der Selbsthilfe sollten gleichermaßen aufgezeigt werden.

Der Veranstaltungsort sollte das Gefühl der Sicherheit unterstützen und ein Gefühl des Wohlempfindens vermitteln.

Für die Psychoedukation sollte ausreichend Zeit eingeplant werden. Eine Psychoedukation kann 30 Minuten dauern und sollte 45 Minuten nicht überschreiten bzw. nach 45 Minuten sollte eine Pause stattfinden. Aufnahmekapazität und Konzentrationsfähigkeit der Betroffenen sind möglicherweise eingeschränkt.

Umgang mit dissoziativem Erleben und Krisen während einer Psychoedukation

Während der Psychoedukation, aber auch bei Therapie- und Beratungsgesprächen können die traumatisierten Frauen dissoziative Anfälle erleiden, bei denen sie z. B. auf den Boden fallen, zittern, Krämpfe haben, schreien, glauben, in jenem Augenblick vergewaltigt zu werden und sich zu wehren versuchen. Dabei können sie sich oder andere verletzten oder plötzlich abwesend wirken und Flashbacks erleiden.

Solche Anfälle oder Flashbacks können über innere oder äußere Reize ausgelöst werden, die in Zusammenhang mit dem Trauma stehen. Die Psychoedukation ist durch ihre überwiegend sachliche und knappe Präsentation so konzipiert, dass der Belastungsgrad möglichst gering gehalten wird, um Anfälle oder Flashbacks zu vermeiden. Dennoch können diese Zustände nicht ausgeschlossen werden. Daher ist es wichtig, die anderen Teilnehmerinnen gleich zu Beginn darüber zu informieren, damit diese – wenn eine Teilnehmerin in einen solchen Zustand geraten sollte – nicht in Panik geraten und ggf. den Raum verlassen, bis sich die Teilnehmerin wieder erholt hat. Hierbei sollte darauf hingewiesen werden, dass im Rahmen der Psychoedukation über solche Phänomene noch ausführlich gesprochen werden wird. Bei solchen Gruppen sind zwei Gruppenleitende zu empfehlen, damit eine Person sich um die in die Krise geratene Person und die andere sich um die anderen Teilnehmerinnen kümmern kann. Es kommt häufig vor, dass einige der Teilnehmerinnen durch das Miterleben einer Krisensituation bei anderen selbst in eine Krise geraten.

Sollte eine Teilnehmerin in einen Zustand geraten, in dem sie nicht mehr ansprechbar ist und offensichtlich ihre Umgebung weder adäquat wahrnimmt noch auf sie reagieren kann, sollten die Leitenden durch folgende Maßnahmen versuchen, die Teilnehmende wieder in die Gegenwart zurückzuholen:

Sprechen Sie die Person mit etwas lauterer Stimme direkt und klar an. Sagen Sie ihr, wo sie ist, dass sie hier bei ihnen sitzt und in Sicherheit ist. Dies sollte mehrmals und laut wiederholt werden, sowohl vom Dolmetscher als auch vom Gruppenleiter in Deutsch. Dies kann, selbst wenn die Patientin noch nicht reagiert, beruhigend wirken, da sie eine deutsche Stimme hört und so wahrscheinlicher glaubt, in einem Seminarraum und nicht bei dem Täter zu sein.

Sobald die Person wach ist, sollte aktiv mit ihr gesprochen werden. D. h., die Patientin kann nach ihrem Namen, nach Ort, Datum und Uhrzeit befragt werden. Sie soll selbst sprechen, was ebenfalls zu einer Ablenkung führt und eine Distanz zum Trauma ermöglicht.

Sie sollte nach Möglichkeit nicht liegen bleiben, sondern sich aufrecht auf einen Stuhl setzen, mit den Füßen den Boden berühren, die Augen offen lassen und richtig ein- und ausatmen, einen Gegenstand in die Hand nehmen, z. B. einen Stein, eine Kette, ein Stofftier und sich mit kaltem Wasser Hände und Gesicht waschen.

Im Anschluss an die Situation kann die Betroffene über das eigene, vielleicht irritierende Vorgehen aufgeklärt werden, um Verständnis zu fördern.

Folgendes sollte vermieden werden:

- Das Berühren der Betroffenen sollte nur auf Anfrage erfolgen. Allerdings soll von dieser Regel abgewichen werden, wenn die Patientin schon im dissoziativen Zustand ist, auf die Stimme von außen nicht mehr reagiert und beginnt, etwa durch heftige Bewegungen ihren Kopf ständig auf den Boden zu schlagen; in diesem Fall sollte der Kopf durch eine Jacke, Kissen o. ä. geschützt und sie von ihrem Tun abgehalten werden.
- Flashbacks oder dissoziative Anfälle können bis zu 30 Minuten oder länger dauern, daher sollte kein Druck ausgeübt werden. Das Wiedererleben im

Flashback bedeutet eine Retraumatisierung der Betroffenen, da auf physiologischer Ebene alle sensorischen und motorischen Aspekte des Traumas wiedererlebt werden.

- Gruppenleitende sollten nicht in Panik ausbrechen: Dies könnte die Betroffene eher beunruhigen und den Eindruck erwecken, dass die Gruppenleitenden nicht kompetent sind. Die Person sollte nicht allein gelassen werden.
- Eine Aufklärung über den Auslöser des Flashbacks und dissoziativen Anfälle sollte nicht in der Gruppe, sondern im Einzelgespräch behandelt werden.

Die einzelnen Module

Modul 1: Kennenlernen

Beschreibung:

In der ersten Sitzung geht es vorrangig um Kennenlernen und Vertrauensbildung. Die Frauen sind traumatisiert und haben, auch wenn es ihnen äußerlich nicht anzusehen ist, Misstrauen gegen Menschen entwickelt, da sie von diesen Gewalt und Missbrauch erleben mussten. Sie können mit Hemmungen, Misstrauen und Unsicherheit in die Sitzung kommen, weshalb ausreichend Zeit für das Kennenlernen und vertrauensbildende Maßnahmen eingeplant werden sollte. Eine angenehme Atmosphäre (keine Schule!), unterstützt durch die Gabe von Getränken und einem allgemeinen „Small Talk“, erleichtern den Einstieg.

Dieser „Small Talk“ sollte bei jeder Stunde als festes Ritual wiederholt werden, erst dann sollte mit der Psychoedukation begonnen werden. Hier bieten sich Themen über Kinder, Familie oder kulturelle Unterschiede zwischen Deutschland und dem Herkunftsland, die Entwicklung beim Lernen der deutschen Sprache u. a. m. an.

Auch zum Abschluss jeder Sitzung sollte ein kurzer Austausch über die Befindlichkeiten eingeplant werden, bei dem Zeit für ungeklärte Fragen bleibt, gefolgt von einem abschließenden Ritual wie einem Händedruck zum Abschied.

In der ersten Sitzung stellt sich die Gruppenleiterin vor und erklärt in einer klaren und für die Teilnehmerinnen verständlichen Sprache Grund und Ablauf der Psychoedukation.

Beispiel

Durch eine Psychoedukation erhalten Sie Informationen über Ihre Erkrankung. Sie werden verstehen lernen, warum Sie das Trauma nicht vergessen können, sich deswegen vielleicht schämen, warum Ängste Sie verfolgen oder das Gefühl haben, durch das Ereignis zu einem anderen Menschen geworden zu sein. Sie lernen durch diese Informationen, sich abzulenken und sich nicht immer selbst an die traumatischen Erlebnisse zu erinnern und endlich wieder ohne Albträume schlafen zu können. Und Sie lernen Strategien kennen, die Sie selbst anwenden können, um nicht mehr das Gefühl von Hilflosigkeit und Ohnmacht zu haben, wenn Sie sich wieder an das traumatische Erlebnis erinnern.

Auf die Schweigepflicht der Gruppenleiterin und Teilnehmenden ist hinzuweisen.

Beispiel

Alles, was hier besprochen wird, bleibt unter uns und wird auf keinen Fall nach außen getragen. Wir stehen unter der Schweigepflicht, und Sie brauchen sich keine Sorgen zu machen. Wir sind nicht staatlich und haben nichts mit der Polizei, mit dem Asylprozess oder dem Gericht zu tun. Wir kommen aus dem Bereich der Gesundheit und möchten Sie über Ihre Gesundheit und das Gesundheitssystem informieren und aufklären. Sie können hier offen sprechen und sich wohl fühlen. Wir möchten Ihnen behilflich sein.

Für eine gute und vertraute Gruppenatmosphäre ist es wichtig, sich an einige Regeln zu halten. Die erste Regel ist die Schweigepflicht. Wichtig ist, dass Sie das, was wir hier besprechen, für sich behalten. Untereinander sollte die Schweigepflicht auch eingehalten werden, damit Sie und Ihre Gruppenmitglieder sich wohl fühlen. Regelmäßiges Erscheinen in der Gruppe wird empfohlen, da Inhalte aufeinander aufbauen. Sie können während der Sitzung hinausgehen, wenn Sie eine Pause oder etwas Abstand brauchen, und danach bitte wiederkommen.

Es ist ausdrücklich erlaubt, bei Belieben nur zuzuhören und nichts von sich zu erzählen. Einander zuhören und ausreden lassen, ist uns auch besonders wichtig.

Wenn es zum Schutz der jeweiligen Person oder der Gruppen nötig erscheint, kann die Gruppenleitung aber durchaus unterbrechen.

Beleidigungen oder Beschimpfungen sind in diesem Raum nicht erlaubt. Wir legen Wert auf einen respektvollen Umgang miteinander.

Wünschen Sie sich noch weitere Regeln?

Die konkreten Inhalte der variablen Module können an die Teilnehmerinnen angepasst werden. Bei Bedarf kann die Vertiefung der Themeninhalte variieren. Die Reihenfolge kann verändert werden. Die Inhalte können in den Sitzungen variabel angewendet werden.

Modul 2: Was ist die Psyche und wie entstehen psychische Störungen

Beschreibung:

Der Schwerpunkt in diesem Modul liegt bei der Informationsvermittlung und Aufklärung über die Psyche sowie die Entstehung von psychischen Störungen. Diese Begriffe sollen im kulturellen Zusammenhang mit den Teilnehmenden erläutert werden, da möglicherweise in der Herkunftskultur psychische Erkrankungen anders definiert und andere Behandlungsmöglichkeiten vorgesehen werden. Auch der Austausch von Beschwerden spielt in diesem Modul eine zentrale Rolle. Es ist ein variables Modul. Die konkreten Inhalte und die Vertiefung der vorgegebenen Inhalte können den Sitzungen jeweils angepasst werden.

Dabei ist zu beachten, dass Schamgefühle möglicherweise verhindern, über psychische Erkrankungen – vor allem die eigenen – zu sprechen, wenn dies in der eigenen Kultur nicht bekannt ist oder sogar zu Ausgrenzungen führen kann. Hier kann der Gruppenleitende ggf. auch einen kurzen und einfachen historischen Beitrag zur „Geschichte der Psychiatrie“ geben und darüber informieren, wie Menschen mit psychischen Erkrankungen behandelt wurden. Daran anschließend kann den Teilnehmenden die Möglichkeit gegeben werden, über den Umgang in ihrem Land zu berichten.

Ferner sollte darauf geachtet werden, dass die Teilnehmenden nicht allzu sehr vom Thema abschweifen, wie dies in „der Natur der orientalischen Erzählform“ liegt. In diesem Modul sollten auch nicht die eigenen erlebten, individuell belastenden oder sogar traumatischen Ereignisse zu sehr im Vordergrund stehen.

Stattdessen sollte in diesem Modul ausreichend Zeit für einen Austausch mit den Teilnehmenden über erlebte Symptome vorhanden sein.

Ein Ziel in diesem Modul wäre die gemeinsame Erarbeitung eines Erklärungsmodells für Beschwerden.

Modul 3: Was ist ein Trauma?

Beschreibung:

Die Erklärung spezifischer Phänomene im traumatischen Erleben der Betroffenen ist Bestandteil der Psychoedukation. Eine laienverständliche Information über traumatisches Erleben kann Schuld- und Schamerleben der Betroffenen reduzieren.

Dies kann unter Umständen mehrere Sitzungen in Anspruch nehmen. Wichtig ist, dass die Teilnehmenden dies verstehen und sich auch daran beteiligen, vielleicht auch dadurch, dass sie in der Gruppe nach und nach über ihre Beschwerden dosiert berichten.

Zu Anfang könnten die Gruppenleitenden über das Wesen des Traumas berichten.

Beispiel

Seelische Wunde

Wenn das Trauma, die schlimmen Erlebnisse hinter einem liegen, bedeutet dies leider nicht, dass auch die seelischen Verletzungen vorbei sind. Die körperlichen Verletzungen, die viele während der Flucht oder Haft erleiden mussten, wurden medizinisch versorgt oder konnten anderweitig verheilen. Einige haben vielleicht heute noch hier und dort Schmerzen. Schwere körperliche Verletzungen benötigen Zeit zu heilen, seelische Traumatisierungen erfordern manchmal noch mehr Zeit. Sie können sehr lange schmerzhaft sein und bedürfen einer sorgfältigen Versorgung und Zeit zur Heilung. Denken Sie immer daran: Nicht Sie sind verrückt, sondern „verrückt“ sind vielmehr die Situationen, die Sie erlebt haben. Belastungsreaktionen sind eine normale und grundsätzlich gesunde Antwort des Menschen auf eine extrem verletzende Erfahrung. Fast alle Menschen reagieren derart, auch dann, wenn sie sehr stabil und belastbar sind. Es gibt eine rationale Erklärung für das, was in Ihnen vorgeht. Ihre Symptome lassen sich durchaus lindern oder sogar völlig auflösen.

Es folgt nun eine Beschreibung, wie ein Trauma den Teilnehmenden erklärt werden könnte. Da dies lediglich ein Beispiel ist, kann es jeweils an die spezifischen Bedürfnisse angepasst und die Schwerpunkte können entsprechend verändert werden.

Was ist eine Posttraumatische Belastungsstörung?

Die Silbe „post-" stammt aus dem Lateinischen und bedeutet so viel wie „hinter" oder „nach". Es handelt sich also – wie bei allen anderen Traumafolgestörungen – um eine Störung, die nach einem traumatischen Ereignis auftreten kann.

Woran wird eine Posttraumatische Belastungsstörung erkannt?

Normalerweise treten die Anzeichen für eine Traumastörung innerhalb von drei Monaten nach dem traumatischen Erlebnis auf. Sind die Probleme innerhalb eines Monats wieder verschwunden, bezeichnet man dies als akute Belastungsreaktion.

Es treten nicht immer alle Symptome einer Traumastörung sofort auf: Manche Menschen haben bereits kurze Zeit nach dem traumatischen Erlebnis Beschwerden, andere einige Monate später, und wieder andere entwickeln erst viele Jahre nach dem traumatischen Ereignis Beschwerden (ab sechs Monaten spricht man von einer Traumastörung mit verzögertem Beginn). Dadurch fällt es dann manchmal schwer, die Erkrankung auf traumatische Ereignisse im Leben einer Person zurückzuführen. Das richtige Erkennen der Erkrankung ist selbst für Experten nicht immer einfach. Zudem versuchen die Betroffenen oftmals, die Erinnerung und das Gespräch über die traumatischen Erlebnisse zu vermeiden, so dass Behandler häufig erst nach einer langen Phase des Vertrauensaufbaus zum ersten Mal erfahren, dass etwas Schreckliches erlebt wurde. Eine gute und stabile Beziehung zwischen dem Betroffenen und dem Therapeuten ist daher sehr wichtig, damit auch eventuell schambesetzte Themen zur Sprache kommen und gemeinsam bearbeitet werden können.

Auch wenn die Diagnose nicht einfach ist, gibt es bestimmte Merkmale, die dabei helfen können, eine Traumastörung zu erkennen. Treten die folgenden Anzeichen bei einem Patienten oder einem Angehörigen auf, kann dies auf eine solche Erkrankung hinweisen:

Wiedererleben

Betroffene erleben traumatische Situationen auf vielfältige Art wieder. So können sich Erinnerungen an das schreckliche Ereignis aufdrängen, ohne dass man sich bewusst erinnern möchte (Intrusionen). Häufig haben Betroffene Albträume von den Erlebnissen. Es treten auch so genannte Flashbacks auf. Dies bedeutet das Wiedererleben des traumatischen Ereignisses, als würde vor dem inneren Auge ein Film ablaufen. Die Menschen erleben bestimmte Ausschnitte des Ereignisses in Form wiederkehrender lebhafter Bilder, Geräuschen und Gefühlen. Bestimmte äußere Reize wie mit dem Trauma verbundene Gerüche (Brandgeruch, Benzingeruch, Schweißgeruch etc.), Geräusche (z. B. Schüsse, das Schlagen von Türen), Beobachtungen und andere Sinneswahrnehmungen können schlechte Erinnerungen, Stressgefühle und körperliche Reaktionen hervorrufen.

Vermeidungsverhalten

Aus Angst davor, von negativen Gefühlen und Ängsten überschwemmt zu werden, versuchen viele Menschen, alles zu vermeiden, was an die traumatischen Erlebnisse erinnert. Sie fühlen sich im Moment des Erinnerns erneut bedroht und hilflos, auch wenn keine akute Gefahr mehr besteht. Erinnerungen, Gedanken und Gefühle an das Erlebte werden ebenso vermieden wie der Kontakt zu Menschen, Gesprächen, Orten oder Handlungen, die mit dem Erlebten verbunden werden.

Bei der Behandlung besteht die Gefahr, dass fälschlicherweise nur die körperlichen Symptome oder die psychischen Begleiterkrankungen im Mittelpunkt stehen und nicht die eigentliche Ursache, da die Betroffenen es vermeiden, über ihre psychischen Leiden und das Erlebte zu sprechen. Es kann auch der Fall sein, dass sie selbst ihre Leiden gar nicht mit dem Trauma in Verbindung bringen, die Vermeidung also eher unbewusst geschieht.

Negative Gedanken, Stimmungen und Gefühle

Negative Einstellungen wie beispielsweise die Ansicht, niemandem trauen zu können, oder negative Gefühle wie Angst, Panik, Wut, Scham oder Schuld gewinnen bei Betroffenen vielfach die Oberhand. Sie fühlen sich von normalerweise vertrauten Personen entfremdet und ziehen sich aus ihrem sozialen Umfeld zurück. Sie sind oft anhaltend traurig, niedergeschlagen und haben eine sehr negative Sicht auf die eigene Zukunft. Zugleich erleben sich Betroffene auch als gefühlskalt und abgestumpft. Intensive positive Gefühle wie Glücksempfinden, das Wahrnehmen von Befriedigung oder auch Zärtlichkeit gehen dann verloren.

Übererregung

Zur nächsten Gruppe der Symptome der Posttraumatischen Belastungsstörung zählen die Anzeichen für Übererregung. Die betroffenen Personen sind wie in Alarmbereitschaft und haben das Gefühl, dass jederzeit etwas Schreckliches passieren könnte. Sie können deshalb nicht entspannen und nicht zur Ruhe finden. Sie haben Schwierigkeiten beim Ein- und Durchschlafen oder wachen morgens immer sehr früh auf und neigen dazu, ständig zu grübeln, was als sehr belastend empfunden wird. Sie reagieren häufig mit erhöhter Schreckhaftigkeit etwa auf Knallgeräusche in Erinnerung an Kriegshandlungen. Unbedeutende Ereignisse in ihrer Umgebung können zu aufbrausender Wut und Aggression gegen andere wie Familienmitglieder oder auch Gegenstände führen – ein Verhalten, das die Betroffenen vor dem Trauma von sich vielleicht gar nicht kannten. Die Übererregung führt auch zu Beeinträchtigungen der Konzentrationsfähigkeit.

Symptome, die nach dem Traumaerlebnis auftreten können

1. Affekt- und Impulskontrollstörung

- – Die Gefühle nicht unter Kontrolle bekommen
- – Selbstschädigendes Verhalten
- – Suizidalität

2. Dissoziation

- – Erinnerungslücken
- – Entfremdungsgefühle

3. Probleme mit Selbstbild und Selbstwert

- – Erlernte Hilflosigkeit
- – Opfer-Identität
- – Mangelnde Selbstfürsorge

4. Bindungsstörung

- – Misstrauen gegenüber anderen Menschen
- – Sich ihnen ausliefern oder andere zum Opfer machen

5. Vielfältige körperliche Beschwerden

- – Schmerzen
- – Hypochondrische Ängste
- –Manchmal zu viel und manchmal zu wenig spüren

6. Veränderte Lebensauffassungen

- – Verlust persönlicher Grundüberzeugungen
- – Keine Lebensperspektive

Situation nach dem Trauma

In jedem Fall ist es sehr wichtig, dass Menschen mit psychischen und/oder psychosomatischen Beschwerden schnell professionelle Hilfe bekommen, damit sich die Störung nicht weiter verschlimmert und sie die Chance bekommen, wieder ins Leben zurückzufinden. Wenn jemand Symptome einer Posttraumatischen Belastungsstörung bei sich oder bei einem Angehörigen feststellt, sollte er dringend ärztliche und/oder therapeutische Hilfe in Anspruch nehmen! Wie bei allen Traumafolgestörungen bedeutet das aber nicht, dass jeder Mensch, der ein traumatisches Erlebnis hatte, auch eine psychische Erkrankung bekommt. Einige Personen können von sich aus damit umgehen, ohne es aber wirklich zu vergessen, sondern sie lernen, damit zu leben, was auch u. a. ein Ziel der Psychotherapie ist.

Traumatisierte Kinder

Kinder können genauso wie Erwachsene an Traumafolgestörungen wie einer PTBS erkranken, wenn sie traumatisierende Ereignisse wie Missbrauch, Kriegserlebnisse, Naturkatastrophen, den Verlust wichtiger Bezugspersonen usw. erlebt haben. Sie leiden ebenso darunter und können durch diese Erlebnisse erheblich in ihrer Entwicklung beeinträchtigt werden. Insgesamt geht man davon aus, dass sich die Krankheitsanzeichen bei ihnen etwas anders zeigen als bei Erwachsenen, auch wenn sie grundsätzlich ähnliche Symptome wie diese aufweisen. Aufgrund ihres Alters können sie sich eventuell nicht so gut ausdrücken wie Erwachsene und äußern die Symptome auf andere Weise. Zum Beispiel verarbeiten Kinder erlebte Traumata häufig im Spiel, wenn sie beispielsweise Szenen des schrecklichen Erlebnisses nachstellen. Manche Kinder ziehen sich auch zurück, verlieren ganz das Interesse am Spiel und weiteren Aktivitäten, andere sind hyperaktiv, neigen zu starken Stimmungsschwankungen (Wutanfälle) oder zeigen keinerlei Freude mehr. Ältere Kinder haben manchmal Schwierigkeiten in der Schule, verlieren das Interesse daran, Freunde zu treffen oder die Lust an Freizeitaktivitäten im Allgemeinen.

Im Weiteren sollte in der Psychoedukation auch auf komplexe Inhalte (Kognitionen, Verhalten, Emotionen, Gedächtnis) durch bildhafte Umsetzung und Veranschaulichung auf laienverständlichem Niveau eingegangen werden. Durch Film- oder Bildmaterial bekommen die Teilnehmenden einen besonders guten Eindruck, dass eine Traumastörung eine Gedächtnisstörung ist und dass durch einen Stresszustand auch psychosomatische Erkrankungen entstehen können.

Modul 4: Trauma und andere psychische Erkrankungen

Beschreibung:

In diesem Modul sollten die Teilnehmenden einen Überblick über den Zusammenhang der Traumastörung mit anderen psychischen und vielleicht körperlichen Erkrankungen erhalten, es geht also um die Komorbidität der Traumafolgestörung.

Viele Menschen, die an einer Posttraumatischen Belastungsstörung erkrankt sind, leiden über die oben genannten Symptome hinaus noch an so genannten Begleiterkrankungen (auch komorbide Störungen genannt) wie Angststörungen, Depressionen, Alkohol- und Drogenmissbrauch etc.

Panik- bzw. Angststörungen

Diese können durch etwas hervorgerufen werden, das die Betroffenen an das Trauma erinnert (im Falle einer Panikstörung können Panikgefühle auch ohne einen konkreten Anlass auftreten). Die Personen leiden in diesen Momenten unter starker Angst, ohne dass für Außenstehende ein sichtbarer Grund vorliegt. Die Panikattacken zeigen sich auch in körperlichen Reaktionen wie Herzrasen, Schwitzen, Zittern, dem Gefühl von Kurzatmigkeit oder Ersticken, Schmerzen in der Brust, Übelkeit, Schwindelgefühl, Schüttelfrost, Hitzewallungen, Benommenheit, Gefühllosigkeit, Kribbeln im Körper. In Momenten dieser starken Angst ist es möglich, dass die Person glaubt, „verrückt" zu werden, zu sterben oder einen Herzinfarkt zu erleiden.

Depressionen

Viele Traumatisierte verlieren das Interesse an Dingen, die ihnen zuvor noch Freude bereitet haben, fühlen sich langanhaltend traurig und hoffnungslos. Diese depressiven Gedanken und Gefühle können so stark werden, dass die Betroffenen sich das Leben nehmen möchten.

Alkohol- und Drogenmissbrauch

Um ihren Schmerz zu lindern und die schrecklichen Bilder im Kopf zu verdrängen oder überhaupt schlafen zu können, kann es sein, dass Betroffene übermäßig viel Alkohol konsumieren oder beginnen, Drogen zu nehmen. Alkohol-, Drogen- oder Medikamentenmissbrauch kann dazu führen, dass eine Behandlung nicht die gewünschte Wirkung bringt und darüber hinaus Körper und Seele noch weiter schädigt. Die Wirkung der Mittel betäubt den seelischen Schmerz immer nur für kurze Zeit. Ein solcher Missbrauch sollte gegenüber dem behandelnden Arzt oder Therapeuten immer offen angesprochen werden, damit eine Lösung gefunden werden kann.

Medikamentenmissbrauch

Sehr häufig besteht die Hoffnung, durch Medikamente nicht nur die Schmerzen, sondern auch die schlimmen Erinnerungen in Form von Albträumen, Flashbacks oder Intrusionen zu eliminieren. Es gibt auch Medikamente, die diesbezüglich einigermaßen helfen, was wir im Modul 8 noch erläutern werden. Es sollte aber bereits jetzt bewusst gemacht werden, dass durch zu häufige Medikamenteneinnahme wie Schmerzmittel, die Schmerzen nicht verschwinden, sondern der Körper sich vielmehr an die Medikamente gewöhnt und in der Folge noch häufiger Schmerzmittel benötigt. Diese Medikamente machen dann abhängig, führen z. B. zu Magenbeschwerden und anderen Nebenwirkungen. Es ist grundsätzlich darauf zu achten, dass die Medikamenteneinstellung und Medikamenteneinnahme in Absprache mit den Ärzten erfolgt.

Weitere Störungen

Die Posttraumatische Belastungsstörung kann dazu führen, dass die Betroffenen sich trotz sozialer Unterstützung sehr alleine fühlen. Sie haben Sorge, nicht verstanden zu werden, sie sind misstrauisch, fühlen sich betrogen und haben in manchen Fällen Probleme, ihren Alltag aufrecht zu erhalten. Konzentrationsschwächen bei der Arbeit oder in der Schule können genauso auftreten wie Ängste (z. B. davor, im Dunkeln alleine das Haus zu verlassen). Andere wiederum haben nach dem Erleben eines traumatisierenden Ereignisses Probleme damit, allein zu sein. Auch psychotische Symptome, die sich in Form von Halluzinationen und/oder Wahnvorstellungen äußern können, sind in sehr seltenen Fällen Bestandteil einer Posttraumatischen Belastungsstörung.

Modul 5: Was ist Psychotherapie – was kann sie und was nicht?

Beschreibung:

In diesem Modul sollen die Teilnehmenden verstehen, was eine Psychotherapie ist und welche Behandlungsmöglichkeiten es gibt.

Beispiel

Was ist Psychotherapie?

Sie erleben Ihr Leben vielleicht mit Einsetzen des traumatischen Erlebnisses, als sei es stehengeblieben. Sie haben Angst davor, eventuell nie wieder zu sich selbst zurückfinden zu können. Eine Psychotherapie hilft Ihnen dabei, das Trauma zu verarbeiten, wieder Vertrauen aufzubauen und Schritt für Schritt wieder am gewohnten, alltäglichen Leben teilnehmen zu können.

In der Therapie werden Sie lernen

- die Intrusionen zu reduzieren,
- Anspannung oder extreme Unruhe/Nervosität und Schlafstörungen zu lindern,
- das Gefühl akuter Bedrohung zu verringern,
- Verhaltensweisen abzubauen, die der Verarbeitung des Traumas im Wege stehen.

Die Therapie gliedert sich in der Regel in mehrere Phasen, die Sie so vielleicht nicht erleben werden, da es immer um Gespräche und vielleicht Übungen gehen wird. Die Therapeuten sind aber ausgebildet und werden Sie durch die Therapie führen und immer an Ihrer Seite sein. Diese Form der Behandlung kann bis zu zwei Jahren dauern.

Es ist wichtig, dass Sie sich im Gespräch mit den Therapeuten ausreichend sicher und verstanden fühlen. Sie werden in der Psychotherapie so angenommen, wie Sie sind, und immer mit Respekt behandelt. Es gibt keinen Grund, Angst zu haben oder sich vielleicht für das zu schämen, was Sie erlebt haben. Sie können mit ihrem Therapeuten über alles sprechen! Alles, was sie für richtig halten, wird mit Verständnis und Respekt angenommen. Es werden viele Fragen gestellt werden, da die Psychotherapeuten Sie verstehen wollen. Es geht nicht um eine Befragung. Nur durch ein Verstehen durch die Psychotherapeuten können Schritte entwickelt werden, die Ihnen helfen können. Auch für Psychotherapeuten und Dolmetscher gilt die Schweigepflicht! Sollten Sie in der Psychotherapie den Dolmetscher nicht gut verstehen oder sich mit dem Dolmetschenden und Therapeuten nicht wohl fühlen, dann sagen Sie es bitte. Sie können auch den Therapeuten und/oder Dolmetscher wechseln. Dies ist Ihr Recht, und es folgen definitiv keine Konsequenzen.

Im Weiteren folgen mögliche Erläuterungen zur Behandlung der Traumastörung.

Für die Behandlung einer Posttraumatischen Belastungsstörung und zur Bestimmung der richtigen Behandlungsweise sind zum einen die Art des Traumas, zum anderen aber auch die Begleitumstände von Bedeutung.

In der Regel wird die Posttraumatische Belastungsstörung im Rahmen einer Psychotherapie behandelt. Meist ist es so, dass mehrere Behandlungsverfahren gleichzeitig und/oder nacheinander eingesetzt werden, wie weiter unten beschrieben wird. Die Traumabehandlung ist in Deutschland sehr gut entwickelt und kann gute Erfolge aufweisen, vor allem, wenn die Krankheit frühzeitig erkannt wird und eine Behandlung in einem gesicherten Rahmen möglich ist. Der Ablauf einer Traumatherapie richtet sich aber immer nach den individuellen Bedürfnissen und besonderen Problemlagen des Betroffenen.

Es gibt unterschiedliche psychotherapeutische Verfahren, wobei bei allen dem Gespräch eine wichtige Bedeutung zukommt. Drei von ihnen werden in Deutschland von den gesetzlichen Krankenkassen anerkannt, d. h., für diese Verfahren werden die Kosten übernommen: Verhaltenstherapie, tiefenpsychologisch-fundierte Psychotherapie und analytische Psychotherapie.

Verhaltenstherapie

Die Verhaltenstherapie zielt darauf ab, durch Gespräche, Übungen und neue Einsichten problematische Verhaltensweisen (z. B. extreme Skepsis oder sehr negatives Denken), welche die Erkrankung mitbedingen können, zu erkennen und zu verändern und dadurch neue Erfahrungen und Verhaltensweisen zuzulassen. Die Auseinandersetzung mit und die Änderung von problematischen Denkweisen und die Ergänzung bzw. Veränderung des Verhaltensrepertoires sind wichtige Behandlungsziele, wobei gegenwärtige Probleme im Mittelpunkt stehen.

Tiefenpsychologisch-fundierte Psychotherapie

Die tiefenpsychologisch-fundierte Psychotherapie ist eine Therapieform, die davon ausgeht, dass bewusste wie unbewusste psychische Vorgänge eine Wirkung auf die psychische Gesundheit des Menschen haben. Einsicht in problematisches Verhalten und Leiden durch Bewusstmachen von unbewussten Konflikten oder verdrängten Erfahrungen sind aus dieser Sichtweise heraus ein sinnvoller Ansatzpunkt, um psychische Störungen zu behandeln.

Analytische Psychotherapie

Bei dieser Therapieform stehen bisher gemachte, vergangene Erfahrungen und damit einhergehende unbewusste Konflikte und ihre Verarbeitung im Mittelpunkt. Ähnlich wie bei der tiefenpsychologisch-fundierten Psychotherapie geht es in den Behandlungsgesprächen darum, dem Patienten deutlich zu machen, wie unbewältigte vergangene Konflikte mit gegenwärtigen aktuellen Belastungen in Zusammenhang stehen. Durch das Erkennen dieser Zusammenhänge wird es möglich, aus den vergangenen Erfahrungen zu lernen und so negative Denkweisen zu ändern und diese Erkenntnisse zur Traumaverarbeitung zu nutzen.

Stationäre und ambulante Therapie

Es gibt die Möglichkeit, eine Therapie ambulant in der Regel einmal pro Woche für eine Stunde durchzuführen. Dies bedeutet, dass die Betroffenen zeitweise eine psychotherapeutische Praxis aufsuchen, ansonsten jedoch ihren Alltag beibehalten. Bei so genannten teilstationären Therapien werden Patienten tagsüber in Tageskliniken behandelt, verbringen ihre Abende und Wochenenden jedoch zu Hause. Stationäre Aufenthalte werden zum Beispiel dann empfohlen, wenn neben psychischen auch körperliche Probleme auftreten oder die Betroffenen so schwer erkrankt sind, dass sie den Alltag nicht mehr bewerkstelligen können. Hier werden die Patienten in Krankenhäusern für Psychiatrie und Psychotherapie behandelt. Sie übernachten auch dort und werden verpflegt.

Stabilisierung und Psychoedukation (Trotz Wiederholung kann es nicht schaden das Thema „Stabilisierung und Psychoedukation“ in einem späteren Modul zu wiederholen.)

Eine sehr wichtige Voraussetzung für eine erfolgreiche Behandlung der Posttraumatischen Belastungsstörung ist, dass der Betroffene in Sicherheit ist und nicht die Gefahr besteht, dass das traumatisierende Erlebnis erneut durchlebt wird. Das Gefühl von Sicherheit ist während der Therapie für die Betroffenen elementar.

Der Therapeut wird als erstes gemeinsam mit dem Betroffenen über die stärksten Symptome und die Erwartungen an die Therapie sprechen. Im Rahmen der Psychoedukation wird dem Patienten erklärt, warum er diese Symptome hat, wie sie durch die Störung bedingt sind und mithilfe der Therapie verringert oder gänzlich zum Verschwinden gebracht werden können. Der Therapeut wird erklären, wie bestimmte Verhaltens- und Denkweisen wie das Meiden bestimmter Orte oder das Unterdrücken von Gedanken bei der Bewältigung des Traumas zwar als natürlicher Schutzmechanismus sinnvoll sind, aber eventuell bei der Traumabearbeitung hinderlich sein können. Er wird deutlich machen, dass im Verlauf der Therapie eine positive Veränderung gemeinsam erarbeitet werden kann. Die Stabilisierung kann je nach dem, wie es dem Betroffenen geht, mehr oder weniger viel Zeit in Anspruch nehmen.

Modul 6: Verarbeiten des Traumas in der Therapie

Beschreibung:

In diesem Modul sollen die Teilnehmenden verstehen, was ein Trauma ist und wie sie darüber sprechen. Sie sollen Techniken lernen, wie sie sich entspannen können und ein Gefühl von Sicherheit und Orientierung erleben.

Sobald sich der Betroffene in einer sicheren Umgebung befindet (dem Trauma-Auslöser also nicht mehr ausgesetzt ist) und stabilisiert ist, kann es sinnvoll sein, gemeinsam mit dem Therapeuten über das Trauma zu sprechen. Hierbei ist zu berücksichtigen, dass nicht über das Ereignis geredet werden muss, wenn man nicht möchte, denn es kann natürlich sehr belastend sein, sich wieder in das traumatisierende Ereignis zurückzudenken. Es geht in der Behandlung um das bewusste und kontrollierte Erinnern und Besprechen des Traumas und darum, das Ereignis durch Erzählen (Narration) in die eigene Lebensgeschichte sinnvoll einordnen zu können. Durch das bewusste und gewollte Wiedererleben können Angstgefühle verringert werden. Das Gefühl der Belastung nimmt im Verlauf der Therapie ab, genauso wie die Furcht, sich mit dem Trauma zu beschäftigen. Ob es aber möglich oder überhaupt sinnvoll ist, über das Trauma zu sprechen, hängt von verschiedenen Faktoren ab und wird zwischen Therapeut und Patient besprochen. Da jeder Mensch anders ist, ist eine Psychotherapie auch immer etwas sehr Individuelles und Persönliches!

In der Therapie werden auch Techniken erlernt, die den Umgang mit den Trauma-Symptomen erleichtern können. Bei einer verhaltenstherapeutischen Behandlung beispielsweise bekommt der Patient manchmal sogar „Hausaufgaben“ vom Therapeuten mit nach Hause. Er soll dann die vorgeschlagenen Techniken anwenden und beurteilen, inwiefern sie seine Symptome verringern und sein Wohlbefinden verbessern. Die Ergebnisse und Gefühle hierzu werden dann in der folgenden Sitzung mit dem Psychotherapeuten besprochen.

Aufforderung an die Patientin:

Äußern Sie gegenüber dem Therapeuten immer, wenn Sie mit etwas in der Behandlung nicht einverstanden sind oder wenn Sie über bestimmte Dinge lieber nicht sprechen möchten.

Modul 7: Emotionen

Beschreibung:

In diesem Modul sollen die Teilnehmerinnen lernen, welche Funktion Emotionen haben, wie sie ausgelöst und wie man mit negativen und unkontrollierten Emotionen umgeht.

Beispiel

Emotionen sind den Menschen angeboren. Sie geben ihnen Informationen, was mit ihnen und ihrem Umfeld geschieht. Wenn Sie nun Angst haben, dann sagen Ihnen bestimmte Gefühle, dass etwas nicht in Ordnung ist: Sie sollen fliehen oder, wenn möglich, Hilfe holen. So ähnlich ist es mit Wut. Wut hilft Ihnen, zu kämpfen und zu versuchen sich zu wehren.

Wenn man sich die Emotionen genauer anschaut, dann gibt es eigentlich keine negativen oder „schlechten" Emotionen.

Angst z. B. hilft uns, eine gefährliche Situation zu verlassen, und wenn wir in Sicherheit sind, dann gehen diese Angstgefühle wieder zurück. Angst kann uns also helfen, gefährliche Situationen zu erkennen. Wenn Angst aber chronisch und zu intensiv erlebt wird, führt das dazu, dass Menschen in manchen Situationen Angst haben, obwohl es real keinen Grund mehr dafür gibt. Dies passiert häufig, wenn schlimme Dinge, die erlebt wurden, nicht mehr vergessen werden können und alles nur noch mit Angst in Verbindung gebracht wird. Diese Angst, die nicht mehr real ist, fängt an, unseren Alltag zu kontrollieren und uns zu schaden.

Gefühle helfen uns dabei, zu erkennen, ob wir jemanden mögen oder nicht. Wenn aber das Trauma uns täglich umgibt, so haben wir nur noch Gefühle von Misstrauen anderen Menschen gegenüber und glauben, dass die Menschen uns schaden können. Hierdurch haben wir Schwierigkeiten, neue Beziehungen aufzubauen. Viele traumatisierte Menschen fühlen sich chronisch ängstlich, traurig, wütend oder wie betäubt und können deshalb die Informationen, die ihre Gefühle ihnen geben, nicht gut nutzen.

Gefühle bewusst wahrnehmen zu können beinhaltet auch die Fähigkeit, positive Gefühle erleben zu können. Und zwischenmenschliche Beziehungen gelingen besser, wenn man mitteilen kann, wie man sich fühlt und was man vom anderen braucht.

Traumatisierte Patienten berichten oft, dass sie nicht sicher sind, was sie fühlen sollen und wie sie mit Gefühlen umgehen sollen. Sie fühlen sich von ihren Gefühlen überwältigt, während andere versuchen, diese zu unterdrücken.

Nach Traumatisierungen haben viele Betroffene oft große Schwierigkeiten mit der Wahrnehmung und Regulation ihrer Gefühle. Gefühle wie Hilflosigkeit, Verlassenheitspanik, Scham, übermäßige Wut, Hass und Aggression kommen oft vor und sind dann Ausdruck der traumatischen Erinnerungen, die einen nicht loslassen. Wenn Sie also manchmal unverhältnismäßig aggressiv oder impulsiv werden, zu schimpfen oder zu schreien beginnen, dann hat das vielleicht gar nichts mit der aktuellen Situation zu tun, sondern mit dem Trauma, das Sie immer noch wütend, aber auch hilflos macht –, ohne es zu wollen und ohne sich dagegen wehren zu können.

Aufgrund der Traumatisierung kann es häufig vorkommen, dass Sie keine Trauer verspüren, um Verluste verarbeiten zu können, keine Wut (oder Ärger) empfinden, um sich in neuen Stresssituationen angemessen verhalten zu können, keine realen Angstsignale wahrnehmen, um zu erkennen, dass z. B. ein Albtraum ein Traum ist und nicht real, keine Freude erleben, dass Sie sich schämen, als sei es Ihre Schuld, dass Ihnen das angetan wurde ...

Folgenden Fragen sollten in der Psychoedukation nachgegangen werden:

Wozu sind Gefühle gut?

- Informieren uns
- Teilen anderen etwas mit
- Treiben uns zu Handlungen an

Wie funktionieren Gefühle?

- Gefühlsnetzwerk
- Auslöser
- Körperempfindungen
- Handlungsimpulse

Wie kann ich gegensteuern?

- Anders denken
- Anders sprechen
- Anders handeln

Modul 8: Medikamente

Beschreibung:

In diesem Modul sollen laiengerecht die Wirkung von Medikamenten und die Nebenwirkungen der Medikamenteneinnahme bei einer Traumafolgestörung erklärt werden.

Beispiel

In manchen Fällen kann es notwendig sein, dass in der Therapie auch Medikamente eingesetzt werden, z. B. zur Senkung von Angst und Überaktivität und zur Behandlung weiterer Begleitsymptome, wenn die Psychotherapie zunächst nicht möglich ist oder nicht die erwünschten Erfolge erzielt. Als Ersatz für eine Therapie dienen Medikamente jedoch nie. Es ist sehr wichtig, dass Sie die Anweisungen des Arztes unbedingt befolgen und nicht einfach selbst die Menge der einzunehmenden Medikamente erhöhen oder verringern!

Psychopharmaka

Psychopharmaka sind Substanzen, die das menschliche Erleben und Verhalten beeinflussen („psychotroper Effekt“) und zu therapeutischen Zwecken eingesetzt werden. Sie sind also keine Genuss- oder Rauschmittel. Reine Schmerzmittel werden üblicherweise nicht zu den Psychopharmaka gerechnet.

Wie wirken Psychopharmaka?

Nach Aufnahme in den Körper erreichen die Substanzen über die Blutbahn ihren Wirkungsort, die Nervenzellen im Gehirn. Die Übertragung elektrischer Erregungsimpulse von einer Nervenzelle auf die andere erfolgt auf chemischem Weg durch Überträgersubstanzen (Neurotransmitter, Botenstoffe), deren Konzentration und Verfügbarkeit bei bestimmten psychischen Erkrankungen gestört ist. So stehen etwa bei schweren Depressionen die Neurotransmitter Noradrenalin und/oder Serotonin nicht ausreichend zur Verfügung. Hier setzen die Psychopharmaka mit unterschiedlichen Wirkungsmechanismen an.

Man spricht von „erwünschten“ und „unerwünschten“ Wirkungen statt von Haupt- und Nebenwirkungen, weil sich diese Einstufung je nach Situation ändern kann.

Viele Psychopharmaka haben eine unspezifisch beruhigende, das Zentralnervensystem dämpfende Wirkung, der Mediziner spricht hier von „Sedierung“. Dieser Effekt hat jeweils zwei Seiten: schlafanstoßend, aber müde machend; ängstigend, aber gleichgültig machend; beruhigend, aber verlangsamend etc.

Behandlung mit Psychopharmaka

Es wäre allzu vereinfacht, wollte man psychische Störungen auf den Mangel oder Überschuss an Neurotransmittern in bestimmten Hirnarealen reduzieren. Dementsprechend kann die Therapie auch nicht in einem medikamentösen Ausgleich einer solchen hypothetischen „Stoffwechselstörung im Gehirn“ bestehen. Vielmehr sind Psychopharmaka wirkungsvolle Hilfsmittel im Rahmen einer Therapie, die auf die verschiedenen Ebenen der Störung eingehen.

So wird es etwa bei einem Patienten mit einer Posttraumatischen Belastungsstörung sinnvoll sein, seine Hauptsymptome Schlafstörung, Schreckhaftigkeit und Unruhe durch Medikamente zu dämpfen, um damit eine psychotherapeutische Bearbeitung des traumatischen Erlebnisses zu ermöglichen.

Hierzu ist eine gemeinsame Entscheidungsfindung zwischen Arzt (und seinen Helfern) und Patient (und seinen Angehörigen) nötig, die eine angemessene Information des Patienten einschließt.

Auswirkungen von Psychopharmaka auf verschiedene Lebensbereiche müssen miteinander diskutiert werden, etwa Verkehrstauglichkeit, Einschränkungen am Arbeitsplatz (Arbeiten an Maschinen, auf Leitern und Dächern etc.), Sexualität, sichtbare und damit möglicherweise stigmatisierende unerwünschte Wirkungen.

Eine besonders kritische und differenzierte Anwendung ist bei Kindern und alten Menschen und in der Schwangerschaft notwendig.

Beruhigungs- und Schlafmittel, angstdämpfende Mittel (Benzodiazepine)

Beruhigungsmittel (engl.: Tranquilizer, lat.: Tranquillantien), Schlafmittel (griech.: Hypnotika), angstdämpfende Substanzen (lat.: Anxiolytika) sind trotz unterschiedlicher therapeutischer Einsatzgebiete in einer Gruppe zusammengefasst, da es sich um eine chemisch einheitliche Gruppe handelt, die „Benzodiazepine" (oder dazu analoge Substanzen).

Erwünschte Wirkungen

- Eine als angenehm erlebte Entspannung (man wird ruhiger, gleichgültiger, gelassener und weniger ängstlich)
- Schlafanstoßende bis schlaferzwingende Wirkung
- Muskelentspannend, u. a. bei neurologischen Erkrankungen (allerdings erhöht sich unter Benzodiazepinen das Risiko an nächtlichen Stürzen bei alten Menschen)
- Antiepileptische Wirkung, also gegen epileptische Krampfanfälle

Die einzelnen Benzodiazepine unterscheiden sich vor allem in ihrer zeitlichen Wirkung, also dadurch, dass sie schneller oder langsamer an ihren Wirkungsort im Gehirn gelangen und dort kürzer oder länger aktiv sind. Ein Schlafmittel etwa soll rasch wirken und am nächsten Morgen abgebaut sein. Von einem angstdämpfenden oder antiepileptischen Mittel wünscht man sich dagegen einen kontinuierlichen Schutz. Darüber hinaus sind die Unterschiede im Wirkungsprofil nicht ausgeprägt, auch wenn die Werbung dies suggerieren möchte, um sich von Konkurrenzpräparaten abzuheben.

Benzodiazepine haben ein breites Einsatzgebiet: als Schlafmittel, als angstdämpfende Substanzen und als Beruhigungsmittel. Da die unspezifischen Symptome Schlaflosigkeit, Angst und Unruhe bei vielen psychischen Erkrankungen auftreten, können Benzodiazepine (und analoge Substanzen) in vielen Fällen angewendet werden.

Unerwünschte Wirkungen

Benzodiazepine (und Analogpräparate) weisen eine große „therapeutische Breite" auf, d. h., es besteht ein weiter Spielraum zwischen der Minimaldosis, die für eine Wirkung benötigt wird, und einer Dosis, bei der sich Vergiftungserscheinungen bemerkbar machen. Früher verwendete Beruhigungs- und Schlafmittel waren in dieser Hinsicht problematischer und sind daher weitgehend vom Markt verschwunden.

Eine wichtige unerwünschte Wirkung, die den Einsatz von Benzodiazepinen zeitlichen Grenzen unterwirft, ist das Abhängigkeitspotenzial: Ohne dass man eine exakte Grenze angeben könnte, stellen sich nach einigen Wochen bis Monaten Entzugserscheinungen ein, d. h., der Patient schläft ohne Medikament unruhiger, fühlt sich ängstlicher oder angespannter, zeigt also oft genau die Symptome, deretwegen er das Medikament eingenommen hat. In dieser Situation ist fast kaum zu unterscheiden, ob die Erkrankung noch aktiv ist oder der Entzug unter dem gleichen Erscheinungsbild auftritt. Bei ausgeprägter körperlicher Abhängigkeit können schwere Entzugserscheinungen bis hin zu Delir und Krampfanfällen auftreten, wie man es vom Alkohol kennt; zudem hält das Entzugssyndrom länger als beim Alkohol an.

Die Anzahl der Benzodiazepin-Abhängigen wird in Deutschland auf 1,1 bis 1,2 Millionen geschätzt (Deutsche Hauptstelle für Suchtfragen 2013) (zum Vergleich: Die Zahl der Alkoholabhängigen wird mit ca. 1,7 Millionen angegeben). Unter den Medikamentenabhängigen findet sich ein höherer Anteil Frauen als Männer mit überproportional vielen Menschen über 60 Jahren.

Benzodiapezine werden von Alkohol- und Drogenabhängigen zum Teil als Ersatzstoff eingesetzt, um (geplante oder erzwungene) Abstinenzphasen zu überbrücken; das Abhängigkeitspotenzial von Benzodiazepinen ist dem Alkohol vergleichbar und geringer als bei Tabak, aber stärker als bei Cannabis (Nutt et al. 2007). Eine große Krankenversicherung berichtet, dass mehr als 13 % ihrer alkoholkranken Versicherten im Verlauf eines Jahres Benzodiazepine verordnet bekamen, während der Gesamtschnitt der Versicherten nur bei knapp 5 % lag (Glaeske und Schicktanz 2011).

Im Gegensatz zum Alkohol tritt bei Benzodiazepinen nur eine geringe „Toleranzentwicklung“ auf, d. h., die Dosis, die eine Wirkung erzielt, muss nicht im Lauf der Zeit immer weiter gesteigert werden.

Ein rascher Wirkungseintritt, wie er vor allem zur Therapie von Angstanfällen und bei Schlafmitteln erwünscht ist, scheint das Risiko einer psychischen Abhängigkeit zu erhöhen.

Andere Beruhigungs- und Schlafmittel

Die Wirksamkeit pflanzlicher Mittel wie Baldrian, Hopfen oder Melisse ist erwiesen, wenn auch weniger ausgeprägt als bei den genannten chemischen Substanzen; häufig stellen sie aber für Patienten mit nicht allzu ausgeprägter Symptomatik durchaus eine diskutable Alternative zu den Benzodiazepinen dar.

Antidepressiva

Erwünschte Wirkungen

Antidepressiva sind keine „Gute-Laune-Pillen“, sie haben also keine euphorisierende Wirkung wie etwa der Alkohol. Der spezifisch depressionslösende Effekt wirkt sich nur auf mittelschwere und schwere Depressionen – gleich welcher Ursache – aus. Daneben helfen sie bei Angst- und Zwangsstörungen und weiteren Syndromen, z. B. im Rahmen einer Schmerztherapie, so dass die Bezeichnung „Antidepressiva" eigentlich zu eng ist (Finzen 2007).

Neben dem stimmungsaufhellenden Effekt haben manche Substanzen einen sedierenden oder einen antriebssteigernden Effekt; beide können je nach Einzelfall hilfreich oder hinderlich sein: So kann die Antriebssteigerung den Depressiven dabei unterstützen, seiner Arbeit nachzugehen und so seine Tagesstruktur aufrechtzuerhalten, oder sich in vermehrter Unruhe und Schlafstörungen äußern.

Wichtig für den Patienten ist, dass der antidepressive Effekt erst verzögert einsetzt, meist erst nach ein bis zwei Wochen, so dass Geduld wichtig ist, umso mehr, als sich unerwünschte Wirkungen ggf. schneller bemerkbar machen.

Antidepressiva machen nicht abhängig und unterliegen keiner Toleranzentwicklung, auch wenn das Absetzen bei längerer Einnahme vorsichtig erfolgen soll.

Unerwünschte Wirkungen

Unerwünschte Wirkungen treten vor allem zu Beginn der Therapie und oft vor dem antidepressiven Effekt auf, was die Compliance (Therapietreue, Mitarbeit des Patienten) vor besondere Belastungen stellen kann; sie bilden sich nicht selten nach einer Eingewöhnungszeit zurück.

Unter den zahlreichen Nebenwirkungen, die eine zuverlässige ärztliche Kontrolle erfordern, seien wegen ihrer Relevanz oder Häufigkeit hervorgehoben:

- Antidepressiva sind toxische (giftige) Substanzen, die bei Überdosierungen in suizidaler Absicht zu lebensbedrohlichen Zuständen führen können.
- Verstopfung, Mundtrockenheit, Schwindel und Gewichtszunahme können das beeinträchtigte Körpererleben Depressiver weiter belasten und damit die Einnahme der Medikamente erschweren.
- Nach längerer Einnahme soll ein Beenden stufenweise und über längere Zeiträume erfolgen, um Absetzeffekte wie Stimmungsschwankungen, Unruhe, Konzentrationsstörungen, Schwindel etc. zu vermeiden.

Die Bedeutung begleitender therapeutischer Gespräche ist an dieser Stelle offenkundig.

Hinsichtlich des Wirkungsmechanismus an der Nervenzelle und der chemischen Zusammensetzung gibt es sehr unterschiedliche Präparate, die entsprechend heterogene und im Einzelfall nicht vorhersagbare Nebenwirkungsprofile aufweisen; daher kann ein auch mehrfacher Wechsel der Substanzen notwendig werden.

Phasenprophylaktika

Bei der so genannten bipolaren affektiven Störung (früher: manisch-depressive Erkrankung, Zyklothymie) treten manische und depressive Phasen auf. Durch eine niedrig dosierte Langzeittherapie (über Jahre) ist es möglich, die Häufigkeit derartiger Krankheitsphasen zu reduzieren (Rückfall-Prophylaxe). Die auch verwendete Bezeichnung „Stimmungs-Stabilisierer" *(mood stabilizer)* suggeriert zu Unrecht, die Medikamente dieser Gruppe würden ausgeglichener machen und alltägliche Stimmungsschwankungen vermindern. Dies ist nicht der Fall; lediglich Krankheitsphasen mit extremen Stimmungsausschlägen sind das Zielsymptom.

Hauptvertreter dieser Gruppe ist Lithium (z. B. Quilonum®). „Nach Aussage des führenden Verfechters der Lithiumtherapie steht heute etwa ein Promille der Bevölkerung der Industrienationen unter Lithium-Medikation, wobei das Auftreten von erneuten Episoden um 60 % reduziert wird und knapp die Hälfte der Patienten keine erneuten Krankheitsepisoden mehr erlebt. Bei 25 % der Lithiumnutzer gibt es allerdings keine Besserung unter der Medikation" (Greve et al. 2012:54).

Lithium hat eine geringe therapeutische Breite, d. h., der Abstand zwischen einer minimal wirksamen Dosis und der Grenze zu beginnenden Vergiftungserscheinungen ist nicht groß. Dementsprechend muss das Medikament sehr regelmäßig und zuverlässig eingenommen werden. Vorteilhaft ist, dass man den Blutspiegel kontrollieren kann, was entsprechend regelmäßig geschehen muss.

Neben der Gefahr einer Überdosierung – vor allem durch stärkerem Flüssigkeitsverlust bei Hitze, Sport, Fieber etc. – treten nicht selten recht verschiedenartige Nebenwirkungen auf, die eine gute Kooperation zwischen Arzt und Patient erfordern (vor allem Zittern, Durchfall, Gewichtszunahme, Schilddrüsenstörungen).

Neben Lithium werden auch Mittel gegen epileptische Krampfanfälle zur Phasenprophylaxe eingesetzt, z. B. Carbamazepin (Tegretal®). Die Wirkungsmechanismen sind in beiden Fällen bislang nicht bekannt.

Neuroleptika, Antipsychotika

Der Einsatzschwerpunkt dieser Medikamentengruppe sind psychotische Erkrankungen.

Erwünschte Wirkungen

Neuroleptika haben einen reizabschirmenden Effekt: „Alle Wahrnehmungen erscheinen abgeschwächt und auf Abstand gerückt. Das betrifft sowohl das Hören, Sehen, Riechen, Schmecken und Fühlen als auch die Wahrnehmung der eigenen Gedanken und Gefühle. Es ist, als ob man unter einer Glasglocke sitzt – alles wird weniger intensiv und weniger unmittelbar empfunden." (Greve, et al 2012: 85)

Diese antipsychotische Wirkung soll Wahngedanken und Halluzinationen in den Hintergrund treten lassen und dem Patienten die Möglichkeit einräumen, seine Wahrnehmungen und Denkprozesse neu zu ordnen. Wahngedanken und Halluzinationen werden also nicht selektiv herausgefiltert oder gelöscht. Meistens wird diese Reizabschirmung von den Patienten nicht als angenehm, sondern eher als einengend und lähmend empfunden.

Je nachdem, wie stark dieser Effekt beim einzelnen Präparat ausgeprägt ist, spricht man von hoch-, mittel- und niederpotenten Neuroleptika.

Eine zweite Wirkung der Antipsychotika besteht in einer Sedierung, d. h., der Patient fühlt sich müde, erschöpft, gleichgültig. Damit können auch schwere Erregungszustände gedämpft werden. Überraschenderweise sind die beiden Effekte gegenläufig, d. h., hochpotente Neuroleptika sind kaum sedierend, haben aber einen ausgeprägten „Glasglockeneffekt", niederpotente sedieren stark, sind aber nur bei hohen Dosierungen antipsychotisch wirksam.

Wie die Antidepressiva haben die Antipsychotika kein Abhängigkeitspotenzial und führen nicht zu einer Toleranzentwicklung.

Unerwünschte Wirkungen

Unter den zahlreichen Nebenwirkungen, die eine zuverlässige ärztliche Kontrolle erfordern, seien wegen ihrer Relevanz oder Häufigkeit hervorgehoben:

- Bewegungsstörungen, genauer: Störungen des extrapyramidal-motorischen Systems (EPS), das die unwillkürliche Bewegungskoordination steuert.
- Augenfällig ist ein dosisabhängiges Bewegungsbild wie bei einer Parkinson'schen Krankheit, das „Parkinsonoid": Muskelsteifigkeit, so dass ein plumpes, schiebendes, gebeugtes Gangbild entsteht, die Bewegungen werden plumper und roboterhaft, dementsprechend ist die Gesichtsmimik reduziert und weniger ausdrucksstark. Vermehrter Speichelfluss und Zittern der Hände kommen häufig hinzu. Diese Störung tritt einige Tage nach Beginn der Behandlung in höheren Dosierungen auf. Ein Medikament (Biperiden, Akineton®) kann diese Beschwerden lindern.
- Einige Patienten spüren nach ein bis zwei Wochen eine unangenehme Unruhe in den Beinen, so dass sie die Beine bewegen, aus dem Sitzen aufstehen („Sitzunruhe") oder im Stehen hin- und hertrippeln müssen.
- Muskelverkrampfungen im Bereich des Schultergürtels, der Zunge oder der Augenmuskeln zu Behandlungsbeginn (Frühdyskinesien) oder Tic-artige Bewegungsstörungen nach monate- bis jahrelanger Einnahme (Spätdyskinesien) sind möglich.
- Vegetative Nebenwirkungen, wie sie bei den Antidepressiva beschrieben wurden, können auch hier auftreten: Verstopfung, Mundtrockenheit, schnellerer Herzschlag, niedriger Blutdruck und Gewichtszunahme.

- Selten, aber gefährlich sind Schäden an den weißen Blutkörperchen, so dass regelmäßige Laborkontrollen nötig sind.

Dosisanpassungen und Wechsel auf ein Medikament mit anderer chemischer Zusammensetzung sind oft unvermeidlich. In den letzten 20 Jahren sind Neuroleptika entwickelt worden, die weniger Bewegungsstörungen induzieren, dafür aber hinsichtlich Gewichtszunahme und Blutbildschäden problematischer sind, sog. „atypische Neuroleptika“.

Insgesamt treten sehr unterschiedliche unerwünschte Wirkungen auf, die einer guten Zusammenarbeit zwischen Arzt und Patient bedürfen – eine angesichts der Krankheitsbilder mit vermindertem Antrieb, Depressivität und beeinträchtigter Wahrnehmung schwierige Aufgabe für beide Seiten.

Eine besondere Zubereitungsform der Neuroleptika sind Depotspritzen, die über einen Zeitraum von ein bis vier Wochen das Medikament gleichmäßig aus einem intramuskulären Depot freisetzen und dem Vergessen der Tabletteneinnahme und schwankender Behandlungsmotivation entgegenwirken können, andererseits aber auch das Medikament und seine Dosierung für eine gewisse Zeit unkorrigierbar festlegen.

Praktische Hinweise

Der Umgang mit Psychopharmaka stellt für Patienten oft eine schwere Aufgabe dar, vor allem bei längerem Krankheitsverlauf:

- Außer bei den Benzodiazepinen lässt die spezifische Wirkung – sei sie stimmungsaufhellend wie bei den Antidepressiva, sei sie erlebnisdistanzierend wie bei den Neuroleptika – auf sich warten und wird weniger als angenehme Entlastung erlebt wie bei den Benzodiazepinen, deren Abhängigkeitspotenzial jedoch in der Regel nur eine kurze Anwendung gestattet. Die unerwünschten Wirkungen dagegen werden ggf. recht bald spürbar.
- Oft empfinden die Betroffenen sich selbst nicht als krank, sondern z. B. als schuldhafte Versager (Depression) oder von außen beeinträchtigt (Psychose, Angsterkrankung) und erleben den Gedanken an Krankheit zunächst als zusätzliche Entwertung oder Bedrohung statt als Entlastung.
- Ohne ein Mindestmaß an Krankheitseinsicht ist eine Behandlung mit Psychopharmaka jedoch außerhalb einer gesetzlichen Unterbringung in einer geschlossenen Einrichtung nicht realisierbar.
- Auch bei Krankheitseinsicht stellt die Krankheit selbst häufig ein Hindernis dar, Hilfe zu suchen und anzunehmen: Der Depressive mag sich als aussichtslosen oder selbst verschuldeten Fall sehen, der Angstpatient sich schämen, seine durchaus als irrational erkannten Ängste zu äußern, der Süchtige sich schwer entschließen können, auf sein Suchtmittel nachhaltig zu verzichten und sich selbst diesen Ausweg abzuschneiden usw.

- Schließlich erinnert die tägliche Einnahme von Medikamenten an die Krankheit und die damit oft verbundenen schlimmen Erlebnisse und Ängste und trägt dadurch nicht gerade zur Ermutigung bei. Die nicht seltenen unerwünschten Medikamentenwirkungen tun ein Übriges und schlagen in dieselbe Kerbe.

Dementsprechend ist eine Vertrauensbeziehung zwischen behandelndem Arzt und Patient zentral, um diese Schwierigkeiten abzumildern und eine Behandlung möglich zu machen – eine oft nicht leichte Aufgabe.

Eine heimliche Medikamentengabe, auf die verzweifelte Angehörige manchmal zurückgreifen möchten, verbietet sich nicht nur aus ethischen Gründen: Der Betroffene spürt in der Regel die (erwünschten und unerwünschten) Wirkungen und verliert das Vertrauen zu einer unterstützenden Umgebung. Das gleiche gilt für eine Gabe von Depot-Neuroleptika, mit der der Patient nicht einverstanden ist: Die Grundlage der Behandlung wird dann gefährdet.

Modul 9: Religion, Kultur und psychiatrische Erkrankungen

Beschreibung:

Religion und Kultur haben in traditionellen Gesellschaften einen erheblichen Einfluss auf das alltägliche Leben der Familie. Diese wiederum bestimmen das Denken, die Emotionen und das Verhalten. Mittels Ritualisierungen und Zeremonien wird so versucht, psychische Erkrankungen zu verstehen und zu heilen. Die Erfassung individueller und kultureller Ressourcen, die für eine Verhaltensänderung der Teilnehmenden eingesetzt werden, kann die Behandlung positiv beeinflussen.

Erlebt ein gläubiger Mensch durch eine Krankheit seine Schwächen und Grenzen, kann dies eine Gelegenheit für ihn sein, seinem Schöpfer näher zu kommen. Dies wiederum kann dem Patienten dabei helfen, durch seinen Glauben an seinem Verhalten zu arbeiten, um gesund zu werden. Der Glaube an die „Vorhersehung" Gottes und seine Vorherbestimmung beeinflussen möglicherweise die Haltung des einen oder anderen Patienten der Psychotherapie gegenüber.

Die religiöse und spirituelle Intervention und Psychoedukation sollte aber ausschließlich ein psychosoziales Ziel, die Heilung des Patienten, verfolgen.

Themen, die diskutiert werden:

- Bestimmt Qadar (Schicksal) unsere Krankheit oder kann ich selbst etwas tun, um gesund zu werden?
- Welche Heilungsmethoden gibt es in Ihrer Kultur?
- Was machen die Familien, Verwandte und Bekannte, wenn jemand krank wird?

Für die Gruppenleitenden: Kollektives Gesundheitsmanagement

Menschen aus traditionellen Familien sind heute noch in der Regel von einer kollektivistischen Denkweise geprägt, in der persönliche Wünsche, Interessen und Beschwerden eines Einzelmitglieds als sekundär betrachtet werden. Harmonie und Sicherheit in der Familie und der Peergroup sind wesentlich wichtiger als die individuelle Autonomie. Das einzelne Individuum sieht sich als Teil einer Solidargemeinschaft, aus der sich die entsprechenden Aufgaben und Pflichten ergeben. Seine Hauptaufgabe ist es, dafür zu sorgen, dass der Solidargemeinschaft, insbesondere der Kern- und Großfamilie, kein Schaden zugefügt wird. So können z. B. bei einer psychischen Erkrankung von einem Mitglied dieser Familie persönliche Gefühle und Beschwerden nicht geäußert werden, um möglicherweise die Familie nicht zu belasten oder aus der Angst, ihr zu schaden (Kizilhan und Klett 2022). Dieses kollektive Gesundheitsmanagement versucht dafür zu sorgen, dass die Mitglieder einer Gruppe im Interesse des Kollektivs gesund bleiben. Dies kann aber aus individueller Sicht zunächst dazu führen, dass schwierige und traumatische Themen wie. sexuelle Gewalt und Folter tabuisiert werden, um sich und das Kollektiv vor der „eigenen und kollektiven Entehrung“ zu schützen. In diesem kollektiven Gesundheitsmanagement spielen immer „kollektiv-dysfunktionale Kognitionen“ des „Ehrverlustes“ und die Angst vor einer möglichen Zerstörung der Gesamtfamilie und Ausgliederung durch die Herkunftsgemeinschaft eine wichtige Rolle. Als radikalste Form, was aber nicht auf die gesamte Gesellschaft zu verallgemeinern ist, seien hier schlagwortartig u. a. „traditionelle Heirat“, „Zwangsheirat“ oder „Vergewaltigungen als Ehrverlust des Opfers“ zu nennen.

Von Göttern und Geistern zum psychischen Ich

In den archaischen und antiken Hochkulturen des Mittleren Ostens (babylonisch-assyrische und altägyptische Medizin) beruhte das Verständnis von psychischen Erkrankungen auf magisch-religiösen Vorstellungen. So glaubte man, dass Psychosen durch Geister verursacht würden bzw. als Strafe für die Beleidigung von Göttern zu deuten seien (Kirmayer 2008; Kizilhan 2012).

Die Babylonier glaubten, dass psychische Beschwerden u. a. die Folge einer moralischen Verfehlung seien, für die die Gottheit die Seele fordere. Religiöse Waschungen, Gebete, Besuche von Heiligtümern und Opfergaben ergänzten die magischen Handlungen, um die Götter zu besänftigen. Dadurch spezialisierten sich die sog. Priesterärzte oder Wunderheiler nicht nur auf magische Rituale, sondern auch auf spezielle Therapieverfahren (medikamentöse Behandlung, Massagetechniken, Verzehr von bestimmter Nahrung etc.) (Kizilhan 2009).

Modul 10: Zeit nach der Therapie

Beschreibung:

Mit den Teilnehmenden soll detailliert und wenn nötig über mehrere Sitzungen die Zeit nach der Behandlung besprochen werden. Die Teilnehmenden sollen wissen, wie sie ihre vorhandenen Ressourcen einsetzen, selbst mit Krisen umgehen und Hilfe und Unterstützung holen können.

Folgende Fragen sollten u. a. besprochen werden:

- Wie können Sie erkennen, dass es Ihnen nicht gut geht, und was können Sie dagegen tun?
- Was gibt Ihnen Kraft?
- Was können Sie besonders gut?
- Was können Sie gegen die auftretenden negativen Bilder machen?
- Haben Sie positive Bilder, die diese ersetzen können?
- Was können Sie gegen die ständig wiederkehrenden unangenehmen Gedanken und ständiges Grübeln machen?
- Haben Sie einen Wochenplan?
- Welchen Aktivitäten werden Sie nachgehen (Freunde treffen, Sport, Kino etc.)
- Wo können Sie Hilfe bekommen?

In der letzten Phase der Behandlung wird der Patient auf die Zeit nach der Therapie vorbereitet. Ein wichtiges Ziel ist es, dass der Betroffene wieder in ein normales Leben zurückfinden und seinen Alltag bewältigen kann. Sobald der Patient sich sicher und stabil fühlt, die Intrusionen und unkontrollierten Stress- und Angstgefühle deutlich abgenommen haben, kann die eigentliche Therapie beendet werden. Vor dem Ende der Therapie bespricht der Betroffene jedoch gemeinsam noch einmal mit dem Psychotherapeuten, wie mit evtl. wieder auftretenden Symptomen und mit Erinnerungen an das Trauma umgegangen werden kann.

Gemeinsam mit dem Therapeuten werden Nachbehandlungsmöglichkeiten zusammengestellt. In vielen Fällen empfiehlt es sich zum Beispiel, sich einer Selbsthilfegruppe anzuschließen oder beispielsweise ergotherapeutische Angebote, etwa. zum Training von Ausdauer und Belastbarkeit, über die Psychotherapie hinaus wahrzunehmen. Auch das Erlernen von Entspannungsübungen kann sinnvoll sein.

Entspannungsverfahren PMR

Bei diesem Entspannungsverfahren geht es darum, dass richtig geatmet wird und verschiedene Muskeln des Körpers angespannt und wieder entspannt werden. Dies kann helfen, Stress, körperliche Anspannung oder Grübelneigungen zu reduzieren.

Im Folgenden finden Sie eine kurze Anleitung, die Sie aber jederzeit auf andere Muskelbereiche des Körpers erweitern können.

Vorbemerkung:

Für die Teilnehmenden erkläre ich zu Beginn zwei Dinge:

- das „Entspannungssignal“, ein selbstgewählter Begriff, der zu der Person passt, um zu entspannen, z. B. locker, leicht, schwer etc., und
- das „Ruhebild“: ein Bild der eigenen Phantasie oder des Erlebens, in dem sich der Betroffene rundum wohl fühlt, fern aller störenden Faktoren. Das Bild sollte nicht an Personen gebunden sein, und wenn man eines gefunden hat, sollte man sich für dieses entscheiden und nicht zwischen verschiedenen Bildern hin- und herwechseln.

Wenn diese beiden Bedingungen erfüllt sind, kann begonnen werden.

Beispiel

Die Form des Sitzens: Wir nehmen die gesamte Sitzfläche ein, lehnen uns an die Sitzlehne an, stellen die Beine schulterbreit auseinander, um sie nicht zusammenhalten zu müssen. Die Beine stehen rechtwinkelig auf dem Boden, die Hände liegen auf den Oberschenkeln, der Kopf wird zwischen den Schultern getragen. Wir schließen die Augen und versuchen den Kopf zwischen den Schultern durch ganz feine, langsame Bewegungen auszubalancieren, bis wir keinen Muskelzug mehr spüren. Diese Position suchen wir nach den Anspannungsübungen immer wieder auf, ebenso wie wir jedes Mal danach darauf achten, dass die Zunge im Mund und der Unterkiefer locker sind. Wir achten auf den Atem, wie er wie von selbst, ohne unser Zutun ein- und ausfließt.

[Drei Atemzüge]

Dann beginnen wir mit der ersten Übung, indem wir die Hände zur Faust ballen und in den Armen beugen mit einer mäßigen Spannung, ohne zu verkrampfen und ohne mit dem Atem zu stocken – halten die Spannung einen Moment und geben uns mit dem nächsten Ausatmen das Entspannungssignal, gehen wieder behutsam in die Ausgangsposition zurück, achten kurz auf Kopf, Kiefer und Zunge und fühlen uns dann ein in die Muskeln, die wir gerade angespannt haben: die Brustmuskeln, die Oberarmmuskeln, die Unterarmmuskeln und die Hände …

[Fünf Atemzüge]

…und gehen jetzt ins Ruhebild: Wir versuchen, uns mit allen Sinnen vorzustellen, was es da wahrzunehmen gibt.

[Zehn Atemzüge]

Wir kommen jetzt zur zweiten Übung: Zu den Schultern: Wir ziehen die Schultern nach vorne, dann ziehen wir sie nach hinten, indem wir die Schulterblätter zusammendrücken. Im Liegen drücken wir die Schulterblätter fest gegen den Boden, dann lassen wir wieder locker und heben die Schultern Richtung Ohrläppchen … [Ein Atemzug] …dann lassen wir wieder locker und senken die Schultern Richtung Gürtel, dann lassen wir wieder locker und ziehen die Schultern nach vorne wie zu Beginn und geben uns jetzt das Entspannungssignal [Anmerkung: Also jede Anspannung über einen Atemzug]

Wir achten kurz auf Kopf, Kiefer und Zunge und fühlen uns dann ein in die Muskeln, die wir gerade angespannt haben: die Brustmuskeln, die oberen Rückenmuskeln und die Schultermuskeln.

[Fünf Atemzüge]

Wir überspringen jetzt das Ruhebild und kommen zur dritten Übung. Zum Kopf- Halsbereich, indem wir den Kopf nach vorne beugen mit dem Kinn auf die Brust mit mäßiger Spannung ...

[Ein Atemzug]

...dann den Kopf wieder in die Ausgangsposition bewegen, dann auf die linke Schulter beugen und auf die rechte Schulter beugen/im Liegen auch gegen die Matte drücken, aber im Sitzen nicht den Kopf nach hinten beugen.

Schließlich gehen wir wieder in die erste Position, indem wir das Kinn nochmals auf die Brust drücken und geben uns jetzt das Entspannungssignal, achten kurz auf die Position des Kopfes, die Lockerheit von Zunge und Kiefer und fühlen uns dann in die Muskeln des Halses ein.

[Fünf Atemzüge]

Dann gehen wir wieder ins Ruhebild.

[Zehn Atemzüge]

Dann kommt die nächste Übung, die Beine. Wir fangen mit den Zehen an, indem wir die Zehen Richtung Nasenspitze heben, dann entgegengesetzt von uns weg strecken, dann die Füße, nicht die Beine, sondern die Füße, Richtung Nase heben und dann entgegengesetzt von uns weg strecken, dann die Beine a) im Sitzen: In den Kniegelenken strecken unter Anspannung der Bauchmuskulatur, ohne mit dem Atem zu stocken b) die Beine unter Anspannung der Bauchmuskulatur von der Matte abheben [einen Atemzug lang], dann geben wir uns das Entspannungssignal. Wir achten wieder auf die Mitanspannung von Zunge, Kiefer und Kopf und achten jetzt auch auf die Hände, die bei dieser Übung oft mit angespannt werden, und fühlen uns dann ein in die Bauchmuskeln, die Beckenmuskeln, die Oberschenkel, die Waden, die Füße. Zwischen diesen Aufzählungen jeweils einen Atemzug Pause machen.

[Fünf Atemzüge]

Jetzt gehen wir ins Ruhebild.

[Zehn Atemzüge]

Wir kommen jetzt zur letzten Anspannung, zum Gesicht, indem wir die Augenbrauen heben, dann Sorgenfalten auf der Stirn machen, dann den Mund so spitz wie möglich machen, dann ihn so breit wie möglich machen, die Zähne zusammenbeißen, dann die Zunge gegen den Kiefer pressen, dann die Augen so weit aufreißen wie möglich und dann sie fest schließen; jetzt geben wir uns das Entspannungssignal, achten darauf, ob alles locker ist und fühlen uns dann ein in die vielen Gesichtsmuskeln, die wir gerade angespannt haben.

[Fünf Atemzüge]

Wir gehen jetzt mir unserer Aufmerksamkeit zu unserem Atem zurück. Mit jedem Ausatmen kommen wir tiefer und tiefer in die Entspannung. Gedanken oder Geräusche, die uns ablenken, lassen wir einfach zu, das macht nichts, wir lassen sie kommen und gehen wie vorbeiziehende Wolken am Himmel, widmen uns wieder unserem Atem und kommen tiefer und tiefer in Entspannung.

[20 Atemzüge je nach Atemtempo evtl. auch weniger und dann ganz leise]

Während wir noch in der Entspannung bleiben, sage ich Ihnen jetzt schon mal, wie sie später dort wieder herauskommen werden: Sie werden als erstes die Finger bewegen, dann die Arme und Beine bewegen, dann die Augen öffnen und sich ausgiebig dehnen und räkeln. Aber zunächst genießen Sie noch einen Augenblick das angenehme Gefühl, entspannt zu sein.

[Weitere fünf bis zehn Atemzüge]

Kommen Sie bitte jetzt langsam und sorgfältig aus ihrer Entspannung heraus und räkeln Sie sich ausgiebig, um wieder frisch und wach zu werden.

[Ende]

13. Schlussbetrachtung

Die Vergangenheit der Eziden ist nicht erst seit dem Genozid 2014 von Flucht, Gewalt und Zwangsislamisierung geprägt. Die Vergangenheit ist in der ezidischen Gesellschaft allgegenwärtig; die Erinnerungen daran spielen immer noch eine zentrale Rolle im alltäglichen Leben der Gemeinschaft. Die Zwangsislamisierung, die Ausgrenzung durch die eigenen kurdischen Landsleute und die spürbare Gefahr des Aussterbens sind Bestandteile der Erinnerungen von Eziden. Die Allgegenwärtigkeit des Islam und die Angst vor dem radikalen Islam sind bei den Eziden im Alltagsdiskurs immer wieder zu finden. Ausgrenzung, Armut, niedrige Bildung und Flucht führen zu einer ständigen Erinnerung an die eigene oder die von den Vorfahren erlebte Traumatisierung. Der Genozid 2014 hat diese ständig vorhandenen Traumata um ein Vielfaches verstärkt. Dieses Trauma wird noch lange nicht überwunden werden und mehrere Generationen beschäftigen.

Die Gesellschaft, die Gemeinde, die Großfamilie oder die Kernfamilie ist immer Bestandteil der Erinnerungen, so auch der traumatischen. Auf Grund der über Jahrhunderte andauernden Ausgrenzung und ständiger Angst über Generationen hinweg hat sich bei den Eziden und vermutlich auch bei Mitgliedern anderer Minderheitenreligionen mit ähnlichen traumatischen Erlebnissen ein Erfahrungsgedächtnis entwickelt, welches durch Erzählungen, Geschichten, Rituale, Gebete, Zeremonien aber auch Verhaltensweisen seit Jahrhunderten weitergegeben wird.

Bei der Erforschung von Erinnerungen an belastende Ereignisse im Zusammenhang mit individuellen und kollektiven Traumata stößt man wiederholt in Bereiche des Undenkbaren vor. Wie können Menschen und deren Vorfahren, die so viel Leid ertragen mussten, überleben und versuchen, heute eine Perspektive für sich zu entwickeln?

Der Psychiater Leo Eitinger (1980), der mit Überlebenden aus Konzentrationslagern gearbeitet hat, beschreibt den grausamen Interessenkonflikt zwischen Opfer und Zuschauer:

„Die Gesellschaft will Krieg und Kriegsopfer vergessen; alles Schmerzhafte und Unangenehme wird unter dem Schleier des Vergessens begraben. Die beiden Gruppen stehen sich von Angesicht zu Angesicht gegenüber; auf der einen Seite die Opfer, die vielleicht vergessen wollen, aber nicht vergessen können, und auf der anderen Seite all jene, die aufgrund starker, oft unbewusster Motive unbedingt vergessen wollen und auch vergessen können. Der Kontrast ist oft für beide Seiten sehr schmerzvoll. In diesem stummen und ungleichen Dialog verliert immer der Schwächere."[13]

Für eine gesunde Kommunikation ist das Funktionieren eines sozialen Netzes auf der Grundlage eines minimalen gegenseitigen Vertrauens notwendig. In Anbetracht des herrschenden sozialen Kontextes im Zusammenhang mit der Vergangenheit der Eziden im Kontakt mit den kurdischen Muslimen, welche die Mehrheit bilden, muss daran gearbeitet werden, dass wieder Vertrauen herrscht. Nur durch Vertrauen in den Menschen und das System kann wieder ein Gefühl von Sicherheit herrschen. Dies ist dann der Beginn von Traumaarbeit und Entwicklung einer Perspektive für das Leben im Herkunftsland.

Um zu überleben, ist eine historische Aufarbeitung der gemeinsamen Vergangenheit, der traumatischen Ereignisse notwendig. Begriffe wie Demokratie je nach kulturellem und religiösem Verständnis, gesellschaftlicher Entwicklung und politischer sowie historischer Erfahrung sind in den verschiedenen Gruppen, die im Nahen und Mittleren Osten existieren, unterschiedlich besetzt. Der innenpolitische Kampf gegen patriarchalische Strukturen, die Ungleichheit der Frau, die Unterdrückung bzw. Verleugnung verschiedener Ethnien sowie das Vorhandensein religiöser Konflikte machen eine demokratische Entwicklung nicht leicht.

In der Diaspora benötigen die Eziden Sicherheit und eine Perspektive, dort ihr Leben und das ihrer Familie aufbauen zu können. Erst in der Ruhephase und bei ausreichender Sicherheit, Stabilität und Orientierung wird eine Traumabehandlung möglich sein, wie wir sie in diesem Buch mit vielen unterschiedlichen Annährungen geschrieben haben.

13 L. Eitinger: »The Concentration Camp Syndrome and Its Late Sequels«, in: J. E. Dimsdale (Hrsg.), Survivors, Victims and Perpetrators, New York, 1980, S. 127–162.

14. Literatur

Abenhaim, L., Dab, W., Salmi, L. R. (1992). Study of civilian victims of terrorist attacks (France 1982–1987). Journal of Clinical Epidemiology, 45, 103–109. London: Elsevier.

Agger, I., Jensen, S. B. (1990). Testimony as ritual and evidence in psychotherapy for political refugees. *Journal of Traumatic Stress,* 3:115–130.

Ai, A.L., Peterson, C., Ubelhor, D. (2002). War-related trauma and symptoms of Posttraumatic stress disorder among adult Kosovar refugees. *Journal of Traumatic Stress,* 15, 2:157–160.

Al-Damalgi, S. (1949). The Yazidis, Mousil: Al-Itihad Press.

Al-Jadan, K. (1960). Cate Among the Yazidis, M. A. Thesis in Rural Sociology. Pennsylvania: The Pennsylvania State University Press.

Al-Samani, A. (1912). *Al Ansab* [Arabic: The Lineage]. Leiden: Brill, E. J. Press.

Aman, H. M. (2009). Effectiveness of Cognitive-Behavioral Therapy on Depressive Symptomatology, Stress and Coping Strategies among Jordanian University Students. *Mental Health Nursing,* 30, 3:188–196.

American Psychiatric Association. Diagnostic and statistical manual of mental disorders: DSM-IV-TR. 4th ed., t. Washington, DC: American Psychiatric Association; 2000.

American Psychiatric Association. Diagnostic and statistical manual of mental disorders (DSM). 5th ed. Washington: American Psychiatric Press.; 2013.

Antons, K. (2000). *Praxis der Gruppendynamik.* Göttingen. Hogrefe.

Assion, H. J. (2005). Migration und psychische Krankheit. In J. Assion (Hrsg.), *Migration und seelische Gesundheit* (S .133–144). Heidelberg: Springer Verlag.

Assmann, A. (1999): Erinnerungsräume. Formen und Wandlungen des kulturellen Gedächtnisses. München: C. H. Beck.

Assmann, A. (2001). „Kollektives Gedächtnis". In: Pethes, Nicolas und Jens Ruchatz (Hg.). Gedächtnis und Erinnerung: ein interdisziplinäres Lexikon (S. 308–310). Hamburg: Rowohlt

Bar-On, D. (1988). Der Holocaust. Familiäre und gesellschaftliche Folgen – Aufarbeitung in Wissenschaft und Erziehung? Ergebnisse eines Internationalen Forschungs-Kolloquiums an der Bergischen Universität – Gesamthochschule Wuppertal. Frankfurt am Main: Campus.

Bar-On, D., Eland, J., Kleber, R. (1998). Multigenerational perspectives on coping with the holocaust experience: an attachment perspectives for understanding the developmental sequelae of trauma across generations. International Journal of Behavioural Development, 22: 315–338.

Bar-Tal, D. (2000). *Shared beliefs in a society: Social psychological analysis.* Thousand Oaks, CA: Sage.

Bär, T. (2011). Psychotherapeutische Versorgung von Menschen mit Migrationshintergrund. *Psychotherapeutenjournal,* 1, S. 5–10.

Barocas, H., Barocas, C. (1979). Wounds of the fathers: The next generation of Holocaust victims. International Review of Psychoanalysis, 5, 331 – 341.

Başoglu, M., Livanou, M., Crnobarić, C., Francisković, T., Suljić, E., Durić, D. (2005). Psychiatric and cognitive effects of war in former yugoslavia: association of lack of redress for trauma and posttraumatic stress reactions. JAMA, 294(5):580–90.

Basoglu, M., Paker, M., Paker, O., Ozmen, E., Marks, I., Incesu, C., Sahin, D., Sarimurat, N. (1994). Psychological effects of torture: a comparison of tortured with nontortured political activists in Turkey. *American Journal of Psychiatry,* 151:76–81. Arlington: American Psychiatric Publishing.

Bauman, Z. (1998). Das Jahrhundert der Lager? In: Dabag, M. und Platt, K. (Hrsg.). Genozid und Moderne – Strukturen kollektiver Gewalt im 20. Jahrhundert (S. 81–99). Opladen: Leske und Budrich.

Baumeister, W. (2007). *Ehrenmorde. Blutrache und ähnliche Delinquenz in der Praxis bundesdeutscher Strafjustiz.* Münster: Waxmann.
Bayer, C. P., Klasen, F., and Adam, H. (2007). Association of trauma and PTSD symptoms with openness to reconciliation and feelings of revenge among former Ugandan and Congolese child soldiers. *Jama* 298, 555–559.
Beaulieu, D. (2010). Impact-Techniken für die Psychotherapie. Heidelberg: Carl-Auer.
Bergman, M. S., Jacovy, M. E. (1982). Generations of the Holocaust. New York: Basic Books.
Bering, S., Zurek, F. (2006). Prävention von psychischen Langzeitfolgen für Opfer von Terroranschlägen. *Zeitschrift für Psychotraumatologie und Psychologische Medizin*, 4. Jg., Heft 1., S. 57–77.
Bongartz, W., Bongartz, B. (2000). *Hypnosetherapie*, 2. Auflage. Göttingen. Hogrefe.
Boos, A. (2005). Kognitive Verhaltenstherapie nach chronischer Traumatisierung. Ein Therapiemanual. Göttingen: Hogrefe.
Bownes, I. T., O'Gorman, E. C. & Sayers, A. (1991). Assault characteristics and posttraumatic stress disorder in rape victims. Acta Psychiatrica Scandinavica, 83, 27–30. North Bridge Road: Blackwell.
Braga, L.L., Mello, M.F., Fiks, J.P. (2012). Transgenerational transmission of trauma and resilience: a qualitative study with Brazilian offspring of Holocaust survivors. BMC Psychiatry, 2012, 12, 134. http://www.biomedcentral.com/1471-244X/12/134 . DOI 10.1186/1471-244X-12-134.
Breslau, N., Chilcoat, H. D., Kessler, R. C. & Davis, G. C. (1999). Previous exposure to trauma and PTSD effects of subsequent trauma: results from the Detroit Area Survey of Trauma. American Journal of Psychiatry, 156, 902–907. Arlington: American Psychiatric Publishing
Breslau, N., Davis, G. C. (1992). Posttraumatic stress disorder in urban population of young adults: Risk factors for chronicity. American Journal of Psychiatry, 149, 67 1–675. Arlington: American Psychiatric Publishing.
Breslau, N., Kessler, R.C., Chilcoat, H.D., Schultz, L.R., Davis, G.C., Andreski, P. (1998). Trauma and posttraumatic stress disorder in the community. *Arch Gen Psychiatry*, 55:626–632.
Brewin, C.R. (2001). Memory processes in posttraumatic stress disorder. International Review of Psychiatry, 13, 159–163. London: Routledge.
Brounéus, K. (2008). Truth Telling as Talking Cure? Insecurity and Retraumatization in the Rwandan Cacaca Courts. Security Dialogue, 39(1), 55–76. DOI 10.1177/0967010607086823.
Brundtland, G. (2002). *Health Situation of Palestinian People Living in the Occupied Palestinian Territory.* Statement by Director-General, World Health Organization. September 27, 2002. Accessed 10/01/2005. Available at www. who.int/mediacentre/news/statements/statements04/en/print.html
Bruner, J. (2004). The Narrative Creation of Self. In L. E. Angus, J. McLeod (Eds.), *The Handbook of Narrative and Psychotherapy* (3–14). Thousand Oaks: Sage Publication.
Caby, A., Caby, F. (2011). *Die kleine Psychotherapeutische Schatzkiste* – Teil 2. Basel: Borgmann Media.
Chalk, F., Kurt, J. (1990). *History and Sociology of Genocide: Analyses and Case Studies*. New Haven: Yale University Press.
Chino, M., DeBruyn, L. (2006). Building True Capacity: Indigenous Models for Indigenous Communities. *American Journal of Public Health* 96(4):596–599.
Chino, M., Debruyn, L. (2006). Building true capacity: indigenous models for indigenous communities. Am J Public Health. 2006;96(4):596-9.
Cienfuegos, A. J., Monelli, C. (1983). The testimony of political repression as a therapeutic instrument. *American Journal of Orthopsychiatry*, 53:43–51.
Cohen, L. J. (1994). Bibliotherapy: a valid treatment modalitiy. *J. Psychosoc Nurs Ment Health* 2: 42–52.
DEUTSCHE HAUPTSTELLE FÜR SUCHTFRAGEN (2013). *Jahrbuch Sucht 2013*. Lengerich: Pabst.
Courtois, C. A., Riley, C. (1992). Pregnancy and childbirth as triggers for abuse memories. Virth, 19(4), 222–3. DOI 10.1111/j.1523-536X.1992.tb00408.x.
Crocq, M. A., Hein, K. D., Duval, F., & Macher, J. P. (1991). Severity of the prisoner of war experience and post-traumatic stress disorder. European Psychiatry, 6(1), 39 – 45. London: Elsevier.

Dallam, S. J. (2010). A model of the Retraumatization Process: A Meta-Synthesis of Childhood Sexual Abuse Survivors' Experiences in Healthcare. Phd Theses: University of Kansas.

Danieli, Y. (1998). *International Handbook of Multigenerational Legacies of Trauma.* New York: Plenum Press.

De Beauvoir, S. *(1976). Ethics of Ambiguity, translated by B. Frechtman, New York: Citadel Press.*

DeBruyn, L., Chino, M., Serna, P., Fullerton-Gleason, L. (2001). Child Mal- treatment in American Indian and Alaska Native Communities: Integrating Culture, History, and Public Health for Intervention and Prevention. *Child Maltreatment* 6(2):89–102.

Deutsche Hauptstelle für Suchtfragen (2013). Jahrbuch Sucht 2013. Lengerich: Pabst.

Dodgson, J., Struthers, R. (2005). Indigenous Women's Voices: Marginaliza- tion and Health. *Journal of Transcultural Nursing* 16(4):339–346.

Dowe, D. (1996). Die Deutschen – ein Volk von Tätern? Bonn: Friedrich-Ebert-Stiftung.

Durkheim, E. (1981). *Die elementaren Formen des religiösen Lebens.* Frankfurt am Main.

Eckart, W. (2010). Brennende Wunden für Generationen – Vor einem Jahr: Phosphor und Gewaltexzess im Gaza. *Trauma und Gewalt*, 1, 4–5.

Ehrensaft, M., Cohen, P., Brown, J., Smailes, E. (2003). Intergenerational Transmission of Partner Violence: A 20-Year Prospective Study. *Journal of Consulting and Clinical Psychology* 71(4):741–753.

Eisenb, L. (2001). From Molecules to Mind. *Eastern Mediterranean Health Journal* 7(3):363–366. Accessed 10/2/05. Available at http://www.emro.who. int / Publications / EMHJ/0703/5Molecules.htm

Eitinger, L. (1980). The Concentration Camp Syndrome and Its Late Sequels, in: J. E. Dimsdale (Hrsg.), Survivors, Victims and Perpetrators (S. 127–162). New York: Hemisphere Publishing.

Epstein, H. (1979). Children of the Holocaust: Conversations with sons and daughters of survivors. New York: Putman.

Essau, C. A., Conradt, J., Petermann, F. (1999). Häufigkeit der Posttraumatischen Belastungsstörung bei Jugendlichen: Ergebnisse der Bremer Jugendstudie. Zeitschrift für Kinder und Jugendpsychiatrie und Psychotherapie, 27, 37–45. Göttingen: Huber.

Faimberg, H. (1985). Die Ineinanderrückung (Telescoping) der Generationen. Zur Genealogie gewisser Identifizierungen. *Jahrbuch der Psychoanalyse 21*, 8–17.

Faimberg, H. (1987). „Die Ineinanderrückung (Telescoping) der Generationen. Zur Genealogie gewisser Identifizierungen", in: Jahrbuch der Psychoanalyse. Beiträge zur Theorie und Praxis 20 (1987), 114–142.

Fazel, M., Wheeler, J., Danesh, J. (2005). Prevalence of serious mental disorder in 7000 refugees resettled in western countries: a systematic review. *Lancet*, 365:1309–1314.

Fiedler, P. (2001). *Grundlagen und Praxis der Verhaltenstherapie in und mit Gruppen. Psychotherapie im Dialog*, 1/01, S. 16–24.

Finzen, A. (2007). *Medikamentenbehandlung bei psychischen Störungen.* (2. Aufl.). Bonn: Psychiatrie-Verlag.

Fischer, W. (1989). Perspektiven der Lebenslaufforschung. In: Herlth, A., Strohmeier, K. P. (ed.) *Lebenslauf und Familienentwicklung (279–294)*. Opladen: Westdeutscher Verlag

Flatten G, Hofmann A, Liebermann P, Wöller W, Siol T, Petzold E. (2011). Posttraumatische Belastungsstörung. Stuttgart: Schattauer.

Foucault, M. (1969). Wahnsinn und Gesellschaft. Eine Geschichte des Wahns im Zeitalter der Vernunft. Frankfurt am Main: Suhrkamp.

Foy, D. W., Resnick, H. S., Sipprelle, R. C., Carroll, E. M. (1987). Premilitary, military and postmilitary factors of development of combat-realted stress disorders. *The Behavior Therapy*, 10: 3–9. Fort Lauderdale: Behavior Therapist.

Foy, D. W., Sipprelle, R. C., Rueger, D. B. & Carroll, E. M. (1984). Etiology of posttraumatic stress disorder in Vietnam veterans: analysis of premilitary, military, and combat exposure influences. Journal of Consulting and Clinical Psychology, 52, 79–87. London: Bimonthly.

Frank, A. W. (1995). The Wounded Storyteller. Body, Illness and Ethics. Chicago: Chicago University Press.

Frankfurter Allgemeine Zeitung (FAZ). UN-Fachleute werfen IS Völkermord vor. 19.03.2015.
Friedman, M., Jaranson, J. (1994). The applicability of the Posttraumatic Stress Disorder concept to refugees. In American Psychological Association (Eds.), *Amidst peril and pain: the mental health and well-being of the world's refugees* (pp. 207–222). Washington, DC: American Association.
Gäbel, U., Ruf, M., Schauer, M., Odenwald, M., Neuner, F. (2006). Prävalenz der posttraumatischen Belastungsstörung (PTSD) und Möglichkeiten der Ermittlung in der Asylverfahrenspraxis. *Zeitschrift für Klinische Psychologie und Psychotherapie,* 35, 1, S. 12–20.
Gennep, A. V. (1986): *Übergangsriten. Les Rites de Passage*. Frankfurt a. M. / New York.
Gilligan, S. (1991). *Therapeutische Trance. Das Prinzip Kooperation in der Ericksonschen Hypnotherapie.* Heidelberg: Carl Auer.
Gilson L, Alilio M, Heggenhougen K (1994) Community satisfaction with primary health care services: an evaluation undertaken in the Morogoro Region of Tanzania. *Social Science Medicine,* 39:767–780.
Glaeske, G., Schicktanz, C. (2011). Barmer GEK Arzneimittelreport 2011. St. Augustin: Asgard-Verlag.
Grant, A. (1915). The Nestrians or The Lost Tribes. Amsterdam: Philadelphia Press,
Grawe, K. (1994). Psychotherapie ohne Grenzen. Von den Therapieschulen zur Allgemeinen Psychotherapie. Verhaltenstherapie und psychosoziale Praxis, 3, 357–87.
Green, M. A. & Berlin, M. A. (1987). Five psychosocial variables related to the existence of post-traumatic stress disorder symptoms. Journal of Clinical Psychology, 43, 643–649. Leicester: British Journal for Clinical Psychology.
Greve, N., Osterfeld, M., Diekmann, B. (2012). Umgang mit Psychopharmaka. Ein Patienten-Ratgeber (3. Aufl.). Bonn: Psychiatrie-Verlag.
Guest, J. (1987). The Yezidis, New York: KPI.
Gussman F. D., Stewart J., Young B. H., Riney S. J. & Abug F. R. (1996). A Multicultural Developmental Approach for Treating Trauma. In. Marsella, A., Friedmann, M.J., Gerrity E.T. & Scurfield (Eds), *Ethnocultural Aspects of Posttraumatic Stress Dissorder*. Washington: American Psychological Association: 439–458.
Haasen, C., Kleinmeier, E., Yagdiran, O. (2005). Kulturelle Aspekte bei der Diagnostik psychischer Störungen. In J. Assion (Hrsg.), *Migration und seelische Gesundheit* (S. 145–155). Heidelberg: Springer.
Haenel, F. (1997). Spezielle Aspekte und Probleme in der Psychotherapie mit Folteropfern unter Beteiligung von Dolmetschern. systhema 2/1997, 11. Jahrgang, S. 136–144.
Halbwachs, M. (1985). Das kollektive Gedächtnis. Frankfurt am Main: Suhrkamp.
Hallaq, E. (2003). An Epidemic of Violence. *Palestine–Israel Journal of Politics, Economics & Culture* 10(4):37–42.
Hamilton, J. D., Canteen, W., Beigel, A., Yost, D. (1987). Posttraumatic Stress disorder in World War II naval veterans. Hospital and Community Psychiatry, 38(2), 197 – 199. Washington: APA.
Hecker, T., Maercker, A. (2015). Komplexe posttraumatische Belastungsstörung nach ICD-11. Psychotherapeut, 60(6):547-562. DOI: https://doi.org/10.1007/s00278-015-0066-z
Herman, J. L. (1992). Trauma and recovery. New York, NY: Basic Books.
Hermann Hesse (1919). Klein und Wagner, Erneuter Druck 1973.Berlin: Suhrkamp Verlag.
Hodgins, G. A., Creamer, M., Bell, R. (2001). Risk factors for posttrauma reactions in police officers: a longitudinal study. Journal of Nervous and Mental Disease, 189, 541–547. Baltimore: Lippincott, Williams & Wilkins
Hofstede, G. (2009). *Lokales Denken, globales Handeln Interkulturelle Zusammenarbeit und globales Management* (4. durchgesehene Aufl.). München: DTV Deutscher Taschenbuch Verlag.
Hollifield, M., Warner, T. D., Nitayamo, L., Krakow, B., Jenkins, J. H., Kesler, J., Stevenson, J., Westermeyer, J. (2002). Measuring trauma and health status in refugees. *Journal of the American Medical Association,* 288:611–621.

Hooper, C. A., Warwick, I. (2006). Gender and the politics of service provision for adults with a history of childhood sexual abuse. Critical Social Policy, 26, 467–479. DOI 10.1177/0261018306062596.

Hough, R. L., Canino, G. J., Abueg, F. R., Gusman, F. D. (1996). PTSD and Related Stress Disorder Among Hispanics. In A. J. Marsella, M. J. Friedman, E. T. Gerrity & R. M. Scurfield (Eds.), *Ethnocultural Aspects of Posttraumatic Stress Disorder. Issues, Research and Clinical Applications* (pp. 301–340). Washington, DC: American Psychological Association.

Hovens, J. E., Falger, P. R., Op, d. V. W., Schouten, E. G., Van Duijn, H. (1992). Occurrence of current post traumatic stress disorder among Dutch World War II resistance veterans according to the SCID. Journal of Anxiety Disorder, 6(2), 147 – 157. London: Elsevier.

Hunt, N., Gakenyi, M. (2004). Comparing refugees and nonrefugees: The Bosnian experience. *Anxiety Disorders*, 19:717–723.

Ilkilic, I. (2002). *Der muslimische Patient*. Münster: LIT.

Imber-Black, E. Roberts, J., Whiting, R. (1993). *Rituale in Familie und Familientherapie*. Heidelberg: Auer-Systeme.

Jensen, O. (2008). Introductory Thoughts and Overview. In: Jensen, O., Szejnmann, CC.W. (eds) Ordinary People as Mass Murderers. The Holocaust and its Contexts. Palgrave Macmillan, London. https://doi.org/10.1057/9780230583566_1

Keilson, H. (1992). Sequential Traumatization in Childhood. Jerusalem: Magnes Press. The Hebrew University.

Kellerman, N. (2001). Transmission of Holocaust Trauma: An Integrative View. *Psychiatry: Interpersonal & Biological Processes* 64(3):256–268.

Kessler, R.C., Sonnega, A., Bromet, E., Hughes, M., Nelson, C.B. (1995). Posttraumatic stress disorder in the national comorbidity sample. *Arch Gen Psychiatry*, 52:1048–1060.

Kessler, R.C., Üstün, T.B. (2008). The WHO World Mental Health Surveys: Global perspectives on the epidemiology of mental disorders. New York: Cambridge University Press.

Kilpatrick, D. G., Saunders, B. E., Amick-McMullan, A., Best, C. L., Veronen, L. J., Resnick, H. S. (1989). Victim and crime factors associated with the development of crime-related posttraumatic stress disorder. Behavior Therapy, 20, 199–2 14. New York: Wiley.

Kirmayer, L. J. (2008). Culture and the Metaphoric Mediation of Pain. *Transcultural Psychiatry*, 45:318–338.

Kirmayer, L. J., Young, A. (1998). Culture and somatization: Clinical, epidemiological and ethnographic perspectives. Psychosomatic Medicine, 60, 420–430. Baltimore: Lippincott Williams & Wilkins.

Kirschner, C., Kirschner, D.A., Rappaport, R.L. (1993). *Working with adult inocest survivors: The healing journey*. New York: Brunner.

Kittler, U. (1986). Heilwirkung des Lesens: wissenschaftlich erforscht. *Schule heute*; 7–8, S. 25.

Kizilhan JI (2020) Impact of Sexual Violation of ISIS Terror against Yazidi Women after Five Years. JSM Sexual Med 4(1):1025

Kizilhan JI, Berger T, Sennhauser L and Wenzel T (2023) The psychological impact of genocide on the Yazidis. *Front. Psychol.* 14:1074283. doi: 10.3389/fpsyg.2023.1074283

Kizilhan, J. I. (2009). Narrative Traumatherapie. *Trauma und Gewalt*, 01:70–76.

Kizilhan, J. I. (2012). Kultursensible Psychotherapie. Berlin: VWB

Kizilhan, J. I. (2013). Oral History of the Yezidis – Recollecting and Forgetting, in: C. Allison & P. G. Kreyenbroek, Rembering the Past in Iranian Societies (pp. 21–32). Wiesbaden: Harrassowitz.

Kizilhan, J., Othman, M. (2012). Terror und Trauma. *Trauma und Gewalt*, 1, 62–71.

Kizilhan, J., Utz, K.S., Bengel, J. (2013). Transkulturelle Aspekte bei der Behandlung der Posttraumatischen Belastungsstörung. In: Robert E. Feldmann, Jr., Günther H. Siedler (Hg.). Traum(a) Migration – Aktuelle Konzepte zur Therapie traumatisierter Flüchtlinge und Folteropfer (S. 261–279). Gießen: Psychosozial-Verlag.

Kizilhan, J.I, Neumann, J. (2020a). The Significance of Justice in the Psychotherapeutic Treatment of Traumatized People After War and Crises. Front. Psychiatry 11:540. doi: 10.3389/fpsyt.2020.00540
Kizilhan, J.I. (2014). Die Verorte Vergangenheit. Das kollektive und religiöse Gedächtnis der Yeziden in der Türkei. Berlin: VWB.
Kizilhan, J.I. (2017). Behandlung traumatisierter Frauen in Deutschland – Transkulturelle Aspekte am Beispiel der 1000 Jesidinnen aus dem Nordirak, Forensische Psychiatrie, Psychologie, Kriminologie, 11(4), 335–341.
Kizilhan, J.I. (2017a). The Yazidi – Religion, Culture and Trauma, Advances in Anthropology, 2017, 7, 333–339.
Kizilhan, J.I. (2018). Transkulturelle Aspekte von Emotionen. Psychologie in Dialog (PiD), 19:61-65
Kizilhan, J.I. (2018a). Transkulturelle Aspekte bei der Behandlung der Posttraumatischen Belastungsstörung. Zeitschrift Trauma und Gewalt. DOI 10.21706/TG-12-3-0
Kizilhan, J.I. (2019). Mental Health on Collective Trauma and Terror on Yazidi in Iraq. World Journal of Advance Health Care Reserarch, 3,(6):122-128 IF 5.464
Kizilhan, J.I., Klett, C. (2022). Handbuch der Traumapädagogik. Weinheim: Beltz.
Kizilhan, J.I., Neumann, J. (2020). The Psychological Impact of Terrorism in North Iraq: Study of Posttraumatic Stress Disorder and Associated Factors in Victims of 2007 Bombings in Northern Iraq. International Journal of Women Health
Kizilhan, J.I., Noll-Hussong, M. (2017). Individual, Collective and Transgenerational Traumatization in the Yazidi, BMC Medicine 2017, 15:198, doi.org/10.1186/s12916-017-0965-7.
Kizilhan, J.I., Steger, F., Noll-Hussong, M. (2020). Shame and dissociative seizures and their correlation among traumatized female Yazidi with experience of sexual violation. BJP. 216, 138–143. doi: 10.1192/bjp.2020.2
Kizilhan, J.I., Wenzel, T. (2020). Positive psychotherapy in the treatment of traumatised Yezidi survivors of sexualised violence and genocide, International Review of Psychiatry, DOI: 10.1080/09540261.2020.1809356
Klinitzke, G., Böhm, M., Brähler, E., Weißflog, G. (2012). Anxiety, Depression, Somatoform Symptoms and Posttraumatic Stress in the Offspring of Political Detainees in Eastern Germany (1945–1989). Psychother Psych Med 62(01), 18–24.
Knipscheer, J. W., Kleber, R. J. (2006). The relative contribution of posttraumatic and acculturative stress to subjective mental health among Bosnian refugees. *Journal of Clinical Psychology*, 62, 3:339–335.
Kolk, B.A., Van Der, Roth. S., Pelcovitz, D., Sunday, S., Spinazzola. J. (2005). Disorders of Extreme Stress. The Empirical Foundation of a Complex Adaptation to Trauma. J. Trauma. Stress. 2005;18(5):389–99.
Koss, M., Yuan, N., Dightman, D., Prince, R. (2003). Adverse Childhood Exposures and Alcohol Dependence among Seven Native American Tribes. *American Journal of Preventative Medicine* 25(3):238–244.
Kreyenbroek, P.G., Rashow, K.J. (2005). God and Sheik Adi are Perfect. Wiesbaden: Harrassowitz.
Kruse, P., Dreesen, H. (1995). Zur psychologischen und sozialen Funktion des Rituals. *Hypnose und Kognition* 12, (1), S. 2–10.
Krystal, H. (2000). Psychische Widerständigkeit. Anpassung und Resitution bei Holocaust-Überlebenden. In: In: Psyche 9/10. 54. Jahrgang September / Oktober 2000. Stuttgart: Klett-Cotta.
Kulka, R. A., Schlenger, W. A., Fairbank, J. A., Hough, R. L., Jordan, B. K., Mamar, C. R. & Weiss, D. S. (1990). Trauma and the Vietnam War generation: Report of Findings from the National Vietnam Veterans Readjustment Study. New York: Brunner & Mazel.
Lawrence, J. W., Fauerbach, J. A. (2003). Personality, coping, chronic Stress, social support and PTSD symptoms among adult burn survivors: A path analysis. Journal of Burn Care and Rehabilitation, 24, 63–72. Baltimore: Lippincott Williams & Wilkins.
Le Doux, J. (1998). Das Netz der Gefühle – wie Emotionen entstehen. München Wien: Carl Hanser.

Lemkin, R. (1944). Axis Rule in Occupied Europe. Laws of Occupation, Analysis of Government, Proposals for Redress, Washington 1944, S. 79–95.

Lia, B., Skjølberg, K. H.-W. (2004). Warum es zu Terrorismus kommt – Ein Überblick über Theorien und Hypothesen zu den Ursachen des Terrorismus. *Journal für Konflikt- und Gewaltforschung*, 6, S. 121–163.

Lindert, J., Brähler, E., Wittig, U., Mielck, A., Priebe, S. (2008). Depressivität, Angst und Posttraumatische Belastungsstörungen bei Arbeitsmigranten, Asylbewerbern und Flüchtlingen. *Psychotherapie, Psychosomatik, Medizinische Psychologie*, 58, S. 109–122.

Machleidt, W., Gül, K. (2010). Kulturelle und transkulturelle Psychotherapie – Tiefen-psychologische Behandlung. In W. Machleidt, A. Heinz (Hrsg.). *Praxis der interkulturellen Psychiatrie und Psychotherapie* (S. 401–413). München: Elsevier.

Maercker A (2013). Symptomatik, Klassifikation und Epidemiologie. In: Maercker A (Hrsg.). Posttraumatische Belastungsstörungen. Springer, Berlin Heidelberg. 13–34.

Maercker A, Brewin CR, Bryant RA, Cloitre M, Reed GM, Van Ommeren M, (2013). Proposals for mental disorders specifically associated with stress in the International Classification of Diseases-11. Lancet. 2013;381:1683–5.

Maercker, A. (2009). Psychologische Modelle. In A. Maercker (Hg.), *Posttraumatische Belastungsstörungen* (3., vollständig neu bearbeitete und erweiterte Aufl., S. 33–50). Heidelberg: Springer Medizin Verlag.

Maercker, A., Forstmeier, S., Wagner, B. (2008). Posttraumatische Belastungsstörungen in Deutschland: Ergebnisse einer gesamtdeutschen epidemiologischen Untersuchung. Nervenarzt, 79:577-86

Manson, S., Beals, J., Klein, S., Croy, C. (2005). Social Epidemiology of Trauma among 2 American Indian Reservation Populations. *American Journal of Public Health* 95(5):851–859.

Manson, S., Beals, J., O'Nell, T., Piasecki, J., Bechtold, D., Keane, E., Jones, M. (1996). Wounded spirits, ailing hearts: PTSD and related disorders among American Indians. In A. J. Marsella, M. J. Friedman, E. T. Gerrity & R. M. Scurfield (Eds.), *Ethnocultural Aspects of Posttraumatic Stress Disorder. Issues, Research and Clinical Applications* (255–283). Washington, DC: American Psychological Association.

Marsella, A.J., Wilson, J. (2008). Culture and trauma. In G. Reyes, J. Elhai & J. Ford (Eds.), *Encyclopedia of trauma* (190–194). New York: John Wiley.

May, P., Serna, P., Hurt, L., DeBruyn, L. (2005). Outcome Evaluation of a Public Health Approach to Suicide Prevention in an American Indian Tribal Nation. *American Journal of Public Health* 95(7):1238–1244.

Mollica, R. F. (2014). *Summary of the New H5 Model of Refugee Trauma and Recovery.*

Mundt, A., Wünsche, P., Heinz, A., Pross, C. (2011). Traumatherapie in Krisenregionen und Katastrophengebieten – Eine kritische Auseinandersetzung mit standardisierten interventionsverfahren am Beispiel der Narrativen Expositionstherapie. *Psychiatrie Praxis*, 6, 6–11.

Nazim Hikmet (2008). Die Namen der Sehnsucht. Gedichte. Frankfurt a. M.: S. Fischer Verlag

Neuner, F. (2008). Stabilisierung vor Konfrontation in der Traumatherapie – Grundregel oder Mythos? *Verhaltenstherapie, 18*, 109–118. DOI 10.1159/000134006.

Neuner, F., Schauer, M., Klaschik, C., Karunakara, U., Elbert, T. (2004). A comparison of narrative exposure therapy, supportive counselling, and psychoeducation for treating posttraumatic stress disorder in an African refugee settlement. *Journal Consulting and Clinical Psychology*, 2004, 72(4):579–587.

Neuner, F., Schauer, M., Klaschik, C., Karunakara, U., Elbert, T. (2004). A comparison of narrative exposure therapy, supportive counselling, and psychoeducation for treating posttraumatic stress disorder in an African refugee settlement. *Journal Consulting and Clinical Psychology*, 2004, 72(4), 579–587.

Nezu, A. M., Carnevale, G. J. (1987). Interpersonal problem solving and coping reactions of Vietnam veterans with posttraumatic stress disorder. Journal of Abnormal Pychology, 96, 155–157. New York: Springer.
Nutt, D., King, L. A., Saulsbury, W. & Blakemore, C. (2007). Development of a rational scale to assess the harm of drugs of potential misuse. The Lancet, 369: 1047–1053.
O'Neill, O. (2019). *Gerechtigkeit über Grenzen: Pflichten in der globalisierten Welt*. München: Claudius.
Orth, I., Petzold, H. (1995). *Poesie und Therapie. Über die Heilkraft der Sprache.* Paderborn: Junfermann.
Ozer, E. J., Best, S. R., Lipsey, T. L., Weiss, D. S. (2003). Predictors of posttraumatic stress disorder and symptoms in adults: a meta-analysis. *Psychol Bull,* 129:52–73.
Pennebaker, J. W. (1997). Writing about emotional experiences as a therapeutic process. *Psychological Science,* 8,3:162–166.
Pennebaker, J. W. (2004). Writing to Heal: A Guided Journal for Recovering from Trauma and Emotional Upheaval. Oakland, CA: New Harbinger Press.
Perkonigg, A., Kessler, R. C., Storz, S., Wittchen, H. U. (2000). Traumatic events and post-traumatic stress disorder in the community: prevalence, risk factors and comorbidity. *Acta Psychiatr Scand,* 101:46–59.
Petzold, H.G. (1994). Die Kraft liebevoller Blicke. Psychotherapie und Babyforschung, Bd. 2. Paderborn: Junfermann.
Petzold, H.G., Orth, I. (1993). Therapietagebücher, Lebenspanorama, Gesundheits-/Krankheitspanorama als Instrumente der Symbolisierung, karrierebezogenen Patientenarbeit und Lehranalyse in der Integrativen Therapie. In: Frühmann, R., Petzold, H.G. (Hrsg.). Lehrjahre der Seele (S. 367–446). Paderborn: Junfermann.
Pham, P. N., Weinstein, H. M., and Longman, T. (2004). Trauma and PTSD symptoms in Rwanda: implications for attitudes toward justice and reconciliation. *Jama* 292, 602–612.
Porter, M., Haslam, N. (2005). Predisplacement and postdisplacement factors associated with mental health of refugees and internally displaced persons: a meta-analysis. *Journal of the American Medical Association,* 294, 5:602–612.
Pupavac, V. (2004). International Therapeutic Peace and Justice in Bosnia. *Social & Legal Studies* 13, 377–401.
Range, B., Gutierrez, D., Gamboni, C., Hough, N. A., and Wojciak, A. (2018). Mass Trauma in the African American Community: Using Multiculturalism to Build Resilient Systems. *Contemp Fam Ther* 40, 284–298.
Reddemann, L. (2004). Psychodynamisch Imaginative Traumatherapie. PITT. Das Manual, Stuttgart: Klett-Cotta.
Rosenberg, S. D., Mueser, K. T., Friedman, M. J., Gorman, P. G., Drake, R. E., Vidaver, R. M. et al. (2001). Developing effective treatments for posttraumatic disorders among people with severe mental illness. Psychiatric Services, 52, 1453–1461. DOI 10.1176/appi.ps.52.11.1453.
Ruf, M., Schauer, M., Neuner, F., Catani, C., Schauer, E., Elbert, T. (2010). Narrative Exposure Therapy for 7- to 16 year olds: A Randomized Controlled Trial with Traumatised Refugee Children. *Journal of Traumatic Stress*, 23(4):437–445.
Schabas, W.A. (2003). *Der Genozid im Völkerrecht*. Hamburg: Hamburger Edition.
Scharf, M. (2007). Long-term effects of trauma: psychosocial functioning of the second and third generation of Holocaust survivors. Dev Psychopathol 2007; 19: 603–622
Schauer, M., Neuner, F., Elbert, T. (2005). *Narrative Exposure Therapy*. Göttingen: Hogrefe.
Schnurr, P., Friedman, M. J., Rosenberg, S. D. (1993). Premilitary MMPI scores as predictors of combat-related PTSD symptoms. American Journal of Psychiatry, 150, 479–483. Arlington: American Psychiatric Publishing.
Schnurr, P., Green, B. (2004). *Trauma and Health: Physical Health Consequences of Exposure to Extreme Stress.* Washington, DC: American Psychological Association.
Seidler, G. (2012). Trauma und Gewalt. Veränderung und Stetigkeit. *Trauma und Gewalt*, 1, S. 1

Seidler, G., Eckart, W. (Hrsg.) (2005). *Verletzte Seelen. Möglichkeiten und Perspektiven einer historischen Traumaforschung*. Gießen: Psychosozial.

Silove, D., Ventevogel, P., and Rees, S. (2017). The contemporary refugee crisis: an overview of mental health challenges. *World Psychiatry* 16, 130–139.

Simkin, P. (1992). Overcoming the legacy of childhood sexual abuse: The role of caregivers and childbirth educators. Birth, 19, 224–225. DOI 10.1111/j.1523-536X.1992.tb00409.x.

Solkoff, N., Gray, P. & Keill, S. (1986). Which Vietnam veterans develop posttraumatic stress disorders? Journal of Clinical Psychology, 42, 687–698. Leicester: British Journal for Clinical Psychology.

Solomon, Z., Mikulincer, M., Flum, H. (1988). Negative life events, coping responses, and combat-related psychopathology: a prospective study. Journal of Abnormal Psychology, 97, 302–307. New York: Springer.

Speed, N., Engdahl, B., Schwartz, J., Eberly, R. (1989). Posttraumatic stress disorder as a consequence of the POW experience. Journal of Nervous and Mental Disease, 177, 147–153. Baltimore: Lippincott Williams & Wilkins.

Spiller, T. R., Schick, M., Schnyder, U., Bryant, R. A., Nickerson, A., and Morina, N. (2016). Somatisation and anger are associated with symptom severity of posttraumatic stress disorder in severely traumatised refugees and asylum seekers. *Swiss Med Wkly* 146, w14311.

Stahelski, A. (2004). Terrorists are made, not born: Creating terrorists using social psychological conditioning. Retrieved November 17, 2006, from http://www.homelandsecurity.org/journal/Articles/stahelski.html.

Steil, R.; Ehlers, A. (2000). Dysfunctional meaning of posttraumatic intrusions in chronic PTSD. *Behaviour Research and Therapy*, 38:537–558.

Steinbach, L. (1985) Lebenslauf, Sozialisation und „erinnerte Geschichte". In: L. Niethammer (Hrsg.) *Lebenserfahrung und kollektives Gedächtnis (S. 293–435)*. Frankfurt am Main: Suhrkamp.

Stellfeld, C. (2004). *Somatisierung bei Opfern organisierter Gewalt*. Masterarbeit, Universität Konstanz.

Straub, J. (1989). Historisch-psychologische Biographieforschung. Theoretische, methodologische und methodische Argumentationen in systematischer Absicht. Heidelberg: Roland Asanger.

Struthers, R., Lowe, J. (2003). Nursing in the Native American Culture and Historic Trauma. *Issues in Mental Health Nursing* 24:257–272.

Summerfield, D. (2001). The Invention of Post-Traumatic Stress Disorder and the Social Usefulness of a Psychiatric Categroy. *British Medical Journal, 322,* 95–98.

Tay, A. K., Riley, A., Islam, R., Welton-Mitchell, C., Duchesne, B., Waters, V., et al. (2019). The culture, mental health and psychosocial wellbeing of Rohingya refugees: a systematic review. *Epidemiol Psychiatr Sci* 28, 489–494.

Tekin, A., Karadağ, H., Süleymanoğlu, M., Tekin, M., Kayran, Y., Alpak, G., & Şar, V. (2016). Prevalence and gender differences in symptomatology of posttraumatic stress disorder and depression among Iraqi Yazidis displaced into Turkey. European Journal of Psychotraumatology, 7(1), Article 28556. https://doi.org/10.3402/ejpt.v7.28556

Thabet, A., Abed, Y., Vostanis, P. (2004). Comorbidity of PTSD and Depression among Refugee Children during War Conflict. *Journal of Child Psychology & Psychiatry & Allied Disciplines* 45(3):533–542.

Tonkin, E. (1995). Narrating our Past. The Social Construction of Oral History. Cambridge: Cambridge Unversity Press.

Tschuschke, V. (2001). Gruppenpsychotherapie – Entwicklungslinien, Diversifikation, Praxis und Möglichkeiten. *Psychotherapie im Dialog*, 1/01, 3–15.

Utz, K.D. (2011). Traumaarbeit im interkulturellen Kontext: eine kritische Reflexion westlicher Ansätze und Begutachtung alternativer Zugänge am Beispiel von Überlebenden politisch motivierter Gewalt. Bachelorarbeit, Universität Freiburg.

Van der Kolk, B.A. (1997). Traumatic Memories. In: Appelbaum, P.S., Uyehera, L.A. & Elkin, M.R. (Eds.), Trauma and memory: Clinical and legal controversies. Oxford: Oxford University Press, pp. 243–260.

Van der Kolk, B.A., Fisler, R.A. (1995). Dissocition and the fragmentary nature of traumatic memories: Overview and exploratory study. Journal of Traumatic Stress, 8, 505–526. New York: Springer.

Van der Kolk, B.A., Fisler, R.A. (1995). Dissocition and the fragmentary nature of traumatic memories: Overview and exploratory study. In: Journal of Traumatic Stress, 8, 505–526.

Van der Kolk, B.A., McFarlane, A.C., Weisaeth, L. (Eds.) (1996). Traumatic Stress. The Effects of Overwhelming Experience on Mind, Body, and society. New York: The Guilford Press. Van Dijk, T.A. (1980). Macrostructures. Hillsdale N.J.: Erlbaum.

Van der Kolk, B.A., McFarlane, A.C., Weisaeth, L. (Hrsg.) (1996): Traumatic Stress. The Effects of Overwhelming Experience on Mind, Body, and society. New York: The Guilford Press. Van Dijk, T.A. (1980). Macrostructures. Hillsdale N.J.: Erlbaum.

Vansina, J. (1985). Oral tradition as history. London: James Curry.

Vinck, P., Pham, P. N., Stover, E., and Weinstein, H. M. (2007). Exposure to war crimes and implications for peace building in northern Uganda. *Jama* 298, 543–554.

Volkan, V.D. (2000). Großgruppenidentität und auserwähltes Trauma. In: Psyche 9/10. 54. Jahrgang September/Oktober 2000. Stuttgart: Klett-Cotta.

Vorländer, H. (1990). Oral History. Mündlich erfragte Geschichte. Acht Beiträge, Göttingen.

Waardenburg, J. (1985). „Leben verlieren" oder „Leben gewinnen" als Alternative in prophetischen Religionen. In: Gunther Stephenson (Hrsg.). *Leben und Tod in den Religionen: Symbol und Wirklichkeit* (S. 36–60). Wissenschaftl. Buchgesellschaft: Darmstadt.

Weitz, E. D. (2003). A Century of Genocide. Utopias of Race and Nation. Princeton. Princeton University Press.

Wensinck, A.J., Kramers, J.H. (Hrsg.) (1941). Handbuch des Islam. Leiden: Brill.

Westermeyer, J. (1990). Working with an Interpreter in Psychiatric Assessment and Treatment. *Journal of Nervous and Mental Desease,* 178(12):745–749.

Whitbeck, L., Adams, G., Hoyt, D., Chen, X. (2004). Conceptualizing and Measuring Historical Trauma among American Indian People. *Journal of Community Psychology* 33(3/4):119–130

WHO (1948). World Health Organisation Definition of Health.

Wiegand-Grefe, S., Möller, B. (2012). Die transgenerationale Weitergabe von Kriegserfahrungen aus dem Zweiten Weltkrieg über drei Generationen – eine Betrachtung aus psychoanalytischer Perspektive. *Prax. Kinderpsychol. Kinderpsychiat. 61/2012, 610–622*

Williams, D., Neighbors, H., Jackson, J. (2003). Racial/Ethnic Discrimination and Health: Findings from Community Studies. *American Journal of Public Health* 93(2):200–208.

Yalom, I. D. (2003). *Theorie und Praxis der Gruppenpsychotherapie*. Stuttgart: Pfeiffer.

Yehuda, R., Schmeidler, J., Wainberg, M. (1998). Vulnerability to posttraumatic stress disorder in adult offspring of Holocaust survivors. Am J Psychiatry, 155: 1163–1171

Yehuda, R., Schmeidler, J., Wainberg, M. (1998). Vulnerability to posttraumatic stress disorder in adult offspring of Holocaust survivors. Am J Psychiatry, 155: 1163–1171

Zhong, C., Liljenquist, K. (2006). Washing away your sins: threatened morality and physical clean sin. *Sience*, 313:1451–1452.

Znoj, H. (2011). „Embitterment – a large perspective on a forgotten emotion," in Embitterment (Springer), 5–16.

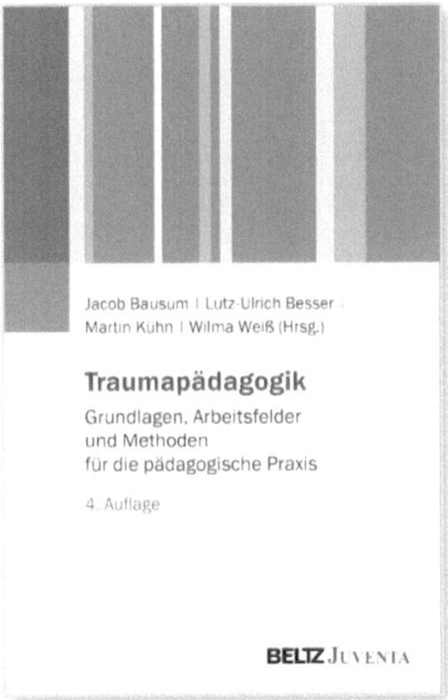
Jacob Bausum | Lutz-Ulrich Besser |
Martin Kühn | Wilma Weiß (Hrsg.)
Traumapädagogik
Grundlagen, Arbeitsfelder
und Methoden
für die pädagogische Praxis
4. Auflage
BELTZ JUVENTA